新世纪全国中医药高职高专规划教材

医药营销技术

（供医药营销专业用）

主　编　杨万波（大连医科大学）

副主编　朱庆华（湖南中医药大学）

　　　　吴　虹（山西生物应用职业技术学院）

　　　　孙济平（贵阳中医学院）

中国中医药出版社

·北　京·

图书在版编目（CIP）数据

医药营销技术/杨万波主编. —北京：中国中医药出
版社，（2009.1重印）
新世纪全国中医药高职高专规划教材
ISBN 7 - 80231 - 050 - 4

Ⅰ. 医…　Ⅱ. 杨…　Ⅲ. ①药品--市场营销学—高
等学校：技术学校—教材②医疗器械—市场营销学—高
等学校：技术学校—教材　Ⅳ. F724.73

中国版本图书馆 CIP 数据核字（200 ）第 066812 号

中国中医药出版社出版
北京市朝阳区北三环东路 28 号易亨大厦 16 层
邮政编码：100013
传真：64405750
北京市同江印刷厂印刷
各地新华书店经销
＊
开本 787×1092　1/16　印张 18.25　字数 338 千字
2006 年 6 月第 1 版　　2009 年 1 月第 2 次印刷
书　号：ISBN 7 - 80231 - 050 - 4　册数 4001—8000
＊
定价：22.00 元
网址　www.cptcm.com

李庆生（云南中医学院院长　教授）

李连达（中国中医科学院研究员　中国工程院院士）

李佃贵（河北医科大学副校长　教授）

吴咸中（天津医科大学教授　中国工程院院士）

吴勉华（南京中医药大学校长　教授）

张伯礼（天津中医药大学校长　中国工程院院士）

肖培根（中国医学科学院教授　中国工程院院士）

肖鲁伟（浙江中医药大学校长　教授）

陈可冀（中国中医科学院研究员　中国科学院院士）

周仲瑛（南京中医药大学　教授）

周　然（山西中医学院院长　教授）

周铭心（新疆医科大学副校长　教授）

洪　净（国家中医药管理局科技教育司副司长）

郑守曾（北京中医药大学校长　教授）

范昕建（成都中医药大学党委书记、校长　教授）

胡之璧（上海中医药大学教授　中国工程院院士）

贺兴东（世界中医药学会联合会　副秘书长）

徐志伟（广州中医药大学校长　教授）

唐俊琦（陕西中医学院院长　教授）

曹洪欣（中国中医科学院院长　教授）

梁光义（贵阳中医学院院长　教授）

焦树德（中日友好医院　教授）

彭　勃（河南中医学院院长　教授）

程莘农（中国中医科学院研究员　中国工程院院士）

谢建群（上海中医药大学常务副校长　教授）

路志正（中国中医科学院　教授）

颜德馨（上海铁路医院　教授）

秘书长　　　王　键（安徽中医学院党委书记、副院长　教授）

洪　净（国家中医药管理局科技教育司副司长）

办公室主任　王国辰（中国中医药出版社社长）

办公室副主任　范吉平（中国中医药出版社副社长）

前　言

随着我国经济和社会的迅速发展，人民生活水平的普遍提高，对中医药的需求也不断增长，社会需要更多的实用技术型中医药人才。因此，适应社会需求的中医药高职高专教育在全国蓬勃开展，并呈不断扩大之势，专业的划分也越来越细。但到目前为止，还没有一套真正适应中医药高职高专教育的系列教材。因此，全国各开展中医药高职高专教育的院校对组织编写中医药高职高专规划教材的呼声愈来愈强烈。规划教材是推动中医药高职高专教育发展的重要因素和保证教学质量的基础已成为大家的共识。

"新世纪全国中医药高职高专规划教材"正是在上述背景下，依据国务院《关于大力推进职业教育改革与发展的决定》要求："积极推进课程和教材改革，开发和编写反映新知识、新技术、新工艺和新方法，具有职业教育特色的课程和教材"，在国家中医药管理局的规划指导下，采用了"政府指导、学会主办、院校联办、出版社协办"的运作机制，由全国中医药高等教育学会组织、全国开展中医药高职高专教育的院校联合编写、中国中医药出版社出版的中医药高职高专系列第一套国家级规划教材。

本系列教材立足改革，更新观念，以教育部《全国高职高专指导性专业目录》以及目前全国中医药高职高专教育的实际情况为依据，注重体现中医药高职高专教育的特色。

在对全国开展中医药高职高专教育的院校进行大量细致的调研工作的基础上，国家中医药管理局科教司委托全国高等中医药教材建设研究会于 2004 年 6 月在北京召开了"全国中医药高职高专教育与教材建设研讨会"，该会议确定了"新世纪全国中医药高职高专规划教材"所涉及的中医、西医两个基础以及 10 个专业共计 100 门课程的教材目录。会后全国各有关院校积极踊跃地参与了主编、副主编、编委申报、推荐工作。最后由国家中医药管理局组织全国高等中医药教材建设专家指导委员会确定了 10 个专业共 90 门课程教材的主编。并在教材的组织编写过程中引入了竞争机制，实行主编负责制，以保证教材的质量。

本系列教材编写实施"精品战略"，从教材规划到教材编写、专家审稿、编辑加工、出版，都有计划、有步骤地实施，层层把关，步步强化，使"精品意识"、"质量意识"始终贯穿全过程。每种教材的教学大纲、编写大纲、样稿、全稿都经专家指导委员会审定，都经历了编写启动会、审稿会、定稿会的反复论证，不断完善，重点提高内在质量。并根据中医药高职高专教育的特点，在理论与实践、继承与创新等方面进行了重点论证；在写作方法上，大胆创新，使教材内容更为科学化、合理化，更便于实际教学，注重学生实际工作能力的培养，充分体现职业教育的特色，为学生知识、能力、素质协调发展创造条件。

在出版方面，出版社严格树立"精品意识"、"质量意识"，从编辑加工、版面设计、装帧等各个环节都精心组织、严格把关，力争出版高水平的精品教材，使中医药高职高专教材的出版质量上一个新台阶。

在"新世纪全国中医药高职高专规划教材"的组织编写工作中，始终得到了国家中医药管理局的具体精心指导，并得到全国各开展中医药高职高专教育院校的大力支持，各门教材主编、副主编以及所有参编人员均为保证教材的质量付出了辛勤的努力，在此一并表示诚挚的谢意！同时，我们要对全国高等中医药教材建设专家指导委员会的所有专家对本套教材的关心和指导表示衷心的感谢！

由于"新世纪全国中医药高职高专规划教材"是我国第一套针对中医药高职高专教育的系统全面的规划教材，涉及面较广，是一项全新的、复杂的系统工程，有相当一部分课程是创新和探索，因此难免有不足甚至错漏之处，敬请各教学单位、各位教学人员在使用中发现问题，及时提出宝贵意见，以便重印或再版时予以修改，使教材质量不断提高，并真正地促进我国中医药高职高专教育的持续发展。

全国中医药高等教育学会

全国高等中医药教材建设研究会

2006 年 4 月

新世纪全国中医药高职高专规划教材

《医药营销技术》 编委会

主　编　杨万波（大连医科大学）

副主编　朱庆华（湖南中医药大学）

　　　　吴　虹（山西生物应用职业技术学院）

　　　　孙济平（贵阳中医学院）

编　委　（以姓氏笔画为序）

　　　　马翠兰（张仲景国医学院）

　　　　文占权（北京中医药大学）

　　　　朱新波（温州医学院）

　　　　任淑清（佳木斯大学）

　　　　吴云红（大连医科大学）

　　　　吴海侠（广东化工制药职业技术学院）

编 写 说 明

　　《医药营销技术》教材是国家中医药管理局组织的新世纪全国中医药高职高专规划教材，融汇了编者们多年以来市场营销教学与市场营销实践的经验和体会，参阅了大量的市场营销理论的文献和研究成果，有如下特点：

　　1. 在内容上，强调理论与实践的结合，突出实用性和操作性。

　　2. 注重适用性，力争通俗易懂。作为中医药高职高专规划教材，考虑学生的具体情况与接受能力，我们力争将理论知识的讲解能够做到深入浅出，帮助学生理解有关的理论和内容。

　　3. 本教材能够结合国内外市场营销理论实践的发展和我国医药市场的现实，加强营销技术在医药市场中的操作，覆盖面比较广泛，有利于学生提高医药营销的综合能力和素质。

　　本书由大连医科大学杨万波主编，湖南中医药大学朱庆华、山西生物应用职业技术学院吴虹、贵阳中医学院孙济平等副主编，编写分工为：温州医学院朱新波（第一章）、大连医科大学吴云红（第九章）、佳木斯大学任淑清（第三章）、广东化工制药职业技术学院吴海侠（第五章）、张仲景国医学院马翠兰（第七章）、山西生物应用职业技术学院吴虹（第八章）、湖南中医药大学朱庆华（第二章）、大连医科大学杨万波和北京中医药大学文占权（第四章）、贵阳中医学院孙济平和大连医科大学杨万波（第六章）。

　　本教材的编写得到了国家中医药管理局以及编者所在单位的支持，在此谨致以由衷的谢意。由于写作时间较紧及编者水平有限，书中难免有欠妥之处，敬请广大读者和同行批评指正，以便进一步修改和完善。

《医药营销技术》编委会

2006 年 6 月

目　录

第一章
营销与医药营销

第一节 营销概述

市场营销学译自英文"marketing"一词，原意是指市场上的买卖交易活动，它作为一门学科，20世纪初发源于美国，它主要研究市场营销活动及其规律性，是一门建立在经济科学、行为科学、现代管理理论基础之上的应用科学，具有综合性、实践性、边缘性的特点，属于管理学范畴。核心内容就是在买方市场条件下，卖方如何从顾客的需要出发，制定企业发展战略，组织企业市场营销活动，从而在满足顾客需求的前提下，使企业在激烈竞争的市场环境中获得生存和发展。是适应现代市场经济高度发展而产生和发展起来的一门关于企业经营管理决策的科学。

市场营销学的研究对象主要包括以下内容：①了解和研究市场需求；②研究如何最大限度地满足顾客（市场）的需求；③研究如何采用更好的方法和技巧，使产品有计划有目的地进入最有利润潜力的市场，在满足市场需求的同时，最大限度地实现企业的利润目标。

市场营销学的特点是：经验性——几乎全部都是成功企业的经验总结；实践性——来源于实践，指导实践；综合性——吸收了经济学（理论基础）、心理学、社会学、管理学、统计学等学科的理论与成果；艺术性——不能当作纯理论和教条来学，应视其为一门艺术。

一、营销的含义

关于市场营销，存在着很多不同的定义，中外许多学者都有过著名的论述。但无论哪种定义，其核心内容都是一个，即研究和发展顾客需要及欲望，并通过一系列的活动使提供的商品或服务满足目标客户的需要。在这里，需要是指一个人感觉缺乏的状态。人的需要分两个方面，即生理的和心理的，人的某种需要未能达到满足时，便感觉不快。解决这一不快有两种行为，要么获取能满足需要的某一事物，要么设法消除这种不快，甚至放弃需要。这里说的欲望是指需要的表现，同样的需要可以通过许多方法来满足。营销不能创造需要，但能创造欲望，也就是说，企业可以通过对产品或服务的改变来刺激顾客新的欲望，从而可以从竞争者手中争夺顾客或开拓新市场。这里说的需要是由欲望转化来的，这一转化建立在"能够"并且"愿意"购买某一产品的基础上。

要理解市场营销的含义，一定要把握以下几点：

（1）人类的需要与欲望是市场的起点，也是市场营销的目标，企业的市场营销必须充分满足用户和消费者的需要。

（2）交换是市场营销的核心内容，企业不仅要提供质优价廉的产品和周到细致的服务，而且要设法保持良好的交换关系，以便持久发展。

（3）市场营销是一种整体行为，是围绕用户和消费者需要而开展的一系列经营活动的总称，它不仅仅是单纯的推销活动，它贯穿于企业经济活动的始终。

综上所述，市场营销可以概括为：它是通过市场交易满足现实或潜在需要的、综合性的经济活动过程。这表明，市场营销的目的是满足消费者现实或潜在的需求；市场营销的中心是促成交易活动的实现；实现交易的手段是开展综合性的整体营销战略和策略。

生产过程与消费过程是两个独立的，但又统一的社会经济活动过程。它们之间存在着很多不协调的因素，主要表现在：时间上分离，空间上存在着距离，产品品种、花色、规格、型号及质量上有矛盾，数量上的供求不衔接，价格上的分歧，商品所有权的矛盾，信息上的脱节等。这些因素的协调依靠生产过程是无法解决的。市场营销的中心任务，就是通过交换活动努力协调生产与消费的关系，使商品的供求相互适应，以促进企业的发展和社会的发展。

市场营销的这种协调，是通过执行其功能反映出来的。市场营销的功能可概括为3个方面。

（1）交换功能：它包含购买和销售两个方面的含义。消费者的购买活动包括购买什么、向谁购买、何时购买和在什么地方购买的决策；企业的销售功能包括寻找目标市场、开展销售促进、提供售后服务等的决策。交换功能是市场营销的基本功能，其核心是价格的确定。

（2）物流功能：主要包括商品的运输和储存。运输是通过实现产品在空间上的位移，解决生产与消费在空间上的不协调；储存是通过保护商品的使用价值，解决生产与消费在时间上的不协调。

（3）便利功能：是指便利交换、便利物流、促进交换和物流顺利进行的功能。包括资金融通、风险承担、信息沟通、产品标准化和分级等方面。

充分发挥市场营销的功能，不仅能满足用户和消费者多侧面、多层次的需要，而且可以提供企业整体的和长远的经济效益。这一宗旨体现在市场营销的产生和发展过程中。

二、市场营销的相关概念

1. 市场营销观念

市场营销观念是企业领导人在组织和谋划企业的营销管理实践活动时所依据的指导思想和行为准则，是其对于市场的根本态度和看法，是一切经营活动的出发点，也是一种商业哲学或思维方法。简而言之，市场营销观念是一种观点、态度和思想方法。一定的市场营销观念是一定社会经济发展的产物。市场营销观念的发展大体上经历了五个阶段。

（1）生产观念阶段（19 世纪末 20 世纪初）

背景：新技术发展加快并被大量采用，经济增长迅速，但国民收入还很低，产品不够丰富，市场呈现供不应求的现象。

实质内容："我们生产什么，就卖什么"。

这种观念立足于两个重要前提：第一，消费者的注意力只集中在是否买得起和价格便宜与否上；第二，消费者并不了解同类产品还有非价格差异（如质量、花色品种、造型、外观等差异）。

结果：各企业将工作重点放在如何有效利用生产资源及提高劳动生产率，以获得最大产量及降低生产成本上。在这种观念的指导下，生产和销售的关系必然是"以产定销"。

（2）推销观念阶段（20 世纪 30 年代和 40 年代）

背景：从生产不足进入到生产过剩，竞争越来越重要。

实质内容："我们卖什么，就让人们买什么"，就是不问消费者是否真正需要，而不择手段地采取各种推销活动，把产品推销给消费者。

结果：企业管理工作全部为销货工作所淹没和代替。

（3）市场营销观念阶段（二战后至 20 世纪 70 年代）

背景：二战后，科技革命进一步兴起，军工转民用，生产效率大大提高，生产规模不断扩大，社会产品供应量剧增；高工资、高福利、高消费政策导致消费者购买力大幅度提高，需求和欲望不断发生变化；企业间的竞争进一步加剧。

实质内容："市场需要什么，就生产和推销什么"，"能卖什么，就生产什么"。

结果：导致企业的一切行为都要以市场的需要作为出发点，而又以满足市场的需要为归宿。

（4）生态学市场观念阶段（20 世纪 70 年代以后）

背景：市场营销观念已被普遍接受，但在实践中有的企业片面强调满足消费者需要，追求企业不擅长生产的产品，导致经营上的失败。

实质内容：任何事物必须保持与其生存环境的协调平衡关系，才能得到生存和发展，企业应扬长避短，生产那些既是消费者需要又是自己擅长的产品。

结果：企业生产经营活动的理性化加强了。

（5）社会市场观念阶段（目前）

背景：环境不断遭到破坏，资源日趋短缺，人口爆炸性增长，通货膨胀席卷全球，新的社会问题不断涌现。

实质内容：现代企业的合理行为应该是满足社会发展、消费者需求、企业发展和职工利益等四方面利益。

结果：使市场营销观念达到了一个比较完善的阶段。

2. 市场及其形成所具备的条件

市场属于商品经济的范畴。近几十年来，西方学者从不同的角度给市场下了一些不同的定义。例如，美国市场营销协会定义委员会于 1948 年把市场定义为"买主和卖主发生作用的场所（地点）或地区"。1960 年，美国市场营销协会定义委员会又把市场定义为"买主和卖主作出导致货物和劳务转手的全部力量或条件"。后来，美国市场营销协会还把市场定义为"一种商品或劳务的所有潜在购买者的需求总和"。这是在买方市场条件下，从卖主的角度对市场含义的最本质的理解。美国著名的市场营销学者菲利普·科特勒认为：在市场营销者看来，卖主构成行业，买主则构成市场。卖主把商品、服务以及信息传递到市场，反过来，他们又收到货币和需求信息。

市场的类型：

按购买者属性划分：消费者市场——居民去的地方；生产者市场——工厂采购员去的地方；转卖者市场——批发市场——商人去的地方；政府市场——国家机关去的地方（如军火）。

按商品属性划分：消费品市场——卖日常用品；生产资料市场——卖生产用的原辅材料；房地产市场——卖房子、卖地；劳务市场——卖劳动力；资金市场——出租钱（如银行）；技术市场——卖科研成果；另外如家电市场、菜市场等等。

3. 对市场营销概念的理解

市场营销，是指企业旨在满足消费需求、实现企业目标的经营活动过程，包括生产前的市场调研、产品开发、售后服务、消费者意见反馈、产品的目标市场选择，价格、渠道、促销决策的确定等一系列与市场有关的企业经营活动。市场营销的本质是产品的货币交换。

在社会经济生活中，市场营销通过其功能的发挥，缓解产销矛盾，满足社会需求。具体地讲，市场营销的基本功能有以下三种：①交换功能：是指实现产品的交换，通过与产品的购买和销售有关的一系列决策活动，实现产品由生产者到购买者的所有权转移，满足市场需求；②物流功能：是指实体分配功能，包括产品的运输和储存，可以保证交换功能的顺利实现；③便利功能：是指便利交换、便利物流的功能，通过资金融通、风险承担、信息沟通、产品标准化和分级等活动，加快交换过程，有利于交通功能和物流功能的实现。

4. 市场份额

市场份额又称市场占有率，它在很大程度上反映了企业的竞争地位和盈利能力，是企业非常重视的一个指标。但由于认识上的模糊不清和实践中的急功近利，很多企业在市场份额方面出现这样或那样的问题，下面对其中的常见问题进行一些思考和分析。

（1）市场份额的两个方面：数量和质量。提起市场份额，多数人首先想到的是市场份额的大小。但事实上，市场份额的大小只是市场份额在数量方面的特征，是市场份额在宽广度方面的体现。市场份额还有另外一个方面的特征，这就是市场份额的质量，它是对市场份额优劣的反映。

市场份额数量也就是市场份额的大小。一般有两类表示方法：一类是用企业销售占总体市场销售的百分比表示，另一类是用企业销售占竞争者销售的百分比表示。市场份额质量是指市场份额的含金量，是市场份额能够给企业带来的利益总和。这种利益除了现金收入之外，也包括了无形资产增值所形成的收入。衡量市场份额质量的标准主要有两个：一个是顾客满意率，一个是顾客忠诚率。顾客满意率和顾客忠诚率越高，市场份额质量也就越好，反之，市场份额质量就越差。

国内众多的企业在市场份额的认识上，还处于关注数量的阶段。从"标王"之争到价格大战、广告大战，无不反映了参与企业特别是主动发动价格战的企业对市场份额扩大的期望。这种注重市场份额数量的行为是有深刻的社会和理论背景的。很多企业都是从计划经济年代走过来的，计划经济重速度、重数量、轻质量的思潮在这些企业中仍在起作用。同时，现在处于企业决策层的人士，绝大多数都曾受到过计划经济理论的教育，这种教育对他们的决策会产生潜移默化的影响，要想很快转变过来，是非常困难的。使企业注重市场份额数量的主要理论根据是规模经济理论。很多企业认为，扩大市场份额数量，将会增加销售量和生产量，会使企业生产成本更低，有利于企业获取高额利润和形成竞争优势。

国内很少有企业关注市场份额质量，原因有两个：第一个原因是很多企业根本还没有树立以顾客为中心的现代营销理念。在这些企业的促销宣传中也许经常宣传"顾客第一"、"顾客是上帝"等，可一旦顾客利益与企业利益发生冲突时，这些企业便体现出以自我为中心的本来面目。这种企业根本不会从顾客的角度来思考问题，对顾客满意与否不会感兴趣，市场份额质量的提高也就无从谈起；第二个原因是提高市场份额质量所带来的收益不确切，企业对提高市场份额质量心存疑虑。也有不少企业认识到了企业不仅应占领市场，更重要的在于守住市场，认识到了提高市场份额质量的重要性。但要提高市场份额质量，企业就必须从顾客的满意率入手做更深入细致的工作，企业需要花费大量的人力、财力和物力，并且需要较长时间。这种投资由于数量大、要求高、时间长，且投资效果无法准确的测算，显得风险较大，使得不少企业最终放弃了提高市场份额质量的打算。

（2）市场份额数量和质量，哪一个更重要：市场份额数量和质量分别反映了市场份额的大小和优劣两个方面的内容，由于反映的角度不同，两者之间应该是没有孰重孰轻的关系的。但是在一个特定的时期，企业在资源有限的情况下，必然面临的选择：是重点投资用于市场份额数量的扩大呢？还是重点投资用于市场份额质量的提高？或者两者并举一视同仁？要回答这个问题，企业必须结合行业竞争格局和产品寿命周期进行分析。

分析行业竞争格局：如果行业内企业众多，且每个企业市场份额数量都很小，此时企业一方面应努力扩大市场份额数量，另一方面应努力提高市场份额质量，数量和质量同时兼顾。应该说此时扩大市场份额数量就能够使企业在众多竞争者中脱颖而出。同时扩大市场份额数量也显得相对容易，毕竟众多的竞争者中实力弱小的企业占有很大的比重，发动对这些企业市场的进攻，耗费的资源不会太多就能取得较好的效果。但是，别的竞争者也会以这种思路来扩大市场份额数量，这将引发较强竞争者之间的较量。企业要想在较量中胜出，就必须将一部分的资源用于提高市场份额的质量，用优良的产品、优质的服务提高顾客的满意水平，增加顾客的重复购买率。这种从市场份额质量入手的做法可以稳定地增加市场份额数量，又能够避免引发恶性竞争，还能使企业在顾客中树立良好的口碑，竞争者与之竞争，会有一种无力感。

如果行业内企业较多，一些企业市场份额较大，而另外一些企业市场份额较小。此时，不管是市场份额较小的还是较大的企业都应将投资重点用于市场份额质量的提高。对于小企业来说，要想与大企业争夺市场，在品牌和其他资源方面都缺乏竞争力。使用大量促销或大幅度降价提高市场份额数量，一方面企业根本承受不起，另一方面还会受到大企业的强力阻击。因此，小企业应将重点放在市场份额质量方面，从产品、服务、沟通等多方面入手提高顾客满意度，巩固自己的阵地，并以自己良好的顾客基础逐步扩大市场。对于大企业来说，由于市场份额数量已经相对较高，此时的主要工作应是巩固已取得的市场份额数量。若扩大市场份额数量，将引起其他竞争者针锋相对的反抗，最后引起企业收益下降。因此，在市场份额数量增长达到一定程度后，企业就应该用提高市场份额质量的方法来巩固自己的领地，为以后扩展打下坚实基础。

如果行业内企业很少，每一家企业市场份额都很大。此时，行业已进入寡头垄断的格局，企业应将重点放在维持和扩大市场份额数量上，对市场份额质量只需保持一般关注。只有在竞争者努力提高市场份额质量时，企业方有必要加大对市场份额质量的投入。在此格局下，企业若希望通过主动提高市场份额质量来扩展市场，必然引起其他竞争者的跟进和仿效（因每一个寡头都有相应的能力），最后可能整个行业的顾客满意水平得到普遍提高，市场份额数量却不会发生多大变化，但整个行业盈利水平将会因成本增加而降低，这对每一个行业内成员都是不利的。

如果行业由于政策等因素由某企业独占，那么该企业的营销重点应该放在维持顾客能接受的最低满意度情况下，刺激需求量、扩大市场规模，并根据利润最大化原则设计营销方案。

分析产品的寿命周期，在引入期由于生产同种产品的企业很少，企业的主要竞争对手不是生产同种产品的企业，而是生产被替代产品的企业，此时，企业的工作或投资重点应该是大力宣传该新产品与被替代产品相比的优势，促使人们购买试用，扩大该产品在同类产品中的市场份额数量；在成长期，整个行业发展很快，生产同种产品的企业越来越多，此时，企业的重点是大力宣传品牌形象，扩大企业产品在同种产品中的市场份额数量；在成熟期，市场总的销售量已相对稳定，竞争激烈异常，为了能在竞争中保持稳定或有所增长，企业应大力提高市场份额质量，通过提高顾客满意度以保留顾客，实现顾客重复购买；在衰退期，扩大市场份额数量已无任何营销意义，企业可以有条件地选择某些市场或品种维持较高的顾客满意率，以收割产品的晚期收益。

（3）是否市场份额越大，利润就越多：很多企业都认为，市场份额数量越大，企业盈利能力将越强，但事实上并非如此简单。

很多企业在辛辛苦苦扩大市场份额数量后才发现，企业的盈利非但未见增加，反而在不断减少。在市场份额数量扩大的过程中，虽然销售增长导致了生产成本下降，但用于扩大市场份额数量的费用增长远快于生产成本的下降，再加上竞争使价格下降，单位产品盈利快速下降，最后使企业产品的盈利能力下降。扩大市场份额数量的费用快速增长的原因，一方面是由于在市场扩大过程中，增加的营销管理人员由于缺乏经验或缺少培训或素质不高，致使费用失控；另一方面是竞争者的强烈反应引起的费用增长。企业扩展市场份额数量的行动必然使竞争者采取相应的行动，最常见的就是企业加大广告投入，竞争者也会加大广告投入，企业降低价格，竞争者也会降低价格，甚至比企业降得更厉害。结果是企业花了很大的代价，销售并未显著增长或销售量增长了且市场份额也扩大了，但盈利却下降了。

事实上，企业产品的盈利能力受到很多因素的影响，除了市场份额的数量大小之外，还包括了行业竞争的激烈程度、行业平均盈利水平、企业管理能力、市场份额质量等因素。市场份额的数量只是影响企业产品盈利能力的因素之一，企业不应把盈利增长的希望全部寄托在市场份额数量的扩大上。

(4) 如何面对市场份额数量下降：很多企业都会对市场份额数量的扩大欢欣鼓舞，对市场份额数量下降则会倍感失望并寝食难安。但正如前面所指出的那样，市场份额数量扩大并不一定会增加企业的盈利，同样，市场份额数量下降也并不一定会减少企业盈利。企业在面对市场份额数量下降时，必须认真分析研究，有针对性地拿出应对方案。

①企业销售增长低于行业销售增长所引起的市场份额数量下降：行业增长速度快，意味着市场总需求在急剧增加，发展机会多，市场吸引力大。此种情形对企业市场份额数量下降的分析必须结合竞争对手的状况来进行。应着重分析竞争对手的数量变化和他们的市场份额变化情况。如果竞争者越来越多，且每个竞争者的市场份额数量越来越小，此时，企业的市场份额数量下降是可以接受的，企业并不需要采取特别的行动；如果竞争者数量在增加，但有的竞争者的市场份额数量却在上升，此时，企业必须对这些市场份额数量增加的竞争者进行重点分析研究，了解他们增长快于行业发展的原因，对比分析自己的不足并加以改进，避免被竞争者拉开差距；如果竞争者数量在减少，多数主要竞争者的市场份额数量在上升，此时市场份额数量下降意味着企业产品缺乏竞争力，企业必须加大产品投入力度，改进产品性能，加强促销和销售网点建设，努力改变所面临的不良处境；如果竞争者的数量在减少，少数竞争者的市场份额在上升，此时意味着市场正向少数大竞争者集中，而中小竞争者却在苦苦挣扎。企业面临着重要选择：要么保持现状，要么改变现状。保持现状是企业面对市场份额数量下降，并不去加以扭转，当企业认为根本无法与大企业竞争，并准备淡出市场时，才会如此选择。改变现状是指企业加大投入，扭转市场份额数量下降的态势，当企业有信心且有相应资源的支持时，就应做此选择。

②企业销售减少的速度快于行业销售减少的速度所引起的市场份额数量下降：行业销售减少意味着市场总需求在下降，行业在衰退之中，市场已无开发价值。企业销售的快速减少，说明市场危机对本企业的冲击特别显著和严重，说明本企业产品在市场上缺乏竞争力。针对此种情况，企业有以下选择。

维持现状策略：尽量维持市场份额数量或减缓市场份额下降的速度。企业可通过增加促销力度，或在适当时机降低价格等方式来刺激需求。当企业经过分析研究发现该产品收益仍较好时可选择此对策。

顺势而为策略：企业对市场份额数量下降，不再做更多的努力，仍保持执行原有的营销计划。当企业经过分析研究认为该产品市场收益不太好，改变市场份额数量的费用可能比由此带来的收益更多时，应选择此策略。

加速收割策略：企业削减原有的营销计划以减少费用，增加产品的短期收益。当企业认为该产品将快速衰退，并做好了资产转移工作时，可选择此策略。

放弃策略：企业对市场份额数量快速下降的产品，实行清理变卖，最终放弃对它的经营。当企业有更好的业务需要发展时，就可以考虑对该种产品实施放弃策略，把变卖所得资产用于发展新的业务。

（5）何谓"适度的市场份额"：在许多涉及市场份额的文章中，常提出企业应追求"适度的市场份额"。适度的市场份额是指企业市场份额的数量既不能太小，也不能太大。太小就不能体现规模优势，太大就可能超越企业控制能力。但是什么样的市场份额数量才是适度的呢？这没有统一的标准，企业可以通过回答下列问题加以分析和确定。

①扩大市场份额数量是否能带来明显的效益增加：如果通过扩大市场份额数量，能够降低生产成本并能增加企业盈利，那说明扩大市场份额数量是可行的；如果扩大市场份额数量并不能带来生产成本节约和盈利的增长，企业就不应考虑扩大市场份额数量，现有的市场份额对企业来说已足够大了。

②在购买了企业产品的顾客中，他们的满意度、满意率、忠诚度、忠诚率如何：如果企业顾客的满意度、忠诚度高，说明企业满足顾客需求能力强，市场份额质量高，此时可考虑开发更多的市场，以充分利用企业的能力和市场资源；如果企业顾客的满意度与忠诚度较低，说明企业满足顾客需求的能力较差，企业在某些方面存在欠缺，此时就不应考虑扩大市场份额数量，甚至有应考虑收缩市场份额数量的必要性。

③现有的市场份额是否有相应的资源保证：企业每开发、接触一个顾客都需要相应的资源，市场份额数量越大，顾客就越多，所需的资源就越多。这些资源包括了产品、设备、管理人员、维修安装人员、销售网络、促销能力等方面。为了保证把顾客满意度维持在一定水平上，必须要求资源达到一定的数量和质量。如果在现有市场上企业资源已捉襟见肘，说明市场份额数量已超越了企业的能力，企业应考虑增加资源投入或削减一些盈利水平较低的市场；如果在现有市场上企业资源尚未得到充分利用，企业就应设法扩大市场份额数量，使资源与市场份额数量形成合理的比例关系。

（6）实现市场份额的两个跨越

①实现从争夺最终产品市场份额向争夺核心产品市场份额的跨越：从90年代开始，国际上"寻求核心竞争优势"（或称核心能力）成为企业新的经营理

念。企业核心能力是企业开发独特技术、独特产品、独特营销手段的能力。核心产品是介于核心能力与最终产品之间的中间产品，如英特尔公司的中央处理芯片、微软的视窗操作系统、VCD 机的芯片等。拥有核心产品的企业，将拥有行业内最高的利润和最大的影响力。开发核心产品的关键在于企业的创新能力和在核心技术方面保持领先的能力，这些能力的形成非一日之功，它要靠企业长时间的内部积累才可能形成。核心产品的市场份额才能真正反映一个企业持续的生命力和长期盈利能力。反观我国企业这些年的竞争，都是围绕着最终产品的市场份额展开，采用的方法基本上是靠外部投入、规模扩张、降价等小技巧。企业只不过在努力"把事情做对"——做得更有效率，但却在"做对头的事情"——做核心产品这一方向性的选择方面缺乏热情和长远目光，这一点应当引起实业界高层人士的重视。

②实现从争夺今天的市场份额向争夺明日的市场份额跨越：今天的市场份额当然是重要的，它反映了企业过去和现在所作出的努力。但是对于面向未来的企业来说，更应该关注明日的市场份额。每一个企业现在都有一些支柱性的产品，但这些产品在五年十年以后，是否仍能够作为企业的支柱呢？没有人敢打保票。因此，为了明日，为了五年十年后，现在企业就必须开始准备到时可以作为支柱的技术和产品。也许这将冒很大的风险，但如果不做，企业必然会丧失将来。关注明日的市场份额要求企业要用长远的眼光以更广阔的视野审视自己的过去、现在和将来，为企业的发展寻求正确的方向；关注明日市场份额更需要企业加大对未来的投资和研究，为未来的企业不断地进行技术积累，以便将来维持和扩大自己的市场份额。

三、市场营销学的产生与发展

市场营销学是人类社会长期市场营销活动的实践总结，它的发展历史就是市场营销的发展历史。现代市场营销学的产生与发展，大致经历了以下阶段。

1. 初步形成阶段

从 19 世纪末到 20 世纪 30 年代。当时，市场的主要现象是供不应求，企业经营的重点是如何提高产量和降低产品成本，泰罗以提高劳动效率为核心的"科学管理"适应了这一要求，成为企业活动的主旋律。但由于产量的迅速增长，部分商品的销路开始出现困难，一些有远见的企业家开始重视产品推销和刺激消费者的需求，并研究推销战术和广告艺术。理论界根据这一动向，也开始着手研究产品的销售问题。1912 年，哈佛大学的赫杰特齐教授在调查研究的基础上出版了第一本以分销和广告促销为主要内容的《市场营销学》教科书，它宣告了市场营销学作为独立学科的诞生。

2. 发展实践阶段

从 20 世纪 30 年代到第二次世界大战结束。市场营销学应用于社会实践，并得到了迅速的发展。由于经济危机，产品的销售更加困难，市场环境完全变成了"买方市场"，这时企业的主要任务是千方百计地将产品销售出去，市场专家们提出了"创造需求"的口号，企业家开始普遍重视市场营销的研究与应用。

3. 学科革命阶段

从第二次世界大战结束到 20 世纪 60 年代。随着科学技术的发展，生产效率大幅度提高，产品数量急剧增加，供过于求的矛盾更加激化，此时，传统的市场营销理论已不适应形势发展的要求。一场学科革命产生了，以美国学者为代表的市场营销理论界把"潜在需求"引入了市场概念，提出了企业经营是以消费者需求为中心，而不是以市场为中心，市场不是生产的终点，而是生产的起点，市场营销活动首先从市场调查、了解消费者需求开始。这些根本性的观念变革，促进了市场营销在更深刻、更广泛的方面发展。

4. 现代市场营销阶段

20 世纪 60 年代以后，生产技术实现了现代化，市场营销也走上了综合发展的道路。60 年代，市场营销学与企业管理学相结合；70 年代以来，市场营销学与经济学、社会学、心理学、运筹学、统计学相结合，初步实现了学科的现代化。

目前，趋于成熟的市场营销学又面临着新的挑战，网络经济的发展诞生了新理念——网络营销。

第二节 医药营销发展现状

西方营销理论传入中国以来，就在我国企业界得到了广泛的应用和发展。但是由于中西方历史、文化、经济的差异及市场发育程度的不同，导致了中西方对营销模式的选择有着很大的差异。

一、三种营销模式

在论述中西方营销模式选择的差异之前，我们首先分析市场营销的三种模式。

中国人所接触到的营销理论，几乎都出自于美国学者菲利普·科特勒（Philip kotler）所著的《营销管理》一书。因此一提到市场营销，头脑中就立即反映出古典的"4PS"理论，即消费者导向的营销模式。然而，英国商业学校研究员蒂姆·安伯伦（Tim Amblem）经过大量的调查研究之后认为，从管理者的角度来说，市场营销并不仅限于"4PS"这一模式。他发现目前人们正在自觉或不自觉运用的营销模式主要有三种，即：消费者导向模式、竞争导向模式和关系导向模式。

消费者导向营销模式的主要内容是通过辨认现在还没有得到满足的需求和欲望，衡量其大小，从而确定一个最佳的目标市场，并决定服务于该目标市场的产品、价格、分销渠道和促销方式，即"4PS"的营销组合。其理论依据是市场需求是企业生存的源泉，企业利润来源于对市场需求的满足，而作为企业营销的核心则是顾客需求。因而该模式能通过识别顾客需求来发现新的市场机会，并根据自身情况制定各种战略战术，从而有利于企业的长期稳定发展。

竞争导向营销模式指的是通过对竞争对手及自身优、缺点的分析，制定并实施在竞争中取胜的各种策略。其理论依据是把市场竞争看作为一种"零和游戏"，即竞争对手多占领一个市场份额，自己就得相应减少一个市场份额，因此要把竞争对手看成是"敌人"，运用各种手段击溃他、打垮他。这种营销模式的核心是竞争，而不是顾客的需求，企业营销活动的目标是获得竞争优势并在竞争中取胜。而对于"4PS"理论，则只有在规划具体战术时才会加以考虑。

关系导向营销模式的主要内容是通过建立和保持与顾客、供应商、主管部门、竞争对手等的和谐关系来进行营销活动。其理论依据在于买卖双方的交换本身就是一种合作，双方的密切合作可以降低交易成本，获取更大的收益。事实表明维持一个老顾客的费用远远低于争取一个新顾客的费用，因此合作比竞争更为重要。按照这种思想，关系导向模式以合作为核心，而把竞争置于次要地位，对于那种不可避免的竞争，该模式一般的处理方法则是：把竞争对手看成是其关系网的一部分，是潜在的合作伙伴。

上述三种营销模式虽然存在很大差别，但三者并非彼此完全独立，事实上，它们之间有很多共同之处。比如对顾客需求的考虑，消费者导向模式把它看成是第一位的，而竞争导向模式和关系导向模式在考虑如何获得竞争优势和搞好关系的同时，也必然涉及对顾客需求的满足，差异不过在于三种模式对其考虑的优先次序不同而已。

二、中西方企业对三种营销模式的不同运用

无论是在中国还是在西方，这三种营销模式都被企业自觉或不自觉地加以运用着，只是对三者重视的程度不一样。在西方，古典的"4PS"理论一直占据着主导地位。大部分企业根据市场占有率这一目标来制定营销战略，评估营销效果；采用"4PS"营销因素组合模式，进行大规模营销活动；利用低廉的价格或

差别化的产品和服务来提高竞争实力；通过大众传播媒介宣传品牌形象，向消费者提供各种产品和服务信息并最终取得成功。虽然后来有人将"4PS"拓展到"6PS"甚至"10PS"，但也只不过是在原有基础上的发展而已。

西方对竞争导向模式的运用，则是本世纪70年代的事。由于当时日本许多企业运用该模式取得了很大成功，这种模式才逐渐被重视起来。在传统的消费者导向模式中，如果厂商或企业都在识别消费者需求的基础上发展新产品，则可能会出现多条重复的生产线而导致资源的极大浪费。另外，很多营销失败的例子也并非营销者不了解消费者的需求，而是没能准确地考虑竞争对手的行为。因此，美国营销战略专家阿·拉依斯提出："为了在当今世界市场中取胜，企业必须提出'竞争者第一'的口号，实施'竞争导向营销'"。至于关系导向模式，西方人则注意得最少，人们的注意力似乎集中于赢得顾客，而不在于留住顾客。

在中国，古典的营销模式自被引入以来，便得到了广泛的应用，很多企业运用这种模式在中国市场上取得了成功。从表面上看，似乎古典的"4PS"营销模式在中国也已经占据了主导地位，其实不然。在中国市场上取得成功的大部分企业看上去是"4PS"模式的受益者，但实质上其成功的关键还是在于企业有意或无意地运用了关系导向模式的结果。因为顾客是否购买企业的产品和服务，不仅与产品及服务的质量和价格有关，更为重要的是与企业和顾客之间的关系质量有关。在中国，很多年轻的受过正统营销理论训练的营销人员在运用"4PS"理论时经常遇到挫折，就是因为他们还不熟悉关系导向营销模式，特别是不了解此模式在中国的主导地位。因此，采取关系导向模式，提高关系质量，形成顾客忠诚感，努力提高常客率，就成了中国企业的主要营销目标。为了建立与顾客的良好关系，企业应从老顾客的利益出发，为他们提供各种便利和优惠，如价格折扣、主动与常客保持联系，了解他们的特殊需求并尽力予以满足、虚心听取顾客的意见，甚至特意为自己的长期客户提供高性能的产品等等。

紧随关系导向模式之后的是竞争导向模式。虽然几十年的计划经济使得中国企业对竞争的反应比较迟钝，但中国人对竞争并不陌生。只要留心一下，就可以发现中国几千年的发展史几乎就是一部战争史，而战争是人类生存最为残酷的竞争。因此，中国人对竞争导向模式的理解和运用必然超过古典的"4PS"营销模式。而对"4PS"营销模式，虽然在中国也有很大发展，但在强烈的关系导向和竞争导向两模式面前，它始终只能起着辅助性的作用。

三、中西方营销模式选择差异的原因

从上面的分析我们不难看出，在市场营销模式的选择过程中，西方人首先考虑"4PS"，然后是竞争，最后才是关系，而在中国则恰好相反。为什么会产生这种差异呢？一方面是因为中西方市场的发育程度不一样。在中国，市场经济体制还没完全建立，相应的法律法规也不健全，在这种尚不完善的市场机制条件下，关系导向模式往往可以取得更好的效果。另一方面则是由于中西方思维方式及历史文化传统的差异。我们知道，在商业交往中，人们最重视的是一个"信"字，每一次交易的发生，都是双方相互信任的结果，这一点中西方的观点是一致的。但在某一具体的交易过程中，交易的一方相信对方什么呢？是对方个人的信誉，还是对方公司的实力呢？在这一问题上西方人毫不含糊地选择了后者，他们认为私人的信誉只是交友的条件，而只有公司的实力才是商业交往的基础。因此，在交易过程中，西方人只讲交易伙伴，不讲朋友，他们相信的是根据权威机构评出来的公司实力，而绝非具体的某一个人。可见，正如西医中"痛哪医哪"的原则一样，西方人不习惯系统地考虑问题，他们喜欢就事论事，因而将交易从其他各种社会关系中分离出来，一心一意只讲交易本身，并不顾及其他。而古典的"4PS"营销模式正符合他们这种思维方式，因而直到今天，西方人对该模式的运用还是显得格外偏爱。中国人则不同，几千年来，中国人一直把守信作为修身立业、处世待人的根本，大至治国、邦交，小至交友、经商，"信"无不渗透于人们生活的各个领域。守信重诺，这一中华民族的优良传统，深深地影响着炎黄子孙的道德观念和价值判断。"人而无信，不知其可也。"一个人如果无诚无信，就必为人们所唾弃，为社会所不容，也就不可能有好的人际关系，更谈不上事业的成功，因而中国人重信。另外，在中国历史的绝大部分时间里，自给自足的自然经济一直占据主导地位，人们的生产主要用于自身消费，而可供交换的商品数量极少，因而在商业交往中的信誉不会也不可能建立在双方雄厚的经济实力上，而只有建立在对人的信任基础上。"天地之性人为贵"，任何一种商业活动，归根到底必定是人的活动，讲信是人，欺诈也是人，因此，中国人做交易的信誉，其核心必定是人。也就是说，中国人习惯先建立起良好的人际关系，然后随着双方了解的加深和信任感的提高，再逐渐将这种关系运用于生意之中。可见中国人更强调关系的作用，而关系导向模式也就在中国备受青睐，成为企业营销的首选模式。因此，中国企业在进行市场营销活动时，必须注意关系在其中的重要作用，要大力培养与顾客、供应商、分销商、银行、主管部门等的良好合作关系。但有一点必须指出，这种关系是建立在双方相互信任的基础上的，而绝不是"拉关系、走后门"这种事。

市场营销观念作为一种现代经营哲学，自从本世纪50年代初期产生以来，备受人们的青睐。越来越多的企业在市场竞争中将市场营销观念作为指导整个企业活动的经营哲学。

所谓市场营销观念，就是一种一切以消费者需求为中心的观念，其具体表现是：顾客需要什么，企业就生产什么。企业在开发新产品，设计新产品之前，就要考虑到顾客的需求，而且经营活动也延伸到产品销售之后，如安装、运送、保修等服务活动，总之是追求对消费者需要的全面满足。市场营销观念还有许多广为传播的口号如"哪里有消费者的需要，哪里就有我们的机会"、"顾客至上"、"顾客就是帝王"、"热爱顾客而非产品"等。这种观念的产生对社会经济的发展和企业的振兴产生了很大的影响，被誉为市场营销的一场革命。

然而，当我们回顾市场营销理论的发展以及在市场营销观念指导下各国市场营销的实践过程，并对其所形成的现代市场营销理论进行剖析时，不禁对市场营销观念能否作为一种现代的经营哲学来指导企业的市场营销实践表示怀疑。

（一）市场需求能指导企业长期发展吗

作为市场营销观念，其基本点是立足于市场，要求企业按照市场上反映出来的、尚未得到满足的需求去组织生产，开发新产品，主动地适应顾客，更好地满足社会消费的需要。然而一味以顾客的需求为导向，往往容易导致企业产生缺乏长期战略发展的短期行为，尤其在消费需求变化迅速的领域，企业往往疲于应付，从而难以在一些重要的技术方面得到突破，压抑了技术创新和新产品的开发。市场调研是企业发现顾客需求，显示顾客满意程度，评价市场营销环境的最常用的方法，但这种信息会产生极为危险的误导。市场调研的基础是问卷调查，由于这种方法收集到的数据通常没有考虑到要获得关于顾客思想和意愿的深层信息，许多有用的信息在调研时就被忽视了。更由于大部分人们的消费需求具有短视性，即对其所产生的需要在短期内较为明确，而长期的需要则相当模糊，人们很难想象出数年以后甚至数十年以后的情形，而科学技术的发展则具有超前性和长期性，任何急功近利的浮躁心理将难以促成重大技术的突破。许多成功的企业并非完全基于对市场需求的调查，而是凭着对科学技术发展趋势及其对社会经济产生影响的预见性而准确把握着企业发展的规律。如第二次世界大战后，IBM 公司的总裁 Thomas J. Watson, Sr 先生曾请美国一家著名的咨询公司对未来美国所有公司、研究所及政府机构对电子计算机的需求量进行调查预测，结果是不到 10 台，后来他的儿子 Thomas J. Watson, Jr 上任后，不同意这个预测，坚持要生产电子计算机，这才有了现在的 IBM 王国。40 年代人们尽管有减轻办公工作的要求，却不了解现在无处不在，在各领域发挥着巨大作用的计算机为何物，有何用处，当然不会产生需求。

事实上，消费者不但具有需求的短视性，而且其购买行为具有易变性和可诱导性，消费者的购买动机常常是非理性的，更多地掺杂着情感型的、冲动性的购买，容易受到企业产品及广告宣传以及周围环境的影响，而且由于消费者对许多商品知识的无知，往往依赖于商品信息及其对信息的判断，特别是不少消费品替代性强，需求弹性较大，因而也更容易受卖方促销活动或社会潮流的影响而改变主意。正如日本著名企业家盛田昭夫所说的那样："我们的政策是，以新产品去引导消费，而不是先调查消费者喜欢什么商品，然后再投其所好。"

即使是生产资料购买者，由于受最终产品即消费品生产的需求变化的影响，它们对生产资料的需求往往也是短视的、易变的，使得生产资料的生产者同样饱受市场需求的困扰。除非摆脱对市场需求预测的依赖性，认真研究社会经济、科学技术发展的规律，从而制定出正确的长期发展战略。当然，这里我们并没有完全抹煞市场需求分析的作用，这在围绕长期发展战略来开展市场营销活动时，仍然为决策者制定营销策略提供了非常重要的信息。

（二）顾客至上值得提倡吗

市场营销观念有一句非常响亮的口号："顾客至上"，这一直被许多企业奉为座右铭。从表面上看，"顾客至上"将顾客放在一个最重要的位置，顾客第一位，企业第二位，是企业立足市场的生存之道。为顾客着想，一切为了顾客的利益，把顾客作为至高无上的帝王来对待，顾客满意了，企业就有了更多的顾客和更大的市场份额，就能够获得长期的满意的利润。为顾客着想，自然无可指责，然而，许多公司在这方面似乎做得过头了，过火了，给人一种虚伪的感觉。如某航空公司因飞机故障导致一条航班推迟，就在公司竭力为旅客安排其他航线的同时，有一位旅客坚持要乘这个航班，无奈，坚持"顾客至上"的公司在排除了飞机故障后，专门为这一固执的顾客开通了这个航班。这个故事在商界被传为佳话，而公司尽管为此损失了数万美元的费用，却无形中做了一次广告，从而名声大振。抛开后话不提，公司的这种做法显然不值得提倡，至少这不符合商业规范。"顾客满意"并不是要求企业一味取悦顾客，而是设身处地为顾客着想。因此不管是否能真正做到"顾客至上"，至少这种提法已给人造成了一种误解，似乎只有完全符合顾客的意志才算是使顾客满意。按这样的说法，顾客的许多无理要求，企业也必须无条件接受了。不是有很多蛮不讲理、不通人情的顾客吗？进而推之，甚至顾客的许多危险的、有害的要求如黄、赌、毒，企业是否也必须接受？或许许多顾客是无意识的，或出于无知而提出这种要求，企业又该如何处理？例如许多男孩子喜欢参加一些危险的活动，喜欢打电子游戏，喜欢吃各式各样不利于身体健康但确实好吃的零食。而且当一部分顾客的利益与另一部分顾客的利益发生冲突时，企业又如何使得所有的顾客都满意？如果做不到这一点，又如何泛泛地谈"顾客至上"呢？"顾客至上"不就成了一句空话了吗？

因此，"顾客至上"只能说是一句有失正确性的口号。诚然，使顾客获得正常的满足是企业市场营销的责任，这也是现代营销思想的根本基点。因此，另一种较为婉转的说法："顾客满意"，则比较容易为人们所接受。在进入90年代以来，作为一种改头换脸的"顾客满意"即CS观念已在全球发达国家迅速蔓延开来。但从本质上看，"顾客满意"并没有跳出"顾客至上"的误区，很值得商榷。

（三）消费者的利益真的得到重视了吗

从根本上看，企业更关心的仍然是企业的利润，是企业的长期利益，是企业本身，而非顾客。"关心"顾客只是一种手段。3·15国际消费者权益日深受世人的关注正是对市场营销观念的一种无情的嘲笑。受利益驱使，企业的所作所为确实难以令人恭维，暂且不提那些在"顾客至上"、"为消费者谋利益"的冠冕堂皇旗号下干着种种欺骗顾客的勾当，诸如以次充好、以假充真、广告欺骗、虚假承诺等等，即使是那些备受人们称誉的著名企业，也不见得是真正为顾客着想。如可口可乐公司给人们带来的无非是加糖的碳酸水，作为一种解渴的饮料，它并不见得比那些名不见经传的小企业做得更好些，只是由于可口可乐公司自身的包装策略远胜人一筹，它所营造的各种热烈的气氛是基于非凡的想象和强有力的宣传，它巧妙地变着花样，诱使人们更多地购买更多地畅饮可口可乐，从而牢牢地控制了软饮料市场，坐收巨额盈利，而这又怎么能说是"为消费者谋利益"的典范呢。充斥书市的众多的"营销"书籍不也在唆使营销者们用各种各样花哨的令人眼花缭乱的手法来"赢"得顾客，为企业营利，即使是正统的营销权威教科书如菲利普·科特勒的"营销管理——分析、计划和控制"所阐述的观点和方法也是站在企业的立场上而非真正站在顾客的立场上。

市场营销者所惯用的营销组合策略即4PS更多的是竞争的手段而非满足顾客的手段，无论是新产品的开发或是产品的定价方法或技巧，还是营销渠道的选择，或广告，或营业推广，或是公共关系，无不透析出一种商家的诡计。"撇脂定价"是利用了顾客的无知；各种定价技巧如尾数定价法、招徕定价法则是构造一种假象；巨额的广告费是"羊毛出在羊身上"；营业推广则利用了顾客的求廉心理诱使人们购买了一大堆并不非常需要的物品。于是人们开始怀疑市场营销观念所产生的影响是否真的有利于消费者利益的维护和增进。企业的所作所为忽视了消费者个人需要与社会长远利益之间的潜在矛盾，从而造成资源浪费、环境污染等社会弊端。例如"易拉罐"软饮料的盛行，固然可以迎合人们求便的需要，但却是一个很大的浪费。过去一个玻璃瓶子在报废前可重复使用17次，而现在却只能使用一次，而且废瓶还不能进行还原或分解处理，造成环境脏乱；又如农药虽可帮助消灭害虫，但也污染了河川，杀死了益虫、鱼类等，破坏了生态平衡，而且残留在农作物上的农药还侵害着人体。凡此种种现象，不得不引起人们的反思。于是在 70 年代出现了社会营销观念，强调企业在作市场营销决策时，要将企业利益、消费者利益和社会利益三方面统一起来。应当说，这种经营思想的正确性无可置疑，但这种观念的推广却不甚顺利，可以说是难以得到真正彻底的贯彻。因为作为以盈利为目的的企业，本身缺乏主动考虑消费者和社会的长远利益或增进社会福利的动机。确实很少有企业真正这样做了，除非政府通过法律、法规或行政手段等约束机制迫使企业就范，但这已失去了市场营销观念或社会营销观念的本意了。

（四）来自市场营销观念的其他困惑

市场营销观念尽管标榜的是"为顾客着想"、"使顾客满意"，但企业的竭力表白（或反复的广告诉求，或诱人的营业推广，或大规模的公共关系活动）常常适得其反，或许许多顾客所需要的并非这种喋喋不休的劝说，太多的商业信息骚扰常使人感到不安，顾客在决定自己的购买时需要更多的清静，更多的冷静，企业的许多做法似乎是强加于顾客头上的。正如当你进入一家星级饭店，服务员热情周到的招待反而使你不知所措，觉得很不自在，只能听任摆布。难道我们没有理由呼吁，还消费者一个自我吗！在越来越激烈的市场竞争环境中，在市场营销观念指导下的企业开展市场营销活动的成本也越来越高，尤其是巨额的广告费开支和越演越烈的营业推广活动以及企业为树立形象而开展的各种大型的公关活动，导致了许多不必要的人财物的浪费，更糟的是企业往往将这些费用转嫁到顾客的身上，或企图通过扩大销售规模来摊薄费用，后者必然导致市场供应过多，致使竞争升级，从而更多的企业成了竞争的牺牲品，而顾客也未能真正从中受益。

这些竞争手段也有可能造成市场营销的越来越复杂化。市场细分作为企业选择目标市场的一种手段，自 50 年代中期由温德·史密斯（Wendell R. Smith）提出以来受到了企业家的高度重视，并迅速得到运用和推广。市场细分化是根据顾客的需求、购买习惯和购买行为的差异性，把整体市场细分为若干个市场部分或亚市场的过程。企业按照主客观条件，选择其中最有利于自己经营的市场作为自己的目标市场，采取适当的经营策略组合，去开拓这个市场。将市场进行细分有其积极的一面，这使得每一顾客群按其不同的特征和要求得到了区别对待，使企业更好地服务于顾客。但另一方面市场细分化也导致市场营销的复杂化和经营成本的增加以及经营风险的增大，企业常常必须面临着多个细分市场的选择，要用多样化的渠道和多样化的产品以及多样化的促销方式来进行销售，从而失去了大批量生产经营的优势，规模经济性受到抑制，生产经营成本提高，同时生产更加分化，容易削弱在整体市场中的地位。正如可乐大战中的可口可乐公司拥有八项可乐产品，其总销售额超过了百事可乐，但百事销售人员仍能反驳说，就单个品种而言，他们的饮料更比任何一种可乐产品销得更多。倘若企业集中于某细分市场，则必须冒更大的风险，因为该细分市场可能会因市场营销环境的变化而转坏，或者由于更强大的竞争对手的入侵，而造成细分市场的恶化。

同时，新产品开发的风险也增大了。在激烈竞争的条件下，企业的竞争手段不仅刺激了竞争中的企业，也不断刺激着消费者，促使消费者的需求不断地变化，而这又更多地刺激着企业开发新产品的速度，从而导致技术日新月异，产品生命周期日益缩短，企业不得不把更多的资金投向新产品开发，而其风险也更大，新产品常常也是昙花一现，还未等到完全进入成熟期，就因为出现更新产品而被市场所淘汰，这意味着每种新产品只能得到较少的利润，企业常为此付出惨重的代价，也是一种资源上的浪费。

尽管本文列举了市场营销观念所带来的种种问题，但我们并非刻意批评市场营销观念的倡导者和实践者。应该说，市场营销观念的产生及发展有其历史的必然性，也确实为沉闷的、矛盾尖锐的市场带来了许多新的景象，曾以难以抗拒的魅力被许多企业信奉为制胜的秘诀。但光环与阴影并存，该是我们反思的时候了。至此，我们还必须提出另一个新的问题：现代营销学最需要的是什么？首先是由于现代营销观念导致问题更加复杂化，因而回归到简单上来可能是最重要的观念更新。也就是说，用一种简单的过程，简单的方式为顾客提供形式简单化的产品，或许这更容易为顾客所接受。顾客真正所需要的往往与其所设想的或所表述出来的常常不一致甚至相反；其次应致力于技术创新，强化管理，降低成本，更加提高内在的素质而非外在的形象；再次，应该考虑到社会发展对企业的要求，即科学进步对环境保护、节约资源、社会责任、公共关系等方面所承担的角色，企业应自问我为社会贡献了什么，为增加社会福利方面作出了多少努力；另外，必须摆脱市场营销观念将企业行为的着眼点局限在局部顾客身上的这种狭隘的思想（尽管这比传统的营销理论是一大进步），树立系统的观念，将企业的所有活动和社会整个大系统联系起来，这才是企业长期发展的立足点；最后，寻求多种理论方法的指导要远比单纯的市场营销观念要来得更加科学，更有弹性。市场营销学理论作出重大转变已变得相当必要和迫切了。

第三节　国际医药营销发展趋势

国际医药营销发展趋势今后可能有以下趋势。

一、竞合营销趋势

从传统的营销思维来说，营销就是竞争，就是要通过多种营销方式和手段击败竞争对手。然而，著名经济战略伙伴研究专家詹姆斯·穆尔改变了这一观点，他在《竞争的消亡》一书中提出：企业竞争不是要击败对方，而是要联合广泛的共同力量创造新的优势。

竞合营销强调整合聚变，突出协同创新，在合作中不断增进企业的市场竞争能力，获得新的发展机会。竞合理念的出现，改变了企业的营销观念，企业与企业之间实际上既有竞争，也有合作。竞合营销理念对中国医药企业的影响已经开始显现，一些昔日的竞争者开始联手，如一些终端药店的共同采购，2004年问世的一些诸如招商联盟、委托配送等。一些医药企业建立了生态联盟系统，提出要像"生态链"那样集成企业产销群体，充分发挥销售商、供应商等协作者们的积极性，从而实现高速发展的目标。

二、分众营销趋势

细观今天的医药市场，已由大众营销时代进入分众营销时代，人们生活丰富多彩，消费需求也日趋多样化，企业若能在品牌的整体规划下，在深入、科学的市场调查的基础上，让每个产品都针对某一细分群体（分众）进行产品策划、包装设计、价格定位、分销规划和广告活动，那么各产品的个性和产品利益点便能更吻合自己所针对的那部分消费者的特殊需要，自然更能获取这一群体的信赖和品牌忠诚。这比面向大众消费群而没有特色的产品更有竞争力。

实际上，即使是已接近于快速消费品的感冒药，也已经有大人、小孩用药之分了；补血类产品也细分到了小孩、孕妇、白领女性等。

三、品牌营销趋势

有远见的业界人士都明白，市场推广既要做销量，更要做品牌。2004年，一批致力于品牌建设的医药企业取得了令人瞩目的成绩，如广州的王老吉，浙江民生的21金维他，江苏的"扬子江"等。他们是中国由"世界加工厂"到"世界品牌中心"转变的希望所在。

在国际品牌的推波助澜下，今天的市场竞争实际上已经分化为两个层面：一个层面是产品的竞争，它是异常惨烈的，成千上万的产品挤在一起争夺有限的市场空间。为了生存，一些产品被迫举起价格的利器走向市场，在伤了别人的同时也伤了自己。另一个层面是品牌的竞争，它是良性、健康的竞争，在这个层面，有它既定的游戏规则，任何品牌都会自觉遵守这些规则，例如价格战在这个层面上就不会发生，因为那样无异于自贬身价。事实上，一些品牌在它所占据的那个市场已经进入无竞争状态，成为笑到最后的赢家。

四、全程营销趋势

目前，越来越多的医药企业在导入全程营销理念。全程营销是市场由卖方市场转变为买方市场的过程中产生的一种全新的专业营销策略，它一改过去企业在产品形成后才导入营销观念的思路，从产品尚未上市前就导入营销并贯穿于整个过程。

在当前的营销实践中，一些企业只是在产品已经成形甚至快到卖不出去的情况下才想到请咨询公司参与。实际上，产品也是营销的一部分，如果产品一开始就没有好的市场定位和目标消费群体，推广起来就会非常费时费力。在这方面，不少医药企业已吃了苦头，如在业界久负盛名的盘龙云海、健康元（前太太药业）、海王等企业，都有过产品选择方面的失误。

很多咨询公司经常会碰到这样一种情况：产品、包装早就定了，广告也都已经做了，受到了市场的冷遇后就来找你。在这种情况下介入，首先就得消除以前的负面影响，重塑产品形象。全程营销一改上述营销运作中各个环节相互脱节的不良局面，使整个流程有计划、有步骤地进行，并且前后呼应，浑然一体。

五、社会营销趋势

传统的营销就是千方百计把企业和产品推销出去，只关注产品在一定时期内的利润和企业的发展。而社会营销则将企业置于整个社会之中，充分体现企业来自于社会、回报于社会、发展于社会的营销理念，通过取得社会的广泛认同，实现企业效益与社会效益的相互转化，最终实现企业更快的发展。

企业的社会行为虽然不能直接带来产品的销售，但长远地看，它会改变人们对企业的看法，间接地使品牌声誉、形象以及销售等得到提升。美国一项对469家不同行业的公司的调查表明：资产、销售、投资回报率均与企业的社会表现呈现着不同程度的正比关系。事实上，国内一些外资、合资制药企业如西安杨森、默沙东、上海强生等，早就在社会营销中受益颇多。国内企业如北京红惠制药2004年赞助的全球心血管会议，也收到了很不错的社会效果。

六、价值营销趋势

传统营销观念认为，营销竞争与价格密不可分。然而，企业过度的价格竞争往往会导致两败俱伤的局面，不仅造成企业因价格大跌而丧失元气，还会造成消费者对产品的不信任感。2004年，平价风暴席卷国内药品零售终端，不少药企都卷入其中，但一些有远见的医药企业却提出："我们不打价格战，我们只打价值战。"并且一直在坚持着。

从某种意义上说，市场营销并不是价格之战，而是价值之战。因为价值营销从本质上不同于价格营销，它主要是通过向顾客提供最有价值的产品与服务，创造出新的竞争优势。而且，与价格营销只注重有形产品的竞争不同的是，价值营销在有形竞争和无形竞争上同时用力。在医药产品日趋同质化的今天，仅仅是实物层面的竞争已经无法满足消费者的需求，企业更多地应在消费环境、品牌形象、服务质量等方面进行创新，以拉开与竞争者的差距。

七、无店铺营销趋势

随着互联网的快速发展，无店铺营销已经成为医药保健品行业一种不可忽视的新营销理念。对于经营者，无需支付传统的店面租金就可以轻松开店；对于消费者，尤其是年轻一代，网络已经成为了生活的一部分，针对他们的医药保健产品，通过网络营销的方式，完全可以以更低的费用、更快的速度取得更大的优势。

无店铺营销具有先天优势。首先，传统的经营模式需要通过批发商、供应商等众多中间环节，但这些中间环节在解决了产品的基本流通问题外，还大大提高了其价格。而通过网络销售则可以避开其中不必要的中间环节，使其价格得以大幅降低。其次，通过电子商务的有效运行，可有效改善企业众多的"传统问题"；提高企业各项工作的效率和质量，促进技术创新；减轻各类事务性工作的劳动强度，使从业人员得以腾出更多的精力和时间来服务于客户；改善经营管理、堵塞漏洞，保证消费者和企业的经济利益。2004年，医药行业的无店铺营销主要集中在招标采购、医药商业的批发领域。随着相关法规的完善和市场的成熟，这一方式相信会得到更广泛的应用。

八、无生产营销趋势

耐克等品牌的经验告诉我们，营销完全可以实现与生产的分离。越来越多的投资者意识到，相对于市场推广而言，市场比工厂更重要。厂房再漂亮，消费者不会在买产品之前先去参观工厂；技术再先进，消费者也不会有很大的兴趣去深入探究。消费者大都只凭着对品牌的感受来决定购买与否。因此，与其将大量的资金投在有形资产上，不如将其投向市场，积累无形资产，而将生产委托他人。

2004年是我国实施GMP的关键年，大批医药企业因为无资金投入而被迫关闭，而已有的生产能力已经严重过剩，这使得药品的OEM（委托加工）成为可能。一些拥有品种而自方生产能力不足的企业可以将品种交给条件合适的企业进行加工,自己甩掉"生产"这个包袱,专事销售与研发;更重要的是,这样可使那些已达标企业大量闲置的生产能力得到利用。

九、服务营销趋势

有研究表明:成功品牌的利润,有 80% 来自于 20% 的忠诚消费者,而其他 80% 的顾客,只创造了 20% 的利润;忠诚度不仅可以带来巨额利润,而且还可以降低营销成本,争取一个新顾客比维持一个老顾客要多花去 20 倍的成本。因此,有远见的企业非常重视消费者的忠诚,并把忠诚用户看作自己巨大的市场资源而设法强化他们和品牌之间的亲密关系。

服务营销模式有两个基本要求,一是要创造顾客满意价值,二是要做好客户的数据库处理。2004 年,以大连珍奥、珠海天年、中脉远红等为代表的会议营销企业,以服务营销为主线,取得了非常好的市场效果。在这些企业的影响下,一个以服务营销为核心的营销理念开始形成。

十、知识营销趋势

知识营销是针对目标顾客的需求以及潜在的需求,主动提供有关产品及相关知识,在知识的传播中达成与消费者之间的互动,从而教育消费者,扩大市场需求。知识营销是对消费者的教育,是对品牌积极的宣传和传播,在医药行业,知识营销又叫学术营销,是众多跨国药企推广新产品的重要方式,特别是在处方药的营销中最常见。

目前,不少企业在广告投放上不计成本,却总是和消费者之间始终保持着一段距离,原因何在?就是因为消费者对于产品及相关知识的不了解,短暂的广告宣传难以传播更多的信息。还有一个原因,就是广告的功利性决定了其说服效果相比知识营销要差一些。因为广告可以在短时间内建立高知名度,但知名度不等于销量,知名度只是让消费者知道你的存在,这只是实现销量的第一步。要最终实现销量还在于和消费者的有效沟通。因此,越来越多的 OTC 企业甚至保健品企业也开始步入知识营销的行列,比如维生素类产品就有不少在进行着一些科普活动。

案例分析

三株公司与营销

三株公司从一诞生,就注定了它只有在营销上另辟蹊径,才能在硝烟弥漫的保健品市场中分得一杯羹。事实上,三株公司最终成功,也就成在营销。

1. 不遗余力地建设庞大的营销网络

三株公司在鼎盛时有近几百个产品销售公司，按层次分有总公司、产品营销中心、战区指挥部、子公司、分公司、工作站等六级组织；有十几万销售人员。产品销售子公司一级费用就占同层次销售收入的30%以上，整个三株公司结构是以销售为主体的典型的哑铃型结构。从结构系统论的观点看，三株公司营销网络由组织网络、典型经验、营销人员构成，它们相当于整个营销网络的骨骼、肌肉和神经。从三株公司早期开发市场成功的过程看，三株公司营销的成功就在于它创造性地设想，并几乎是不计后果的强行实施、搭造这三方面的框架以及培养、提升这个框架的功能。尽管这种不计后果做法的负面影响也是三株公司后期暴露出的主要问题，但在三株公司发展的早期却是其营销上的成功之作。正是这一点，三株公司营销模式才成为很多公司效仿的榜样。三株公司的组织网络是基于地理区划和人口密度建立的，这张网络密集地分布在整个中国（西藏、台湾除外），有了这张密布的网，三株公司对市场的开发结果可谓"天网恢恢，疏而不漏"。

2. 强调实战性的营销制度和策略

三株公司营销制度源于三个方面：一是西方现代化市场营销理论；二是基于中国传统文化和最近几十年国有企业的管理和营销实践经验的总结；三是三株公司对自身不断发展和丰富的实战经验的总结。第一方面的内容包括：建造哑铃型企业结构；重视利用各种媒体进行有效宣传；注重营销策略的选择和使用；引入现代化的营销观念，例如观念营销、关系营销、宏观营销策略等，并注意与营销实践相结合，通过层级支薪经理管理企业，通过营销网络控制市场，将大量交易内部化等。第二方面的内容涉及到：急风骤雨式的市场推进模式；"突出——平衡，平衡——突出"的工作方式；开展内部洗脑式思想运动，灌输三株公司的价值理念；有情管理与无情管理相结合；还有所谓"鞍钢宪法"、"没有调查就没有发言权"和"三老、四严、四个一样"等等。三株公司有关市场开拓、产品宣传、市场保护、渠道选择、价格策略等方面的具体营销制度主要源于三株公司不断发展的营销经验，正因为如此使三株公司的营销制度具有了较强的实战性。这种实战性在很大程度上是以地区性为特征的，例如，三株公司的市场操作制度可分为农村版和城市版、大城市版和中小城市版。三株公司各个子公司的营销手段同样源于三株公司的营销实践，其实战性表现在两个方面，一方面是统一的基本手段或者说是三株公司的法宝，例如：所谓的公共关系营销、挨户投递、口碑宣传、先营势后销售、定点扩面等等，这些手段的使用在三株公司发展的早期取得了很大的成功；另一方面，三株公司子公司在营销手段实战性上同样也表现出地域性的特征。统一的基本手段与地域性特征（例如：地区的人文特征、地区的生活和历史习俗等）结合起来，产生了巨大的市场开拓能力，这种开拓能力正是其他公司"临渊羡鱼"之处。三株公司在选用人方面也体现出了地域性，主要的营销骨干，最基础的宣传员、促销小姐都来自当地，这一方面减少了子公司经理控制市场的风险，也使得异地经验与当地经验相结合产生了开放性的活力。三株公司的营销制度、手段、策略由于来源于实践或者是实践化了的理论，因此不折不扣地执行就成了必然的内在要求，这样就保证了执行制度的严肃性。三株公司制度严肃性通过其内部近似苛刻的办事原则表现出来，这些苛刻的原则几乎演化为口头禅："只讲结果不讲过程"、"先处理后分析"、"先斩后奏"等。这种运作模式在很大程度上减少了互相推诿责任的工作作风。

3. 超细分的市场营销策略

如果把不同市场、不同产品、不同销售方式之间任意两者或三者的组合都认为是广义的市场细分策略的话，三株公司能够最大限度开发市场潜力的另外一个原因就在于它实施了同一产品，不同的销售方式与不同市场相组合的超细分的营销策略。三株公司对很多市场的挖掘，几乎达到了最大限度。城市按社区、厂区或按特定的消费者（例如赋新康的营销就是针对每个病者采取不同的营销方案）进行细分；农村则细分到村组甚至村民院落。实际上，就是不放过每一个潜在的消费者或营销机会，这种方式几乎是对潜在市场的蚕食。三株公司在营销过程中还十分重视地方政府、消费者协会、社区组织、民间互助组织甚至特定消费者联谊组织等在大营销环境下的影响，有的营销子公司甚至做到了把社区组织变成自己营销的延伸与代言人。超细分阶段市场营销策略，一方面最大限度地开发了市场，另一方面由于与下文所谈到的营销模式的偏执性相结合，导致了对市场的过度开发，同时这也是营销费用过高的直接原因。这种负面效应在整个销售形势处于上升时期，一般都会被忽视，但是一旦形势逆转，则由此导致的"营销模式残缺"将暴露无遗。

第二章

市 场 学 基 本 知 识

在现代商品的经济活动中，市场是企业一切经济活动（包括市场营销工作）的出发点和归宿点。为促使我国医药企业的营销活动向现代化方向发展，学习和掌握市场学的基本知识是十分必要的。

第一节　市　场

市场是社会分工和商品经济发展的产物，哪里有社会分工和商品生产，哪里就有市场。

一、市场的概念

对市场含义的理解随着商品生产的发展有不断的变化。加之人们又从不同的角度去认识市场，对市场的理解也不完全一致，从而对市场的含义有多种解释，大致可归纳为三种。

1. 市场是指买卖双方交换商品和劳务的实际场所

这是最新的，也是传统的市场概念，即买方和卖方聚集在一起交换货物的场所。它是一个有限的区域。显然，这一定义不适合像网络交易这样的现代化交易方式。

2. 市场是商品交换关系的总和

这是广义的市场概念，它把市场看作商品交换的总体，即包括交换双方和交换对象。

经济学家认为：市场上所有的买卖活动，都涉及直接参与者与间接参与者的利益，在物与物的关系背后存在着人与人的关系，所以，市场是商品生产者、中间商和消费者交换关系的总和。通常我们所说的"市场调节"、"市场机制"中的"市场"就是经济学意义上的市场。

3. 市场是指某种商品（包括货物或劳务）的现实的或潜在的购买者的集合

这是现代市场学中，从企业或卖主的角度来理解市场的含义，也就是市场营销学研究的市场。

市场营销者认为卖方构成产业，而买方构成市场。图 2 - 1 表示了行业和市场之间的关系。买方和卖方之间有四种流动相连。卖方把商品（或劳务）送至市场，并与市场取得沟通；买方把金钱和信息送至行业。图 2 - 1 内环表示钱物交换；外环表示信息交换。

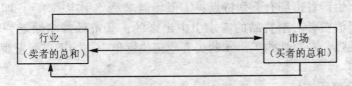

图 2 - 1 简单的市场营销系统

企业界人士以市场一词泛指各类顾客群。他们会谈及需求市场（如减肥市场）、产品市场（如鞋类市场）、人口统计市场（如青年市场）、地理市场（如欧美市场）等等。

对于市场营销学中的市场概念，要着重理解两点：一是它从卖主角度出发，着眼于买方的行为；二是从购买者（包括个人和组织）必须具有支付能力和购买欲望。

因此，市场必须同时具备三个要素：人口、购买力、购买欲望。人口是组织市场的基本细胞；购买力是组成现实市场的物质基础；购买欲望是购买力得以实现的必不可少的条件。三个要素相互制约、互为条件，共同组成市场，即市场是由具有一定购买力和购买欲望的人组成的。

二、市场的分类

市场依据不同的标志，从不同的角度，可以划分各种类型。依流通场所或交换关系覆盖的区域，市场分为国内市场和国际市场。国内市场还可以分为当地市场、区域市场和全国市场、城市市场与农村市场等。国际市场也可分为单一国外市场、多国市场以及全球垄断市场和完全垄断市场四种。市场还可以依据购买目的不同，将市场划分为消费者市场、生产者市场和中间商市场。也可以依据产品的形态特征分类，如分为商品市场、劳务市场、技术市场、金融市场、房地产市场等等。下面我们介绍几个常见市场的特点。

1. 消费者市场

消费者市场也称最终消费者市场。市场的组成是广大的消费者，购买的目的是满足个人和家庭的需要，没有营利性动机。消费者的特点，决定了消费者市场的特点：①人多面广、范围广阔；②消费资料市场的购买者次数较多，时间分散，每次购买的数量也较少；③产品的专用性不强，需求弹性较大；④非专家购买；⑤购买力的流动性大。

2. 生产者市场

生产者市场也称中间消费市场。生产者的购买目的，是为了满足其生产性消费的需要，即购买是为了生产其他产品，以出售或租赁给其他顾客，有较强的营利性动机。生产者市场有下列特点：①市场需求是"引申需求"，即生产资料的需求是基于消费者对消费品的需求引申出来的；②市场需求缺乏弹性；③技术性、知识性强，专家性购买；④购买者地理位置集中；⑤需求受宏观环境因素影响大。

3. 社会集团市场

我国的社会集团是指盈利性团体和非盈利性团体两大类。后者包括政府各级机关、部队、学校、事业组织、集团组织等。社会集团市场是指在一定时间和空间中，由社会集团承担款项，对生活资料商品或劳务的占有、使用、收益的全部消费者群，其购买资金来源于国家拨款或社会集团自筹。

社会集团是指我国特有的市场，它不同于西方国家的政府市场。西方政府市场中的消费，仅仅是为了行使政府机构的主要职能，且消费者就是从事的政府机构本身。可见，社会集团市场比政府市场的内涵要丰富得多，外延要广泛得多。

与生活资料市场或生产资料市场相比，社会集团市场有如下特点：①购买受政府控制；②攀比性强，注重商品的质量与式样；③购买规模大，购买时间比较集中；④简单决策，凭个人兴趣采购；⑤关系户隐蔽式购买。

4. 劳务市场

劳务市场是指通过非物质形态的服务来满足消费者需求的一种消费。劳务市场有如下的特点：①需求的不均衡性；②购买的盲目性；③购买偏好性和转移性；④购销双方行为彼此影响较大。

三、医药市场的界定

随着我国市场经济体制的逐步建立与完善，特别是我国进入 WTO 后，医药市场的逐步开放，以及我国城镇医疗卫生体制、城镇职工医疗保险制度和药品流通体制三项制度改革的继续深入，医药行业成为整个市场经济的一部分，可以说没有人质疑。但医药市场的概念、特点则各有不同的看法。

医药行业根据其提供给顾客的服务（或产品）不同，有医疗服务市场和药品市场。前者是服务性市场，后者是产品市场。

根据对需求的性质不同，医药市场又可分为：治疗疾病市场和保健市场。前者是狭义的医药市场，后者则是广义的医药市场，甚至可以延伸到食品以及体育运动。

医药市场是一个特殊市场，其特殊性主要表现在以下几个方面。

（1）需求的两极性：对于医和药，消费者的主要愿望是不需要，所以叫负需求。也就是说顾客并不喜欢看医求药，甚至宁愿付出一定代价来躲避该产品。负需求也是需求，也符合市场运作规律。但从另一个方面，医药行业又是需求无限的市场，因为每个人对健康、美丽、长寿都有无限的需求。医药行业的这种需求的两极性，需要营销者对不同的需求应有不同的营销技巧和方法。

（2）经营管理的严厉性：医药行业是一个特殊的行业，关系到人们的安宁和健康，因为相对其他行业来说，在生产、销售、使用和服务上，都有特殊的需求，国家的管理也特别严格。这一特点要求医药营销者在运用营销技巧的同时，更应严格遵守法律、规章制度的有关规定。

（3）顾客群体的普通性和特殊性：对医药的需求可以说社会上任何人都有需要，不管年龄、性别、收入高低及不同区域。这是医药市场顾客群体的普通性。从另一个极端来说，每一个具体的个人都可以成为一个特定的细分市场。这是医药市场顾客的特殊性。像沈阳市惠工社区卫生服务中心对老人实行的"一对一"健康服务就是对其特殊性的透彻理解作出的决策。

我国医药行业的市场运作比其他行业较晚，目前对医药市场的认识也各不相同。但对于医药营销者来说，一定要明确医药市场的特性，至少自己给经营的产品和服务应该有一个准确的市场概念。

第二节　市场调查与预测

市场调查是对市场信息进行系统收集、分析和研究的过程，它对企业实施营销策略、检查经营成果、调查决策方案都起着重要的作用。

市场预测是企业为了掌握现实及潜在市场需求量的变化，运用科学的方法，从量的角度去分析研究市场，估计目前和未来市场需求，企业需求规模的大小。市场预测是企业制定市场营销计划和决策的重要依据。

一、市场调查的基本概念

1. 市场调查的定义

所谓市场调查，就是以科学的方法、客观的态度，明确市场营销有关问题所需要的信息，有效地收集和分析这些信息，为决策部门制定有效的营销战略和策略提供基础性的数据和资料。

市场调查涵盖了市场营销的各个阶段，它包括对公司的营销状况、销售额、新产品、市场规模以及竞争对手等方面的调研。

2. 市场调查的起因

（1）由于公司所处行业或市场的竞争非常激烈，所以公司期望通过调查准确定位，获得较好的生存空间。

（2）当公司老客户在数量上有所流失而新客户在数量上增长缓慢时，公司希望通过第三方的调查来客观地了解其原因，以便采取正确的市场策略。

（3）当新产品投放市场后，并未获得预计的效果。公司可能通过调查来了解其失败的深层原因。

（4）营销计划在市场上的运作效果不明显，不能确定是否需要调整或如何进行调整，在策略制定上举棋不定。

（5）需要制定新的营销方案。

（6）希望成为客户关注的焦点，但不知道客户真正的愿望是什么。

（7）公司准备开发新的细分市场。

（8）人口的或生活方式的改变使产品需求减少，需要寻找新的市场定位。

3. 市场调查工作的基本要求

为了搞好企业自身产品的市场调查，使之能够起到现有的作用，必须注意如下问题。也可以说，这是对市场调查工作的基本要求。

（1）市场调查必须遵循客观性和科学性，不允许带有任何个人主观的意愿或偏见，也不应受任何人或管理部门的影响或"压力"去从事调研活动。

（2）市场调查应作为企业的一项经常性工作。商品市场无时不在变化，竞争在变化，需求在变化，外部环境也在不断发生变化，如果没有及时的和经常性的市场调查，就不可能及时观察到市场变化情况，当然就不可能及时采取适当的措施。

（3）要重视市场调查的结果，并及时付诸实施。

（4）建立市场信息系统和资料库，为市场调查提供经常性的资料来源。

（5）市场调查人员必须具有良好的素质。

4. 市场调查的过程

不同的市场调查项目，由于调查的目的、内容和方法不同，工作程序也会有所不同，但一般程序基本上是一样的，概括起来主要有以下几个步骤。

（1）明确调查目标。

（2）设计调查方案。

（3）调查的经费预算。

（4）制定调查工作计划。

（5）组织实地调查。

（6）调查资料的整理和分析。

（7）撰写调查报告。

二、市场调查的基本方法

市场调查的方法很多，常用的方法一般有以下几种。

1. 访问法

访问法是以询问的方式了解情况，搜集资料，并将所要调查的问题，以面谈、电话、会议、书面等形式向被访者提出询问，从而获得所需的各种情况和资料。

访问调查法的使用率高，其主要原因如下。

（1）了解"为什么"的需要：了解人们为什么做或不做一些事的原因是十分重要的。例如，为什么他们买或不买某品牌产品？他们喜欢或不喜欢哪些方面？我们并非暗示通过访问就能够探明原因，但它们在因果性研究中能够产生一些思想。

（2）了解"如何"的需要：与此同时，调研人员通常发现有必要在消费者行动前了解他们的决策程序。他们是如何做决策的？都经历哪些时间段？他们考察或考虑哪些问题？在哪里，什么时间作出决策？下一步他们计划做什么？

（3）了解"谁做"的需要：调研人员也需要了解被调查者的人口统计特征或生活方式等。有关年龄、收入、职业、婚姻状况、家庭生命周期的阶段、教育程度以及其他因素在市场细分的识别和确定方面是很有必要的。

2. 观察法

观察法主要观察人们的行为。明确地讲，观察法可以定义为不通过提问或交流而系统地记录人、物体或文件的行为模式的过程。

使用观察法必须具备三个条件：①所需信息必须是能观察到的或者是能从观察中推断出来；②所要观察的行为必须是重复性的、频繁的或在某些方面是可预测的；③所要观察的行为必须是相对短期的。

3. 实验法

实验法又称因果性调研分析。用来证明一种变量的变化能否引起另一种变量产生一些预见性的变化。

以实验为基础的调研与以访问或观察为基础的调查相比有着根本的区别。从本质上讲在访问和观察的情况下，调研人员是一个被动的数据收集者。在实验条件下，情况就大不一样了，调研人员成了研究过程中积极的参与者。

关于"实验"的概念是容易理解的。研究人员改变一些因素，这些因素被称为解释变量、自变量或实验变量。观察这些因素的变化对其他因素，即因变量有什么影响。在营销实验中，因变量经常是衡量销售的一些指标，例如总销售量、市场效果等。解释变量则是典型的营销组合变量，如价格、广告的数量或类型、产品特点的变化等。

实验是一种强有力的研究形式，它是能够真正证明所感兴趣的变量之间因果关系的存在和性质的唯一研究形式。但实验方法不被经常使用，其原因主要有：实验成本、保密问题、与实施实验有关的问题以及市场的动态特征等。

上述三种方法都是用来获得第一手资料，所以又叫第一手资料收集法，此外，还有获得第二手资料（通过加工的信息）的方法。

在市场调查过程中，信息收集的方法还有定性调查、定量调查和混合调查的划分。

4. 焦点小组访谈法

焦点小组访谈源于精神病医生所用的群体疗法。焦点访谈法是指各组织者邀请一些人（一般为 8 ~ 12 人）进行自然和无拘束地讨论某些问题。这种方法之所以称为焦点小组是因为组织者将保持对某一问题的讨论，并防止人们将话题扯开。

焦点访谈一般有几种主要的目的，即获取、理解顾客的语言，显示顾客的产品或服务的需要、动机、感觉以及心态，帮助理解从定量之中获得的信息。

5. 深度访谈法

在市场调查中，常常需要对某个问题进行全面、深入地了解，同时希望通过访问、交谈发现一些重要情况。要达到此目的，依靠表面观察和一般访问是不可能的，这就需要采用深层访谈法。它是一种无结构的、直接的、一对一的访问。

在实际调查中常用的深层访谈技术主要有三种：阶梯前进、隐蔽问题探询和象征性分析。

阶梯前进是沿着一定的问题线索进行访谈，使调查者有机会了解被调查者的思路脉络；隐蔽问题探询是将重点放在个人的"痛点"而不是社会的共同价值观上，以了解与个人密切相关的问题；象征性分析则是通过反面比较来分析调查对象，要想知道"是什么"，先要设法知道"不是什么"，如在调查某产品时，可先了解某产品不适合的方面以及对立的产品类型。

6. 投射法

焦点小组访谈法和深度访谈法都是直接法，即在调查中明显地向被调查者表露调查目的，但这些方法在某些场合却行不通，比如对一些动机和原因的直接提问，对较为敏感问题的提问等。此时调查者就要采取在很大程度上不依靠被调查者自我意识和情感的新方法。其中，最有效的方法就是投射法。

所谓投射法是一种无结构的非直接的询问形式，可以鼓励被调查者将他们所关心问题的潜在动机、信仰、态度或情感投射出来。在投射法中，并不要求被调查者描述自己的行为，而是要他们解释其他人的行为。

投射法主要有四种形式：联想测试、补充测试、图片测试和表现测试。

四、市场调查实践工作应注意的要点

市场调查的重要性被越来越多的营销者认识，市场调查工作也成为营销人的主要工作之一。但是有调查表明，近年来调查完成率只有10%～35%，同时还发现被调查者对调查过程有诸多的不满。究其原因主要还是来自于我们市场调查的素质和工作方法的不足。

被调查者对调查的抱怨有：

（1）访谈是冒昧的、不方便的、冗长的。

（2）访谈是枯燥的、乏味的。

（3）许多访谈是平淡的、没有意义的。

（4）访谈员误导和操纵仅仅是为了完成调查或得到他们预期的答案。

（5）很多被调查者并没因为他们付出的时间和精力而得到感谢和补偿。

请记住，被调查者是和我们一样的人。他们最珍贵、最稀缺的商品也是时间。考虑到这一点，我们市场调查工作者在调查实践工作须注意几点：

（1）限制访谈时间，避免刨根究底。

（2）减少使用冒犯性的方法，避免选择冒昧的日期和时间，除非万不得已。

（3）告诉被访者需要多长时间，并提前预约。

（4）充分补偿被调查者付出的时间和贡献的价值。

（5）无论如何都要诚实。

（6）随时表示感谢。

（7）减少再接触的频率。

（8）把调查设计得更简单，更方便被调查者。

（9）让调查有更强的参与性，更吸引人，更有乐趣。

（10）千万不要搞"调查销售"，即名为调查，实则销售。

五、市场预测

市场调查的结果是对历史和客观事实的描述，市场预测是对未来的分析判断。两者有着紧密的联系。了解市场预测的相关知识，是营销人不可缺少的。

1. 市场预测的定义与作用

市场预测，是运用各种信息资料和科学方法，通过分析研究，测算未来一定时期内市场需求与供应的变化趋势，从而为生产和流通部门（或企业）确定计划目标，进行经营决策提供科学依据。

市场预测可以防患未然，以预防的手段减少和避免市场风险，增加投资的安全性。具体讲，有以下几方面的作用：①是企业制定计划的重要依据之一；②有利于提高企业及其产品的竞争能力；③可以用一定的推销费用，取得最大的推销效果。

总之，市场预测的作用与地位，可用目前流行的一句话来概括，即"管理的重点是经营，经营的核心是决策，决策的基础是预测"。

2. 市场预测的原则

（1）延续性原则：由于市场经济发展过程中，经济变量遵循的发展规律常常表现出延续性，就是说过去和现在的经济活动中存在的某种发展规律会持续下去，适用于未来。这种性质规定了市场预测工作的延续性原则。时间序列预测法就是基于这一原则。

（2）相似性原则：在市场经济发展过程中，不同的（一般是指无关的）经济变量所遵循的发展规律是相似的，即具有一定的相似性，这就规定了预测工作中相似性原则。利用这一原则可以由已知变量推出未知变量的未来发展。

（3）相关性原则：在市场经济发展过程中，一些经济变量之间往往不是孤立的，而是存在着相互依存的因果关系，即存在相关性。因果关系预测就是基于相关性原则的。

（4）统计规律性原则：对某个经济变量的一次观察的结果往往是随机的，但多次观察的结果则是具有某种统计规律性，概率论及数理统计方法应用于市场预测是基于这一原则。

3. 市场预测的内容

一般来说，市场预测包括以下几方面的内容：

（1）预测国民经济发展趋势。

（2）预测不同时期市场商品供求趋势。

（3）预测本企业产品销售前景。

（4）预测与本企业有关的科学技术发展趋势及其对产品更新换代的影响。

4. 市场预测的要求

市场预测是根据过去和现在已发生事件的统计资料和主观经验对未来作出的科学推测，但终归不是实际发生的。因此，误差总是难免的。为了尽量减少预测结果与实际的偏差，提高市场预测的可靠性，必须尽量达到以下几点要求：

（1）要掌握住市场预测的对象和目标。

（2）市场预测人员必须具备较广的知识面和较强的分析判断能力。

（3）重视调查研究，重视资料收集。

（4）要反复对比。

5. 市场预测的步骤

（1）确定预测目标：首先要明确规定预测需达到一个什么样的目标，包括预测的时间期限及数量单位。预测目标应有必要的文字说明。

（2）收集分析与预测目标有关的原始资料数据：根据已确定的目标，尽可能全面地收集与预测目标有关的各因素的原始资料、数据；并对它进行认真的分析、整理、选择。原始资料的真实性是作出正确预测的基础。

（3）选择预测方法，建立预测模型：对于定量预测可以建立数学模型；对定性预测则可建立设想的逻辑思维模型并选定预测方法。

（4）运用所选定的预测方法和建立的模型进行预测。

（5）对选定的预测方法和建立的预测模型以及得到的预测结果进行分析评价。

6. 市场预测的种类

（1）按预测的范围可分为宏观市场预测和微观市场预测。前者是对国民经济的总体指标的预测，后者则是指企业的有关产品的市场需求前景、产品销售情况等问题的预测。

（2）按预测方法的表现形式，可分为定量预测和定性预测。

（3）按预测结果的要求，可分为条件预测和无条件预测。所谓条件是指预测结果的出现必须是以其他某事件的出现为前提。

（4）预测又可分为探索性预测和规范性预测。

市场预测的方法很多，它们各有自己的特点、适应范围和局限性。在实际进行市场预测时必须结合具体情况选择合适的预测方法。

第三节　目标市场的确定

决定在某一广阔市场上开展业务的任何公司都会意识到，在通常情况下，它无法为该市场内所有的顾客提供最佳服务。因为顾客人数众多、分布广泛，而且他们的购买要求差异很大。这时有些竞争对手会服务于特定的顾客细分市场，以便将来处于优势地位。因此，公司要取得竞争优势，就要识别自己能够有效服务的最具吸引力的细分市场，而不是到处参与竞争。

目前许多公司还逐步采纳目标市场营销的观点。目标市场营销分为三个步骤。第一步是细分市场，即根据购买对产品或服务的不同需要，将市场划分为不同的顾客群体，并勾勒出细分市场轮廓的行为；第二步是选择目标市场，即选择要进入一个或多个细分市场的行为；第三步是市场定位，即为产品和具体的营销组合确定一个富有竞争力的，与众不同的位置的行为。本节我们分别讨论这三个方面的内容。

一、市场细分

1. 市场细分的概念及作用

市场细分就是在市场调查研究的基础上，根据消费者的要求、购买习惯和购买行为的差异性，把整个市场细分为若干市场部分的过程。即每一细分市场，都是一个有相似的欲望和需要的消费群，而分属不同细分市场的消费者的欲望和需要存在明显的差异。

市场细分不是对产品进行分类，而是对消费者的需要和欲望进行分类。它是基于市场需求的性质和企业生产经营能力的局限性。

市场细分是企业营销观念的一大突破。通过市场细分，可以反映出不同消费者需求的差异性和类似性，从而为企业在市场营销活动过程中认识市场、选择目标市场提供依据，进而较好地满足消费者的需要，并取得企业的经济利润。具体地说，市场细分对企业的作用主要表现在以下几个方面。

（1）有利于企业（特别是中小企业）发掘良好的市场机会：企业可以通过市场细分，在"经营空隙"中"见缝插针"、"拾遗补缺"，找到自己所能把握的良机。

（2）有利于提高企业的应变能力：消费者的需求是变化的，而市场细分后，进行的市场调查更有代表性，更能反映消费者的需求，能不失时机地根据变化调整自己的营销策略。

（3）有利于合理使用企业的资源：资源的稀缺性决定了企业必须把资源和精力集中在目标市场上，做到有的放矢，才能取得较好的经营效益。

2. 市场细分的原则

企业可以依照各种标准进行市场细分，但并不是所有划分出来的细分市场都是有用或有效的。要使细分后的市场对企业有用，必须遵循以下原则：

（1）可估量性：它是指细分市场的规模及购买力是可以估量的。

（2）可进入性：它是指平均部分应是企业可以进入的并占有一定的市场份额。

（3）效益性：指企业所选定的市场部分的规模应足以使企业有利可图。

3. 市场细分的一般方法

市场是由若干买主构成的，而买主之间总存在一定的差异。他们在产品需求、采购实力、地理位置、购买态度、年龄、性别和购买实践上都可能不同。上述变量都可作为细分市场的依据。所选用的依据不同，则有不同的市场细分方法（如图 2－2）

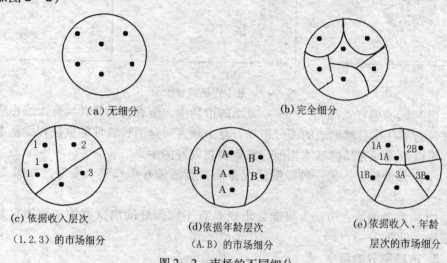

（a）无细分　　　　　　　　　　（b）完全细分

（c）依据收入层次　　　　（d）依据年龄层次　　　　（e）依据收入、年龄
（1、2、3）的市场细分　　　（A、B）的市场细分　　　层次的市场细分

图 2－2　市场的不同细分

图 2－2（a）表示一个拥有六位买主的市场。因为每位买主都有自己特有的需求和欲望，所以，每位买主都是一个潜在的独立市场。这种市场细分的极限程度称为定制营销。如图 2－2（b）所示。

在图 2－2（c）中，用数字 1、2、3 来表示每位买主的收入水平，并将处在同一收入水平的买主圈在一起。这样，按收入水平可将市场细分为三个部分，其中最大的细分市场就是收入水平 1。

与此同时，卖方会发现年轻与年老买主之间也存在着明显的差别。图 2－2（d）中用字母 A 和 B 来表示买主的年龄大小。这时按年龄差别可将市场细分为两个部分，每部分包含三位买主。

现在假设收入和年龄同时影响产品的购买行为，这时市场就可以分为五个细分市场，如图 2－2（e）。这说明 1A 这个细分市场内有两位买主，而其他细分市场各包含一个买主。

4. 市场细分的模式

前面根据收入和年龄来细分市场，会得到人口变量统计的不同细分市场。如果按顾客对两种属性的重视程度来划分，就会形成不同偏好的细分市场，这时会出现三种不同的模式。

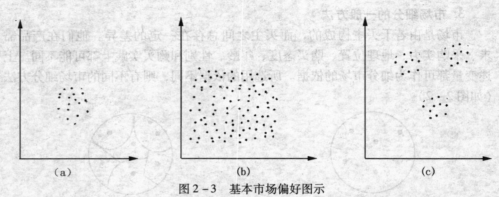

图2-3 基本市场偏好图示

（1）同质偏好：图2-3（a）显示的市场中，所有的消费者具有大致相同的偏好。它不存在自然形成的细分市场，至少顾客对这两种属性的重视程度基本一致。可以预见现有品牌基本相似，是集中在偏好的中央。

（2）分散偏好：另一种极端情况是消费者的偏好散布整个空间，如图2-3（b）。

（3）集群偏好：市场上可能会出现具有不同偏好的消费群体，称为自然细分市场，见图2-3（c）。

5. 市场细分的程序

（1）调查阶段：在这一阶段中，研究人员将进行探讨性面访，主要是集中力量洞悉消费者的动机、态度和行为。

（2）分析阶段：该阶段中，研究人员利用因子分析法分析资料，删除相关性高的变量，并利用群体分析法找出差异性最大的细分市场。

（3）描绘阶段：该阶段中，研究人员根据消费者不同的态度、行为、人口变量、心理变量和消费习惯，可以描绘出各个细分市场的轮廓。

二、目标市场选择

经过市场细分后，公司要决定应该进入哪几个细分市场。有几种目标选择模式可供考虑（图2-4）。

1. 单一市场集中化

最简单的模式是公司只选择一个细分市场，通过集中营销，公司更能清楚地了解细分市场的需求，从而树立良好的信誉，在细分市场上建立巩固的市场地位。一旦公司在细分市场上处于领导地位，它将获得很高的投资收益。

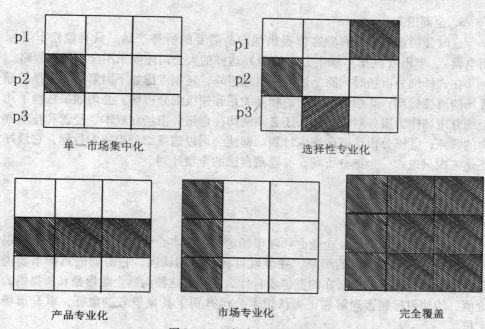

图 2-4　目标市场选择模型图

　　同时，集中营销的风险比其他情况更大。因为消费者的需求随时可能发生改变，或者由于其他公司的介入。基于这一原因，许多公司宁愿在多个细分市场上同时开展业务。

2. 选择性专业化

　　这时公司有选择性的进入几个细分市场。从客观上讲，每个细分市场都具有吸引力，且符合公司的目标和资源水平。这些细分市场之间很少或根本不发生联系。这种模式能分散公司的风险，同时也分散了公司的资源，有可能影响竞争力。

3. 产品专业化

　　这一模式是指公司同时向几个细分市场销售一种产品。通过这种选择，可以在特定的产品领域树立良好的信誉，但是受新技术的发明和替代品出现的冲击很大。

4. 市场专业化

　　这时公司集中满足某一特定顾客群的各种需求。公司专门为某个顾客群服务并争取树立良好的信誉，这一模式的选择，一般是公司在现有顾客中有良好的形象，多能取得他们的充分信任。

5. 全面进入

这时公司意图为所有顾客群提供他们所需要的所有产品。只有像松下（家用电器）、丰田（汽车）和生力（啤酒）这样的大公司才能采用全面进入战略。

在选择细分市场时，除上述的战略思想外，还须考虑如下因素：①选择目标市场的道德标准；②细分市场间的相互关系和超级细分市场。公司如果选择了几个细分市场作为服务对象，那么还必须密切注意细分市场在成本、经营和技术方面的联系；③细分市场顺序进入计划。即使公司以超级细分市场为目标，它最好还是一次只进入一个细分市场，并隐藏自己的全盘计划。

三、市场定位

1. 市场定位的概念

目标市场决定以后，企业必须随市场定位，为本企业以及产品在市场上呈现一定的特色，塑造预定的形象，并争取目标顾客的认同。它需要向目标市场说明，本企业与现有的及潜在的竞争者有什么区别。这种沟通企业形象和所提供的价值，能使目标顾客理解和正确认识本公司有别于其竞争者的象征，就是市场定位。

在市场营销过程中，市场定位离不开产品和竞争，因此，市场定位、产品定位与竞争性定位三个概念经常交替使用。市场定位强调的是企业在满足市场需要方面，与竞争者比较，应当处于什么位置，使顾客产生何种印象和认识；产品定位是指产品属性而言；竞争性定位则突出在目标市场上。三个术语在实质上，是从不同角度认识同一事物。

目标市场决定了一个企业的顾客和一批竞争对手。市场定位则进一步限定了这个企业的顾客和竞争对手。

2. 市场定位的依据

（1）根据具体的产品特色定位。

（2）根据特定的使用场合及其用途定位。这是为老产品找到新用途，创造新的市场定位的好方法。

（3）根据提供的利益、解决问题的方法和需求定位。例如德国的"大众"享有"货币的价值"之美誉，日本的"丰田"则侧重于"经济可靠"，瑞典的"沃尔沃"讲究耐用。

（4）根据使用者的类型定位。

（5）根据竞争的需要定位。

3. 市场定位的步骤

（1）找出产品与竞争产品之间的差别化优势：产品差别化是一个广义的概

念，它包括产品本身的差别化、服务差别化、人员差别化、对象差别化、地理位置差别化、促销活动差别化等。

（2）选择合适的差别化优势：所谓"合适"是要满足下述条件：

①顾客比较看中这一差别，并能在打动他后购买。

②在众多竞争产品中是与众不同的，真正是独一无二的。

③竞争者不能模仿这一差别。

④消费者能了解并相信这种差别。

⑤企业能从推出这种差别中获利。

（3）向目标消费者传播和送达产品的市场定位：通过广告、宣传、定价、包装、产品制造、商品设计、分销渠道、公关活动等多种途径，向目标消费者准确地传递产品的市场定位。

第四节　产品及其产品定位

决策，对企业营销的成败关系重大。在现代市场经济条件下，企业不仅要提高产品质量，更要利用自己的可控因素组织企业市场营销组合，而产品策略则直接影响和决定着其他市场营销组合因素，适宜的产品策略能够更好地满足消费者的需要。

一、产品整体概念

传统的市场观念认为，产品是指具有特定形态和一定用途的物品。这是狭义的产品概念，即产品只是有形的物品。而现代市场营销学对产品概念的理解是广义的，它是指向市场提供的能满足人们某种需求的任何东西，包括有形物品和无形服务。这个广义的产品概念具有两个方面的特点：首先，并不是具有物质实体的才是产品，而凡是能满足人们某种需要的都是产品。其次，对工业企业来说，其产品不仅是具有一定形状和用途的实体本身，而且也包括随同实物出售时所提供的具有附加价值的服务。其实，消费者的需求具有整体性。因此，我们把广义的产品概念也称为产品的整体概念。产品的整体概念包括三个层次：核心产品、有形产品和附加产品（见图2－5）

1. 核心产品

这是产品最基本的层次，也叫实质产品，是满足顾客需要的核心内容，即顾客所要购买的实质性的东西。例如，食品的核心是满足充饥和营养的需要，化妆品是为了保护皮肤和美容。营销人员的任务就是要发现隐藏在产品背后的真正需要，即消费行为理论中的效用。

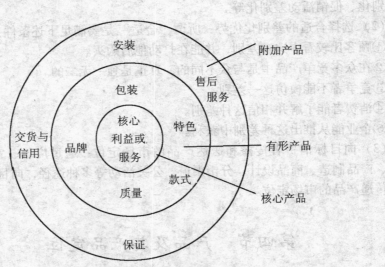

图2-5 产品整体概念的三个层次

在这里，需要提出的是，企业提供给顾客的效用是客观的，但消费者对它的理解是主观的，不同的消费者对同一商品效用的理解是不同的。对于同样一辆自行车，有的消费者购买它是作为交通工具，有的消费者是作为健身器材。因此，企业营销人员要从不同的角度揭示商品的效用，以吸引更多的消费者。

2. 有形产品

上述核心产品只是一个抽象的概念，如何卖给顾客呢？必须通过一定的具体形式。这就是有形产品，又称形式产品。因此，有形产品，是核心产品的载体。形式产品在市场上通常体现为质量、功能、款式、品牌、包装。

3. 附加产品

附加产品是指顾客在购买产品时所得到的附加服务或利益。如送货、安装、保修、售后服务等。现代市场竞争不仅在于销售和生产什么产品，而且在于提供什么样的附加服务和利益。

总之，产品整体概念包括有形的与无形的、物质的与非物质的、核心的与附加的等多方面的内容。它不仅要给顾客以生理上、物质上的满足，而且要给予心理上、精神上的满足。从某种意义上说，只有懂得产品的整体概念，才能真正进入现代市场营销的行列。

二、产品生命周期

产品生命周期是市场营销中的重要概念之一，它提供了了解产品竞争能力的视角。同时，如果这个概念使用不当，也会起误导作用。为了充分理解产品生命周期的概念，我们先通过描述需求和技术生命周期，在此基础上再介绍产品生命周期阶段。

1. 需求和技术生命周期

市场营销的思维不应从产品或产品种类开始，而要从需要开始。产品只是作为满足需要的许多解答之一存在。例如，人类有对"计算能力"的需要。若干世纪以来，这种需要在不断地增长。不断变化的需要水平可用需求生命周期曲线来描述，即图 2－6 中最上面的那条曲线。首先是出现期（E），随后是加速增长期（G1），缓慢增长期（G2），成熟期（M）和衰退期（D）。就计算能力而言仍未进入成熟期和衰退期。

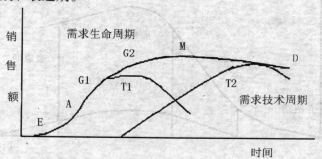

图 2－6　需求—技术生命周期

如今一种需要可被一些技术手段满足。对"计算能力"的需要最初是借助手算而得到满足；然后是算盘；再以后是计算尺、加法机、袖珍计算器和计算机。每一种技术都曾最好地满足了需要。每种新技术都有一个需求—技术生命周期，如图 2－6 的需求曲线中的曲线 T1 和 T2 所示。

在每个需求—技术生命周期中都包括：出现期、加速增长期、缓慢增长期、成熟期和衰退期等阶段。

上述出分的意义在于，如果公司过分专注于自己的品牌生命周期，就会鼠目寸光，无法认识产品生命周期的变化。公司必须决定向哪个需求—技术周期看齐。

2. 产品生命周期阶段

产品生命周期是指产品经过研究开发，从进入市场开始，直到最终退出市场为止所经历的全部时间。

产品生命周期显现了产品销售历史中的不同阶段。与各个阶段相对应的是与营销策略和利润潜量有关的不同的机会和问题。公司可通过确定其产品所处的阶段或将要进入的阶段制定更好的市场营销计划。

我们说产品有生命周期，就是要明确下面四点：

（1）产品的生命有限。

（2）产品销售经过不同的阶段，每一阶段对销售者提出不同的挑战。

（3）在产品生命周期的不同阶段，利润有所升降。

（4）在产品生命周期的不同阶段，产品需要不同的营销、财务、制造、采购和人事策略。

有关产品的生命周期的论述大都认为一般商品的销售历史表现为一条S型曲线（图2-7），典型的这种曲线分为四个阶段，即介绍期、成长期、成熟期和衰退期。

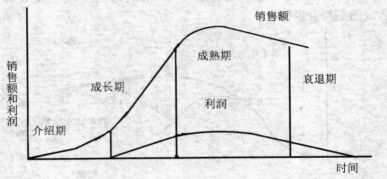

图2-7　产品生命周期

（1）介绍期：介绍期又称引入期，指产品引入市场，销售缓慢成长的时期。在这一阶段，因为产品引入市场所支付的巨额费用，致使利润几乎不存在。

（2）成长期：产品被市场迅速接受和利润大量增加的时期。

（3）成熟期：因为产品已被大多数的潜在购买者所接受而造成的销售成长减慢的时期。为了对抗竞争，维护产品的地位，营销费用日益增加，利润稳定或下降。

（4）衰退期：销售下降的趋势增强和利润不断下降的时期。

在这里，要说明的是，标明每个阶段的起点和终点很不容易。在实际工作中，通常以销售成长率或下降率的显著变化作为出分点。

三、产品组合

消费者的需要是多种多样的，从这个角度讲，企业应生产多种产品以满足需求，但是，企业又受自身能力的限制，并非生产经营的品种越多越好。这就需要确定最佳产品组合。

1. 产品组合的概念

产品组合，是指一个企业生产经营的全部产品结构和经营范围，即全部产品线和产品项目的组合方式。

产品线，也称产品系列或产品大类，是指具有相似的使用功能，但型号规格不同的一组类似产品。

产品项目，是指产品线中各种不同型号、规格、款式、价格的特定产品，是产品等级系列中最小的构成元素，是产品目录中所列出的每一种产品。

产品组合包括三个变化因素，即广度、深度和关联度。所谓广度是指企业拥有的产品线数目；深度是指在各产品线上平均具有的产品项目数；关联度是指各产品线之间最终用途、生产条件、销售渠道等方面的相关程度。

2. 可供选择的产品组合的类型

（1）全线全面型：这种类型的企业向任何顾客提供他所需要的一切产品，采取这种策略的条件就是企业有能力照顾整个市场的需要。整个市场的含义可以是广义的，就是不同行业的产品市场的总体；也可以是狭义的，即某个行业的各个细分市场的总体。广义的全线全面型产品组合策略，是指提供在一个行业内所必需的全部产品，也就是说产品线之间有密切关联性。

（2）市场专业型：即向某个专业市场（某类顾客）提供所需的各种产品。它是以满足同一类用户的需要而联系起来的。

（3）产品线专业型：企业专注于某一类产品的生产，并将其产品推销给各类顾客。例如，某汽车制造厂其产品都是汽车，但根据不同的市场需要，而设立小轿车、大客车和货车等三条产品线以适合家庭用户、团体用户和工业用户的需要。

（4）有限产品线专业型：企业根据自己的特长，集中经营有限的，甚至是唯一的产品线以求在某个特定的细分市场上提高占有率。例如有的汽车制造厂专门生产作为个人交通工具的小汽车，不生产大客车、运货车及其他用途的汽车。

（5）特殊产品专业型：企业根据自己的专长，生产某些具有优越销路的特殊产品项目，如某些具有特效的药品。因为具有特殊性，所以能开拓的市场是有限的，但竞争的威胁也很小。

四、产品定位

1. 产品定位的概念

产品定位是指公司设计出自己的产品和形象，从而在目标市场中确定与众不同的有价值的地位。定位要求公司确定向目标顾客推销的差别数目及具体的差别。产品定位的核心是"差别化"。

任何公司或品牌都可实行差别化，但对于商品来说却并非如此。公司不应将自己的任务视为销售"商品"，而应视为将"无差别的产品"转变为"差异化的产品"。但是，并不是所有的品牌差别都是有价值的，有的差别不能作为细分市场的依据。因为每种差别都有可能增加公司的成本和顾客的利益，所以公司要精心选择每种区分自己和竞争对手的途径。一种产品的差别值得开发的前提条件是满足下列标准：

（1）重要性：该差别能向众多购买者提供具有高度价值的利益。

（2）独特性：其他公司无法提供相似差别，或者说公司提供的差别与众不同。

（3）优越性：要取得同等利益，该差别比其他方法要优越。

（4）沟通性：购买者能了解到、看到这种差别。

（5）先发制人：该差别不会被竞争对手轻易模仿。

（6）可支付性：购买者有能力支付这种差别。

（7）盈利性：公司推出这种差别是有利可图的。

2. 确定产品差别的数量

许多营销人员倡导只向目标市场宣传一种利益。他们认为每种品牌都应突出一种属性，并使自己成为该属性方面的"第一位"。购买者容易记住领先产品的信息。"第一位"的属性有"最好的质量"、"最佳的服务"、"最低的价格"、"最高的价值"和"最先进的技术"等。如果公司能在其中某一属性上击败其他对手，并令人信服地宣传这一优势，公司就会非常出名。

并不是所有的人都认为单一利益总是最佳选择。公司可以尝试双重利益的产品定位策略，尤其是当同一属性上有两家或两家以上的公司宣传自己是"第一位"时。该策略的意图是为了在目标市场上找到补缺市场。

三种利益定位也有成功的案例。有一家牙膏厂的产品就拥有三种益处：防止蛀牙、口味清新、洁白牙齿。显然，许多人都希望同时拥有这三种利益，关键是要让人们相信该品牌具有这三种益处。

3. 确定具体的产品差别

假设公司已找到四种可供选择的定位对象：技术、成本、质量和服务（表2 -1）。该公司有一个竞争优势选择的方法。

表 2－1   竞争优势选择方法

1 竞争优势	2 公司地位	3 竞争对手的地位（1~10）	4 提高市场地位的重要性	5 提供的能力和速度	6 竞争对手提高市场地位的能力	7 建议方案
技术	8	8	低	低	中	维持现状
成本	6	8	高	中	中	观望态度
质量	8	6	低	低	高	观望态度
服务	4	3	高	高	低	加大投资

主要的竞争对手。两家公司得分都为 8（1 为最低分，10 为最高分），可见他们都拥有先进的技术。该公司进一步提高技术的收益不大，尤其是当成本固定时。而竞争对手在成本方面具有优势（得分为 8，而不是 6），这样一旦市场对价格更为敏感时，公司的利益就会受到损害。而公司的质量优于竞争对手。但两家公司的服务水平都很低。

从表面上看，公司这时应该追求成本或服务的差别化，来提高相对于竞争对手的市场吸引力。其实，我们还须考虑其他的因素：

（1）每种属性的提高对目标顾客来说重要程度如何。第四列中的结果说明成本和服务方面的改进对顾客来说十分重要。

（2）公司是否有财力改进产品，需要多少时间。从第五列中看出服务最易提供，且改进的速度最快。

（3）当公司着手改善服务时，竞争对手是否有能力同时提高服务水平。第六列说明竞争对手改善服务的能力较低。第七列说明针对每种属性应采取的正确行动。可见最重要的是公司要提高服务水平，并宣传这种改进是处于第二位的利益。

上述推理能帮助公司选择或者增加真正的优势。

第五节 市场战略与战术

"战略"一词源于军事上"将军指挥军队的艺术"。把它运用到企业经营，其基本含义是有关企业的全局性、未来性、根本性的重大决策。而"战术"是指为达到企业战略目标所采取的具体行动。可以这样简单地理解，战略是回答"该不该做"的问题，而战术则是回答"怎样做"的问题。

所谓战略和战术，是一个相对的概念。例如对销售部门来说，价格确定可能是战略问题，但对整个企业来说，可能只是完成企业目标的一种手段，即战术。

本节介绍几个常用的市场战略与战术的基本分析模型。

一、市场竞争的一般模型

在市场竞争中获得成功的重要保证是企业的竞争优势。企业的优势集中体现在两个方面：其一是成本优势，即在生产同一档次产品的经营活动中能体现成本领先的优势；其二是产品优势，即在不断提高产品档次的经营活动中能体现产品差异的优势。

1. 三种基本竞争战略

波特根据企业的两个基本优势，提出企业可采用三种基本竞争战略，即市场竞争的一般模型。

（1）成本领先战略：企业成本领先战略的核心是在较长时间内保持产品的成本处于同行业中的领先地位，并以此获得比竞争对手更高的市场占有率，同时使企业的赢利率处于同行业的平均水平之上。

实施该战略要求积极地建立起有效的规模生产设施，全力降低生产成本和管理费用，以及最大限度地减少研发、服务、广告等方面的费用。总之，贯穿这个战略的主题是使成本低于竞争对手。

（2）差异化战略：企业产品差异战略的核心内容是在较长时间内，企业提供与众不同的产品和服务，满足顾客的特殊要求。这一竞争战略要求提供特殊的产品特性、技术特长、品牌形象以及服务来强化产品的特点，增加产品的额外价值。

差异化的集中体现是品牌。品牌由产品一系列无形的属性所组成，包括品牌名称、包装、价格、历史、名声以及广告的方式。近年来，社会消费趋向个性化和精神化，对商品的品牌意识要求更加激烈，品牌竞争形成了市场的焦点。

（3）目标集中战略：企业目标集中战略的核心内容是经营的目标集中在一个特定的细分市场上，为特定的购买者提供特定的产品和服务。由于企业的规模较小，资源有限，一旦确定了特定的目标市场后，将通过成本领先战略或差异化战略，形成具有特色的目标集中战略。这一战略的前提是公司能够以更高的效率，更好的效果为某一狭窄的战略对象群服务，从而超过更广阔范围内的竞争对手。

2. 市场竞争一般模型的选择

按照波特的观点，企业要在竞争中取胜，总是要选择一种战略，重点进行突破，并取得竞争优势。企业不采取任何竞争战略或同时采取两种以上的战略，都将处于"夹在中间"的状态，利率低，最终导致企业的竞争失败。

企业进行战略选择的依据有：

（1）企业自身实力：若企业规模较小且生产、营销等方面的能力较弱，则采用目标集中战略。若企业生产能力较强、营销能力较弱，宜采用成本领先战略。反之，宜采用差异化战略。若生产和营销能力都比较强，则可在生产上采用成本领先战略，而在营销上采用差异化战略。

（2）产品的不同时期：若企业产品处于投入期和成长期，则企业宜采用成本领先战略，以刺激市场需求。若企业产品处于成熟期和衰退期，顾客的需求呈现多样化和复杂化，则企业宜采用差异化战略。

（3）产品不同类别：若企业的产品属工业品，在质量条件相等的条件下，市场价格是企业竞争的主要因素，则企业宜采用成本领先战略。若企业的产品属消费品，根据市场顾客消费群的细分，企业宜采用"差异化战略"。对消费品进一步细分，日常消费品用成本领先战略，耐用消费品用差异化战略。

二、产品—市场战略

产品—市场战略是著名管理学者高索夫在《哈佛商业评论》上发表的一篇讨论多角经营战略的论文中提出的概念。高索夫认为：企业经营战略的四项要素（即现有产品、现有市场、未来产品、未来市场）有四种组合，即市场渗透、产品开发、市场开发和多角化经营（见表2-2）。

表2-2 　　　　　　　　产品—市场战略2×2矩阵

	现有产品	新产品
现有市场	市场渗透战略	产品发展战略
新市场	市场发展战略	多角化经营战略

1. 市场渗透战略

市场渗透战略是由企业现有产品和现有市场组合而产生的战略。

市场渗透战略希望通过对现有产品进行小的改进，从现有市场赢得更多的顾客，这种战略风险最小，如果市场处于成长期，在短期内此战略可能会使企业利润有所增长，但是当市场日趋成熟时，企业必然面临激烈的竞争，对使用市场渗透战略的企业最致命的打击是市场衰竭。

2. 市场发展战略

市场发展战略是现有产品和新市场的组合。它是发展现有产品的新顾客群或新的地域市场从而扩大产品的销售量的战略。

实行市场发展战略有三种办法：①市场开发；②要在新市场寻找潜在的用

户；③企业可以考虑增加新的销售渠道。

3. 产品发展战略

产品发展战略是企业原有市场和新产品的组合，即对企业现有市场投放新产品或利用新技术增加产品的种类，以扩大市场占有率和增加销售额的企业发展战略。从某种意义上说，这一战略是企业发展战略的核心，因为对企业来说，市场毕竟是不可控制的因素，而产品开发是企业可以努力做到的可控因素。

采用此战略的前提条件是：企业对原有的顾客有透彻的了解，能够提供满足顾客需要的其他产品。一般来说，顾客对企业比较忠诚和信赖的企业采用这一战略。

4. 多角化经营战略

多角化经营，也称多样化经营或多种经营，它是指企业同时生产和提供两种以上基本经济用途不同的产品或劳务的一种经营战略。目前，多角化经营战略已成为大中型企业适应新形势，开拓新市场的必然选择。很多选用此战略的企业都获得了比较快的发展。当然，任何一种战略都不可能万能，正如特德·勒维特的警告："任何产业都不可能自动增长……那些认为自己正搭乘一架自动上升的电梯的企业，毫无例外地最终都将陷入泥潭"。实施多角化经营失败的事例也不少见，究其原因主要有以下两个方面：①对新进入领域预测有错误；②盲目自信本企业的能力，多角化程度过高。

为了保证多角化战略的有效实施，我们应当注意以下几个问题：

（1）当企业规模较小而产品及市场都在不断增长的情况下，不宜采用多角化经营战略。

（2）企业领导必须深入研究对本企业到底应当采用哪种类型多角化经营战略，应当多角化到什么程度才能最大限度地发挥企业潜力，并使资源达到充分的运用。

（3）要处理好多角化经营与专业化生产的关系。

三、蓝彻斯特战略及其战术的运用

1. 蓝彻斯特战略的由来

蓝彻斯特战略是美国航空工程师 F·W·蓝彻斯特创立的，日本学者田刚信夫将其战略发展成商业行销领域的"蓝彻斯特法则"。

蓝彻斯特发现飞机用于战斗时，必须就相对力的关系作数学分析，于是，从陆海空战斗敌我之间损失量的关系中发现出一个战略，即蓝彻斯特战略。

1952 年，QC 权威戴明博士首次在创造销售业绩的有关书籍中提到蓝彻斯特战略。

1960 年大来佐武郎在当时官僚集团现象的有关著作中提到"蓝彻斯特战略应用于企业竞争"，对蓝彻斯特战略予以介绍。

学者田刚信夫将这一理论发展为销售战略，即"蓝彻斯特法则"。这个销售战略以科学、实战方式应用于商战之中，颇受好评。

2. 市场占有率的目标值

根据蓝彻斯特战略的基本原理，可以导出下列三项目标值。

（1）上限目标值 73.9%：此称为"独占性寡占型"，企业属于绝对的独占状态。

传统的认识认为市场占有率越高越好，但在实际中，过高的市场占有率可能会产生需求面难以活性化，造成与其他业界的竞争，利润的相关关系无法存在等现象。因此，以 73.9% 的市场占有率为上限目标值。

（2）目标值 41.7%：处于竞争状态时欲达到优势，一般以取得 50% 以上的市场占有率为目标，但依照蓝彻斯特原理，以第一位领先为条件，导出值为 41.7%。实际三家以上的公司相互竞争，获得 41.7% 以上的占有率时，不仅成为该业的主流，并且也已领先其他公司。

（3）下限目标值 26.1%：即使已在市场占有率上是第一位的企业，但如果其值低于 26.1%，则地位很不稳定，随时都有可能被打倒。决定地位能否巩固的分界数为 26.1%。

3. 蓝彻斯特战略的三项原则

（1）绝对第一位原则：这里讲的第一位不只是限于首位，而是要取得压倒性的优势，要把第二位抛置于远离射程距离之外，即市场占有率应是第二位的数倍。

（2）弱者、弱点有限攻击的原则：这一原则要求我们将竞争目标与攻击目标分开。竞争目标是指超越同等地位或是上位的对手，而攻击目标则是指夺取下位竞争对手的顾客。

竞争时非胜不可，弱者求胜应避免直接与强者对抗，首先攻击下位公司取得占有率，最后与强者一对一互相竞争，打败对手。

这种优先攻击下位敌人的方法称之为"弱点攻击原则"。除此外，还包括攻击其他公司的弱点、死角的意思。

（3）重点攻击原则：作战原则为集中化，企业竞争时，先决定重点，然后再集中力量攻击，这称为重点攻击原则。特别是弱者较强者缺乏人力、物力、财力，就全体而言，若将力量分散，更无法取胜。因此，必须依地域、商品、顾客层分类，再各个击破。

3. 蓝彻斯特战略在推销中的战术运用

推销员对顾客作战方式属于阵地战，其战斗力可用下式计算：

战斗力＝E×兵力数

其中 E 表示品质，即推销人员的专业知识、人格魅力及推销技巧。而"兵力数"是指推销员一人的行动量（攻击量），即拜访顾客的次数及访问停留的时间。因此，推销员的攻击力＝推销员的品质×攻击量。

攻击力即指推销员的实际业绩，当攻击量增加时，业绩也自然随之增加，之后再扩大攻击范围。

提高推销员的品质是一个较长期的培训过程，然而量的提高则即日可成，纵使品质不高，扩大量的范围，也能达到提高业绩的效果。

推销员的攻击量＝平均访问的停留时间×平均一天拜访客户数。

对顾客的攻击量＝平均访问停留时间×访问次数（累计分）。

可通过下列方法来提高攻击量：①延长工作时间；②彻底做好时间管理。

一般而言，攻击量减少的原因主要在于浪费下列时间：

交通时间：无计划访问，负责区域过大，地区距离太远，无划分区域政策。

公司内部时间：开会过多；每次开会时间过长；公司资料过多；资料无法整理、分类；无工作欲望。

与推销员或顾客相似，对团体和全公司的攻击量则为：平均和一个客户谈生意的时间与平均一天访问客户的总数的乘积。

一般而言，同业中业务员的行动相似，停留时间和访问客户数也无太大差别。

第六节　SWOT 分析法

SWOT 分析法是进行企业外部环境和内部条件分析，从而寻找二者最佳可行战略组合的一种分析工具。"S"代表企业的长处或优势，"W"代表企业的弱点或劣势，"O"代表外部环境中存在的机会，"T"代表外部环境中的威胁因素。

SWOT 分析法用系统的思想将这些似乎独立的因素相互匹配起来进行综合分析，运用这个方法，有利于对组织所处情境进行全面、系统、准确的研究，有助于人们制定发展战略和计划，以及相应的发展计划和对策。

一、外部环境分析

企业是一个开放的经济系统，它的经营管理必然受客观环境的控制和影响，因此要把握住环境的现状及将来的变化趋势，利用有利于企业的发展机会，避开环境威胁的因素，这是企业谋求生存和发展的首要问题。

企业环境是一个多主体的、多层次的、发展变化的多维结构系统，它涉及政治、法律、经济、技术以及社会文化等多个方面的诸多因素。对于某一个特定的企业来说，进行外部环境分析就是要找出给企业带来机会或威胁的关键因素。常用的方法是外部环境分析矩阵。

外部环境分析矩阵是通过对企业的外部环境给企业带来的机会与威胁进行打分的方法来进行的。具体步骤如下：

（1）列出影响企业的外部因素 10～20 个。因素应包括影响企业和所在行业的各种机会与威胁。首先列举机会，然后列举威胁。要尽量具体，可以采用百分比、比率和对比数字。

（2）赋予每个因素以权重，其数值在 0.0（不重要）到 1.0（非常重要）之间。权重标志着该因素对于企业所在行业的影响的相对大小。

权重的确定可以通过成功的竞争者和不成功的竞争者的比较，以及通过集体讨论达成共识。各因素的权重总和必须等于 1。

（3）按照企业现行战略对各因素的有效反应程度对各因素进行评分，范围为 1～4 分，"4"代表反应很好，"3"代表反应超过平均水平，"2"代表反应为平均水平，而"1"代表反应很差。这种评分反应了企业战略的有效性。

（4）将每个因素的权重乘以它的评分，即得到每个因素的加权分数。

（5）将所有因素的加权分数相加，以得到企业的总的加权分数。

通过上述步骤，可以得到一个 1～4 之间的总的加权分数（无论包含多少个因素）。平均分为 2.5，如果总加权分数为 4.0，则反应企业有效利用了外部环境中的机会，并将外部环境威胁的潜在不利影响降到最小。相反，如果总加权分数为 1.0，则说明企业没能利用外部环境资源和回避风险。

这里需要注意的是：透彻理解外部环境分析矩阵中所采用的因素，比实际的权重和评分更加重要。

二、内部条件分析

不断变动着的外部环境给各企业带来了潜在的可利用的机会。但是，只有具备了能够利用这种机会的内部条件的企业，这种机会才是企业现实的机会。因此，系统地分析企业内部条件，才能真正知道自己的优势和劣势所在。

企业内部条件分析的内容主要有：企业素质分析与企业活力、企业经济效益、市场营销能力、资源状况及企业管理水平等。

分析企业内部条件是一件很难的事情，企业内部各个领导成员对于本企业实力估计常会持有不同的看法。因此，我们介绍内部条件分析矩阵，以便达成比较统一的认识。

可以按照以下步骤建立内部条件分析矩阵：

（1）列出影响企业经营效果的内部因素 10~20 个，这些因素应包括优势和劣势两个方面。首先列出优势，然后列出劣势。要尽可能具体，可以采用百分比，比率和比较数字。

（2）给每个因素以权重（0.0~1.1）。权重标志着各因素对于企业在生产经营中成败影响的相对大小。无论优势还是劣势，对企业业绩有较大影响的因素应当得到较大的权重。

这一步要特别注意，权重是以行业为基准，也就是说该因素影响的程度对行业所有企业应该是一样的，（在分析人的过程中）所有权重之和等于1。

（3）对各因素进行评分。这以公司为基准，它反映该因素在本企业与整个行业平均水平（或与竞争对手）的优劣程度。1 分代表主要劣势，2 分代表次要劣势，3 分代表次要优势，4 分代表主要优势。

（4）将权重与评分相乘，得到每个因素的加权分数。

（5）将所有的加权分数相加，得到企业的总加权分数。

无论内部条件矩阵所包含的因素是多少，总加权分数的范围都是从最低 1.0 到最高 4.0，平均分为 2.5，总加权分数大大低于 2.5 的企业，表明内部条件处于劣势，而分数大大高于 2.5 的企业，则内部条件处于优势地位。

三、SWOT 综合分析

外部环境分析矩阵和内部条件分析矩阵给企业一个总体的态势评价。但在战略学理论中，仅有这些分析内容还远远不够，还必须对企业的内外环境条件综合情况作深层次的分析，即从上述分析过程中所列的关键因素中归纳出问题的实质，找到适合特定条件的战略方案，具体地说，就是要使战略方案能充分利用内部优势条件抓住外部环境的机会，克服自身的劣势将威胁程度降到最低。

进行 SWOT 分析的步骤如下：

（1）进行企业外部环境分析，列出对于企业来说外部环境中存在的发展机会（O）和威胁（T）。

（2）进行企业的内部条件分析，列出企业目前所具有的优势（S）和劣势（W）。

（3）把识别出的优势分为两组，一组与行业中的机会有关，另一组与存在威胁有关，同样，将企业的劣势分为两组，分别与机会和威胁相关。

构造一个表格，把公司的优势、劣势与机会威胁配对，它们是 SO、ST、WO、WT，分别放在这个格子里（见表 2-3）。

表 2-3　　　　　　　　　　　　　　　SWOT 分析表

		内部条件	
		S	W
外部因素	O	SO：依靠内部优势 利用外部机会	WO：克服内部劣势 利用外部优势
	T	ST：依靠内部优势 回避外部威胁	WT：克服内部劣势 回避外部威胁

注：在 S、W、O、T 栏注明具体的事项。

　　SO、WO、ST、WT 栏中是具体的方案。

下面对 S、W、O、T 的四种组合作具体的分析：

劣势—威胁组合（WT）

企业应尽量避免这种状态。企业一旦处于这样的位置，在制定战略时就要减低威胁与劣势对企业的影响。事实上，这样的企业为了生存下去必须要奋斗，否则有可能要选择破产。而要生存下去可选择缩减生产规模的战略，以期能克服不足，或威胁随时间的推移而消失。

劣势—机会组合（WO）

企业已经鉴别出外部环境提供的机会，但同时企业本身又存在着限制利用这些机会的组织弱点。在这种情况下，企业应遵循的策略原则是：通过外在的方式来弥补企业的弱点，以最大限度地利用外部环境中的机会。如果不采取任何措施，实际上是将机会让给了竞争对手。

优势—威胁组合（ST）

在这种情况下，企业应巧妙地利用自身的长处，来对付外部环境中的威胁，其目的是发挥优势而减低威胁。但这并非意味着一个强大的企业必须以自身的实力来正面地回击外部环境中的威胁，合适的策略是慎重而有限地利用企业的优势。

优势—机会组合（SO）

这是一种最理想的组合，任何企业都希望凭借企业的优势和资源来最大限度地利用外部环境所提供的机会。

表2－4给出了最大的电影公司——斯尼普科斯·奥紫公司的SWOT分析实例。

表2－4　　　　　　　　　斯尼普科斯·奥紫公司的SWOT分析

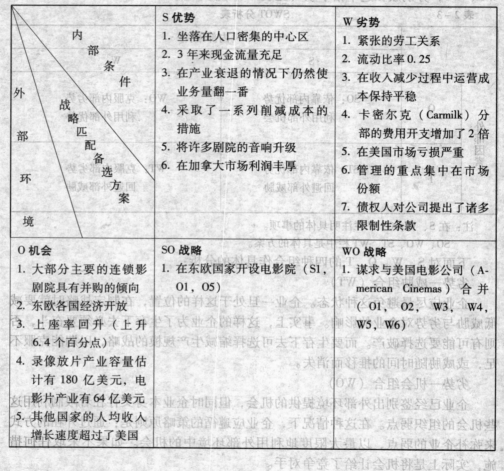

内部条件 外部环境 战略匹配备选方案	S 优势 1. 坐落在人口密集的中心区 2. 3 年来现金流量充足 3. 在产业衰退的情况下仍然使业务量翻一番 4. 采取了一系列削减成本的措施 5. 将许多剧院的音响升级 6. 在加拿大市场利润丰厚	W 劣势 1. 紧张的劳工关系 2. 流动比率 0.25 3. 在收入减少过程中运营成本保持平稳 4. 卡密尔克（Carmilk）分部的费用开支增加了 2 倍 5. 在美国市场亏损严重 6. 管理的重点集中在市场份额 7. 债权人对公司提出了诸多限制性条款
O 机会 1. 大部分主要的连锁影剧院具有并购的倾向 2. 东欧各国经济开放 3. 上座率回升（上升 6.4 个百分点) 4. 录像放片产业容量估计有 180 亿美元，电影片产业有 64 亿美元 5. 其他国家的人均收入增长速度超过了美国	SO 战略 1. 在东欧国家开设电影院（S1，O1，O5）	WO 战略 1. 谋求与美国电影公司（American Cinemas）合并（O1，O2，W3，W4，W5，W6）

（续表）

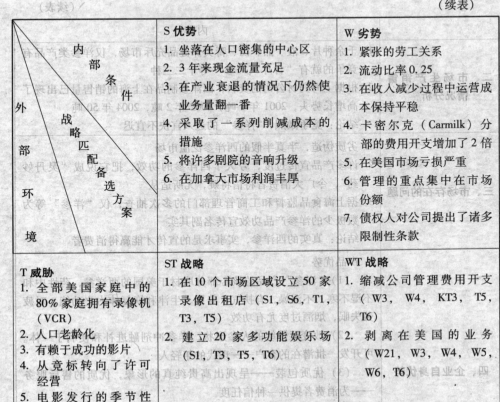

内部条件 战略匹配备选方案 外部环境	S 优势 1. 坐落在人口密集的中心区 2. 3 年来现金流量充足 3. 在产业衰退的情况下仍然使业务量翻一番 4. 采取了一系列削减成本的措施 5. 将许多剧院的音响升级 6. 在加拿大市场利润丰厚	W 劣势 1. 紧张的劳工关系 2. 流动比率 0.25 3. 在收人减少过程中运营成本保持平稳 4. 卡密尔克（Carmilk）分部的费用开支增加了 2 倍 5. 在美国市场亏损严重 6. 管理的重点集中在市场份额 7. 债权人对公司提出了诸多限制性条款
T 威胁 1. 全部美国家庭中的 80% 家庭拥有录像机（VCR） 2. 人口老龄化 3. 有赖于成功的影片 4. 从竞标转向了许可经营 5. 电影发行的季节性萧条 6. 电影展中不断加剧的竞争	ST 战略 1. 在 10 个市场区域设立 50 家录像出租店（S1，S6，T1，T3，T5） 2. 建立 20 家多功能娱乐场（S1，T3，T5，T6）	WT 战略 1. 缩减公司管理费用开支（W3，W4，KT3，T5，T6） 2. 剥离在美国的业务（W21，W3，W4，W5，W6，T6）

表 2-5　　　　　　　　　**洋参有限公司上海市场分析及战略方案选择**

	内容
一、市场需求情况	1. 20 世纪 90 年代的上海已跨入老龄化城市，60 岁以上老年人超过 10%，老年人的增多，使西洋参等保健品需求增多 2. 从古到今，人参一直是人们看好的保健品，随着消费者收入的提高，人参价格的"平民化"，人参已被人们接受 3. 西洋参的保健功效和适中的价格，适合逢年过节，人们拜访亲友，互赠礼品 结论：西洋参产品市场潜在需求极大

（续表）

	内容
二、市场生产销售情况分析	1. 千余种片、液、品、汤、膏类保健品充斥市场，仅洋参类产品有竞争的就有"含片"、"参"等十二三种 2. 根据上海药材公司的资料，西洋参制品在上海的销售量已出现了高增长势头，2001年1吨，2002年2吨，2004年50吨 结论：竞争激烈，"洋参"的进入宜快不宜迟
三、市场存在的问题	1. 劣质伪造，半真半假的西洋参泛滥市场 2. 许多产品宣传过度，夸大了西洋参的功效，把它说成"灵丹妙药"，令广大消费者将信将疑，无所适从 3. 据上海食品监督和工商管理部门的多次抽查，仅"洋参"等为数极少的洋参产品功效宣传名副其实 结论：真实的西洋参，实事求是的宣传才能赢得消费者
四、企业自身优势	1. 产品优势 　　（1）"洋参"产品的核心部分取材于美国的西洋参，药性中和不湿不寒，不温燥，有扶气、养胃、生津和恢复体力之功能，对疲劳失眠，烟酒过度尤有功效 　　（2）改变了传统的人参形状，洋参冲剂融进补和便利于一体。可开发一批潜在的客户——现代的年轻人 　　（3）优质包装——呈现出高贵纯真的形象，优质的售后服务——为消费者提供一种信任度 2. 企业实力优势 　　（1）企业有比较长的深远的生产历史 　　（2）有比较完整的销售网络 　　（3）员工的工作积极性比较强 　　（4）公司的社会公众形象良好
五、企业自身不足	1. 投资规模比较大，融资比较困难 2. 缺乏现代化生产的管理人才和技术人才 3. 员工年龄偏大，45岁以上的占38%

根据表2-4，表2-5提供的信息，请思考下列问题：

1. 该公司将保健品市场细分后，选定了老年人作为目标市场，你是否还能进一步进行市场细分，并选定一个特定的目标市场？

2. 根据整体产品的概念进行产品定位。

3. 请总结出企业所处的情境，并用SWOT分析法，制定多个战略备选方案。

第三章

医药营销人员
的素质

　　医药营销人员是指医药企业中专门从事营销工作的人员，包括：营销决策人员、地区经理、医药代表、药店经理、营业员等。他们是医药企业的重要资源和财富，其素质高低直接关系到企业营销活动的效果。现代医药营销人员的素质一般包括：知识结构、基本能力、心理素质、职业态度等几个方面。

第一节　医药营销人员的知识结构

一、药学专业知识

　　药学专业知识是医药营销人员最基本的知识。

　　药品不同于普通的消费品，它是一种特殊商品，是专门用来治疗、预防、诊断人的疾病，调节人体机能的物质，它关系到消费者的身体健康和生命安危。销售药品，必须准确无误，并正确说明用法、用量和注意事项。所以，医药营销活动，应该是一项非常严格的、规范的专业营销活动。

　　医药营销人员不仅是推销药品，而且要对药品的成分、功效，及副作用担当答疑的任务。因此，必须具备丰富的药学专业知识，并获得相应的药学专业技术职称（药士、药师、主管药师、副主任药师、主任药师），才有可能适应医药营销工作的需要。

　　《中华人民共和国药品管理法》明确规定，开办医药生产企业和医药经营企业必须具备的条件之一，就是"具有依法经过资格认定的药学技术人员"。足以说明，药学专业知识在医药营销活动中的重要所在。我国近些年施行的《执业药师资格制度》在进一步提高医药营销人员的专业素质方面起到了强大的推动作用。

　　与医药营销密切相关的药学专业知识包括：药理学、药剂学、药物化学、中草药学、中草药成分化学、医药商品学等。

作为一名专业的医药营销人员，必须对自己所经营的药品有充分的了解，要了解药品对人体和病原体的作用及作用机理，了解药物在体内的分布、代谢及排泄过程，明确药物的临床用途，适应证及用法、用量，掌握药物的毒副作用和不良反应。这样才能在需要的时候，准确无误的向医生和消费者介绍和推荐药品。

在经营复方制剂的药品时，营销人员除了应了解药品处方中各种成分的药理作用外，还应了解各种药物之间的相互作用，弄清处方组成原理，是利用协同作用而增强药物的疗效，还是利用拮抗作用而减少药物的毒副作用，从而，更加深入了解产品的特点。同时，掌握更多的药物间相互作用，以及配伍禁忌知识，会增强营销人员与临床医生的沟通能力，对临床用药起到一定的指导作用，避免因用药不当而造成药源性疾病，给消费者增加不必要的痛苦和经济损失。

医药营销人员，还应充分了解所经营药品的化学结构及其与药理效力的相互关系，掌握各种剂型及其特点，以及剂型与疗效的相互关系，了解制剂的工艺过程等。这样，就会正确认识、宣传和解释本企业产品的优点和特色，有助于分析竞争对手的相关产品，把握优势，制定适宜的产品定位策略、为本企业产品树立一定的市场形象，提高企业竞争能力。

了解药品的理化性质，如：性状、色泽、臭、味、溶解性、吸潮性、风化性及化学稳定性，便于随时掌握和监督药品质量；熟知日光、空气、温度、湿度、时间及微生物等因素对药品稳定性的影响情况，有利于指导储运部门和客户，根据药品的不同性质，采取相应的科学防范措施，进行贮存、养护和运输，以保证药品质量。对易燃易爆的危险药品，要采取特殊的防护措施，以防止意外事故发生。

营销中药材、中药饮片和中成药，就要了解中草药的相关知识。如：性味、功能、主治、用法、用量、识别要点、有效成分及其理化性质，还要掌握中草药的贮存、养护方法，防止中草药发霉、虫蛀。要懂得常用的中药方剂配伍和配伍禁忌，以避免在调剂处方时出现差错。

雄厚的药学专业知识基础，还能增强医药营销人员对新药的认识和理解，包括新剂型和老药新用，以及近年来逐步推广的民族医药。同时，又能提高医药营销人员对假药和劣药的识别判断能力。

二、医学基础知识

必要的医学基础知识有利于医药营销人员顺利开展营销工作。

医药营销人员在开展处方药推广时，经常采用两种形式：一种是学术推广会，即由医药营销人员组织医院的某些相关科室主任、医生和药师参加的学术会议；另一种是个人拜访，即由医药营销人员单独拜访某位有权威的主任、医生或药师。无论是采用哪种方式都离不开介绍你所要推销的药品及药品知识，而药品知识和医学知识是密切相关的。医生和药师们除了关注药品治什么病以外，还要关心它是通过什么机制来治病的、可能出现什么效果、有哪些副作用等。而解释这些问题，需要了解人的生理机能、发病机理等医学知识。如解释抗贫血药物的作用机理，首先要弄清贫血的概念，弄清红细胞的分裂增殖过程，以及影响红细胞发育而造成贫血的原因，然后才能说清药物是如何起到抗贫血的作用；解释抗生素的作用机理，需要了解细菌的结构、代谢过程，以及药物对细菌代谢的影响等等。

如果医药营销人员对医学知识一无所知或知之甚少，就会在介绍产品过程中出现说不清、说不透的现象，只限于死记硬背产品资料，简单地、呆板地介绍产品用途，而不能自如地、深入地说明该产品的作用机理以及该产品与机体和疾病的内在关系。这样就缺乏足够的说服力和吸引力，尤其是当今医药市场，品种繁多，鱼龙混杂，若不能充分说明自己所推销的产品，具有确实的疗效和与众不同的特点，就不能很快的引起药师和医生们对该产品的注意和兴趣，甚至会使一个非常好的产品，陷入一个不被人认识、无人问津的尴尬境地。

医药营销人员不能满足于只作一个药品讲解员，还应该具有为医生答疑解惑的能力，能够作医生的用药顾问，与医生平等地、互动地、融洽地、自然地并且愉快地进行交流。所以，医药营销人员应该掌握一定的医学基础知识。如：人体解剖生理学、病理生理学、组织细胞学及微生物学、中医学基础等有关学科知识。明确了人体组织机能、疾病的发病机制和发展过程，以及病原微生物的结构和代谢特点等，就会加深对药物作用机理的认识和理解，明确药品在临床应用的理论基础、实际效果及相关的不良反应。完整而准确地向医生们宣传介绍药品知识，并可以从多方面回答和解释医生们提出的疑问，使医生在最短的时间内接受和认同你所要推广的药品。

另外，医药营销人员还应随时掌握药品进入临床应用过程中所出现的具体情况，对一些与药物作用相关的其他反应（包括药物的副作用和不良反应），作出正确解释并提出适宜的解决办法，这样才能使产品销售逐渐扩大，稳步发展。

随着医药知识的普及，以及药店服务的方便快捷和大众自我保健意识的增加，越来越多的消费者采取自我诊断、自我用药的治疗方式，大病上医院，小病上药店，已形成普遍趋势。但大多数消费者医药知识相对少一些，希望在医药营销人员的指导和帮助下选择合适的药品。

OTC药品的营销人员，如，药店营业员、驻店代表等，直接面对的就是求医问药的消费者，如果能够掌握一些常见疾病的发病机理、临床症状，以及药物治疗方法，就可以根据消费者所提供或表现出的情况，正确地介绍和推荐药品，解答消费者提出的疑问，指导消费者合理用药，从而既满足了消费者需求，同时又扩大了药品销售，既有社会效益又有经济效益，对树立企业良好形象起到了积极的作用。

推广中药的营销人员，还应掌握一些常见病的中医药诊治方法，包括疾病的临床表现、辨证施治，以及中药治疗等。

总之，医学基础知识掌握得越多，药学知识学的就越透，运用起来就越灵活，也就越有利于医药市场营销活动。

三、营销专业知识

营销专业知识是医药营销人员的专业课，必修课。

在市场经济条件下，商场如同战场，营销人员就是战士，若要在激烈而残酷的商战中取得胜利，营销专业知识是必备的武器。

第一，要树立明确的现代市场营销观念。

现代市场营销观念，坚持以市场为导向，以消费者需求为中心，兼顾社会的长期利益。也就是说，企业从产品研制、生产、包装、定价、一直到销售及促销等整个营销过程，都要做到既满足消费者的需求，同时又要充分考虑合理利用社会资源，避免资源浪费和环境污染，不破坏生态平衡，符合社会可持续发展的要求；既要重视企业的微观效益，又要兼顾整个社会的宏观效益。在二者发生冲突而不能兼顾的时候，应将社会效益放在首位。而绝不能为了企业的经济效益而不顾甚至损害社会的长期利益。

第二，要有正确的战略思想。

企业战略，是企业营销活动的灵魂。成功的战略计划会树立更好的企业形象，增加盈利，使企业在生存的基础上得到进一步发展。

企业战略的制定与实施是一门艺术，也是一门科学。过去，企业主们可以凭借自己的经验和直觉判断而取得经营上的成功。而现代企业家们面临的是比过去远为复杂多变的内、外部条件。企业要在瞬息万变的市场上鉴别出"机会"和"威胁"，扩大销售和战胜竞争对手，不仅要凭借丰富的经验、科学的运作、判断能力和创新精神，而且要具备相当的科学知识，包括科学调研、科学组织和科学决策。

医药营销决策人员，要具有敏锐的洞察力，高瞻远瞩，把握企业内部与外部环境的动态平衡，预计和评价市场营销环境中即将来临的发展，全面分析企业现有和潜在的资源能力，抓住机会，避开威胁，制定有利于企业生存和发展的，能适应市场环境变化的，科学、严密、可行的战略计划。确定企业营销活动的方向、中心、重点、发展模式以及资源的调配。指引企业员工统一思想、统一步调。提高营销活动的目的性、预见性、整体性、有序性和有效性，增强企业的竞争能力和应变能力。

第三，要熟悉市场行情。

医药营销人员，要具备收集和处理市场信息的能力，以及判断、分析和预测的能力。要掌握科学合理的市场调查与市场预测的程序和方法，能够根据企业在市场营销中的实际需要，设计切实可行的市场调查方案，组织实施，并得出正确的结论。能够系统地分析影响市场的各种因素，掌握医药市场的变化规律，如：药品的需求量、市场占有率、现时价格及其变动趋势等。运用定性分析和定量分析的方法，预测医药市场未来的发展趋势，为企业营销决策提供可靠的依据。

医药市场是医药企业生产经营活动的起点和终点，是企业与外界建立协作关系或竞争关系的传导和媒介，也是企业成功与失败的评判者。医药营销人员，要充分认识医药市场的历史和现状，掌握医药市场的供求规律及未来趋势，了解市场环境，知晓同类产品的销售情况及竞争对手的优势、劣势，以及竞争策略，才能在激烈的市场竞争中立于不败之地。

第四，要了解消费者。

市场营销的核心问题是"如何为消费者提供最需要的产品和最满意的服务"，因此，制定企业营销战略与策略，最重要的前提是研究消费者。要研究消费者的欲望和需求，研究消费者的消费心理和购买行为，研究影响消费者购买行为的诸多因素。没有任何一个可行的营销战略与营销策略是可以不研究消费者的。如：制定竞争策略时，需要弄清消费者对本企业药品的知晓程度、使用评价、对竞争品牌的感受和想法、哪些消费者购买这些品牌、为何购买或在什么情况下购买等等，对消费者了解得越多营销战略的可行性就越大，成功的机会就越多。

值得注意的是，消费者的行为在一定程度上是可以改变的。所以我们除了要满足消费者的现实需求，还要善于挖掘消费者的潜在需求，要通过适当的营销活动，主动的影响和引导消费者，使其潜在的需求转变为现实的需求，使其未来的购买欲望转变为近期的购买行为。

另外，消费者购买后的感受和行为，对企业与产品形象，对产品的销路关系极大，企业必须加以重视。要对消费者的购后感受和行为进行评估，加强与消费者的联系沟通，既要坚定消费者购买与使用本企业产品的信心，又要采取适当措施保证消费者购后使用满意。如：建立信息反馈系统，及时了解消费者的意见，并对不满意的问题迅速采取补救措施；提供咨询服务，指导消费者合理用药；进行质量承诺，不满意可以退货；电话订购以及送药上门等服务方式。总之，要了解消费者，要从消费者的角度考虑问题，给消费者以实际的帮助，才会赢得消费者满意，而消费者满意是企业长期生存和发展的重要基础。

第五，要了解自己的企业。

医药营销人员对自己的企业要有全面地了解，既要了解企业的历史发展过程，如：企业的创建时间、创建地点、创始人、早期发展的规模等。也要了解企业的现状，如：企业的经营管理体制及其机构设置，企业的使命与经营理念，企业的生产能力、研发能力、市场营销能力、财务能力、组织能力，以及企业在本行业中的地位等。不但要正确认识企业现实的优势和劣势，还要善于发现企业潜在的优势和劣势，这样才能准确地分析出外部环境给企业的机会和威胁。还要了解企业的目标和发展规划，了解企业的产品种类、价格策略、交货方式、付款条件、售后服务等。不但营销决策人员要了解企业，普通的营销人员也要了解企业，这样才能在营销活动中正确回答和解释有关企业的问题，才会上下同心，协调一致，加强企业的凝聚力。

第六，要善于运用市场营销组合策略。

市场营销组合是企业市场营销的重要手段，是一个系统化的整体策略。当企业选定一个目标市场之后，就要根据市场分析，针对消费者的需求，制定有关产品、渠道、促销、价格等方面的决策，即所谓"4P"策略。如：调整产品结构和服务；改进工艺或更新包装；制定合理的、吸引顾客的价格政策；选择最佳的销售渠道；以及开展有效的促销活动等。这四项决策对于不同的医药市场会有不同的内容，对于不同的历史时期也会有相应的变化。它们在动态的市场营销环境中互相联系、互相依存，处于同等地位。如何把它们因势而异的配套组合，形成企业独特的战略战术，这是企业能否在激烈的市场竞争中占据主动，能否成功发展的关键环节。

因此，医药营销决策人员，首先应明确研究市场营销组合对企业的重要意义，同时要掌握市场营销组合决策的思想方法与技巧，深入细致的研究每一个营销因素的内在结构，重视各营销因素之间的交互作用和综合效果，灵活使用各种营销因素，从而制定出正确的市场营销组合策略。

四、相关学科知识

医药市场营销工作是一项涉及面广、综合性强的工作。医药营销人员除了需要具备专业学科知识以外，还要具备很多相关学科知识。

公共关系学，这是一门最具应用性的学科，也是与医药营销最密切的学科。在以社会化大生产为特征的现代社会，任何人、任何群体、任何机构都处在一种多维的、双向的、错综复杂的关系网络中。医药企业及其营销人员自然也不例外，他们在市场营销活动中与供应商、经销商、金融机构、行政部门、运输部门、消费者及用户等相关公众存在着必然的并且是密切的联系。企业为了生存和发展，必须竭尽全力的去争取公众的信任、理解与支持，使这些联系保持在一种持续不断的最佳状态。这就需要营销人员树立正确的公共关系观念，运用公共关系原理和方法开展有效的活动，与消费者和相关公众进行双向的信息沟通，宣传企业的产品，形成和谐的、健康的人际关系。树立企业特有的信誉和形象，提高企业的知名度和美誉度，以达到企业与公众利益均衡、协调、共同发展的目的。医药营销中的公关活动有多种形式，如：药品推广会、学术交流活动、参观企业、赞助活动、药学知识竞赛、业务咨询、各种庆典活动，以及危机处理等等。

在医药市场营销活动中，还涉及许多其他学科，如：在进行市场调查与预测时，涉及数学、统计学；在进行战略策划时，涉及经济学、管理学、社会学；在与客户沟通时，涉及心理学、传播学、行为学等等。

文学和计算机知识，是当今社会任何行业都不能缺少的工具学科，也是医药营销工作必须掌握的学科。在营销管理的各个环节都会用到。

另外，政策与法律知识是医药营销工作不能忽视的。在激烈的市场竞争中，有些企业和个人为了谋取利益，采取不正当的竞争手段，如：假冒他人注册商标或擅自使用与知名商标近似的名称、包装，以达到混淆视听的目的；制造和销售假劣药品；做虚假广告或夸大药品作用；给购买者以高额回扣；偷税漏税等等。严重干扰了党和政府方针政策的贯彻执行，扰乱了社会秩序，损害了广大消费者的权益，败坏了党风及社会风气，严重危害了国家经济建设。我国公安、司法、纪检、监察、工商、税务及药品监督管理等部门，依据《中华人民共和国药品管理法》、《中华人民共和国反不正当竞争法》及有关惩治贪污贿赂的规定，对这些腐败和违法行为进行了严厉的打击和惩治。医药市场秩序有了明显的好转。随着我国社会主义市场经济体制的逐步健全，各种法律、法规的进一步完善，无论什么形式的不法行为，都必然受到严厉的打击。任何企业必须遵纪守法，否则就难以生存和发展。作为一个医药营销人员必须知法、懂法、明确自己的所作所为可能产生的法律责任，自觉地遵纪守法，依法经营。

总之，一个成功的医药营销人员，要具有广博而扎实的理论知识、实务知识和政策法律知识。知识面越宽越容易触类旁通，适应性就越强；而知识扎实才能在实践中经得起考验，高质量地完成营销任务。

第二节　医药营销人员应具备的素质

医药营销人员肩负着企业兴衰的重任，如何能够面对千变万化、错综复杂、竞争异常激烈的医药市场而操作自如、游刃有余，除了需要具有一定的知识和能力以外，还需要具有全面健康的以及一些特定的心理素质。

一、性格优良，易与人相处

性格是人们对待他人和外界事物的态度和行为方式上所表现出来的特点。是一个人个性的核心部分。在与人相处中，性格好的人会很容易被别人接受，被别人爱戴，成为互相帮助、共同协作的好朋友；性格不好的人，往往会被别人嫌恶，讨厌，避之唯恐不及，而成为孤家寡人。

医药营销人员是在与人打交道，是否具备一个良好的性格，决定你能否拥有一个良好的人际关系网络，而人际关系网络是实现顺利开展医药营销工作的关键所在。没有了人际关系就等于没有了市场。因此，医药营销人员必须具备良好的性格特征，必须学会与人相处。要学会同各种人交往，建立联系，最终完成医药营销目的。那么，怎样才是好的性格呢？

第一，活泼、开朗、真诚、善良。

医药营销人员要热情、活泼、开朗，待人诚恳、讲究礼貌、善于交际，耐心细致、和蔼可亲，又要善解人意。要带着一份爱心去对待每一位用户，全面细致地了解他们，了解他们的家庭、工作、经济状况、健康状况；了解他们的喜、怒、哀、乐。真心实意地关心他们，主动为他们分忧解难。在他们有了喜庆事的时候，要送上一份热烈的祝贺，与他们共同分享快乐；在他们心情不好的时候，要作为知音倾听他们诉说，还要送上一丝诚挚的理解、同情和安慰；在他们遇到困难的时候，要伸出慷慨无私的援助之手，以解危难之急。在与别人相处的过程中，要永远把尊重放在第一位。要时时处处考虑别人的感受。要以你的乐观、开朗、热情、善良给别人带来快乐和美好的感觉。这样，他们就会喜欢你，视你为知心朋友，愿意与你长期交往。自然，也会愿意帮助你完成你所担负的任务。

第二，客观地对待他人。

与人相处是最复杂的事情，特别是在竞争中与人相处，就更多了一层复杂。人的思维有时会叫人捉摸不透。医药营销人员在工作中，有时尽管花费了很多心血，付出了很大努力，可还是会碰到别人的不理解和不合作的现象。这时候应该怎么办？怨天尤人、灰心丧气吗？显然不能，这种做法只能使你彻底败下阵来。

正确的做法应该是不急不躁，表现出足够的耐心。要具有包容一切的胸怀，要学会换位思考，客观地看待别人、理解别人。在市场竞争如此激烈的今天，不可能设想用户只和我们一家来往，要给别人选择的自由，不能单凭自己的主观想象，胡乱猜疑；更不能设想用诋毁竞争对手的办法来抬高自己。那样，非但不能争取到用户，反而降低自己的威信，引起用户的反感。要多从自己身上找问题，要善于发现自己与竞争对手之间的差距，要承认人家的长处，并学会取人家的长处，补自己的短处，增强自己的竞争力，以真诚和实力赢得用户的理解、信赖和支持。

第三，现实的对待自己。

医药营销人员要能够认识到自己的能力是有限的，不可能每事必成，工作中遇到些失败和挫折是很正常的，不必大惊小怪。有了这样的心理准备，才能具备足够的承受能力，才能在工作不顺利或别人不理解时，保持冷静的心态，而不至于过分激动，不能自控，把自己和别人陷于尴尬境地。另一方面，又要对自己的能力充满信心，相信只要勤奋学习，刻苦钻研就能胜任工作，只要去努力拼搏就会取得成果。

要正确评价自己，认清自己的长处和短处，要实事求是。自己不懂就虚心向别人请教，不要自以为是、不懂装懂，要有"世人皆吾师"的态度；自己懂而别人不懂的，要耐心交流，不要骄傲自大。如果只看到自己的长处而看不到自己的短处，就会狂妄自大、盛气凌人，这样的人只会被别人抛弃；相反，如果只看到自己的短处而看不到自己的长处，就会悲观失望、自卑、自弃，对工作没有信心，与人相处也没有热情。因此，这两种态度都不可取。医药营销人员只有现实的对待自己，恰如其分的评价自己，才能得到别人的认同。

第四，正确对待批评与表扬。

在实际工作中，医药营销人员经常会遇到来自各方面的批评和表扬，对此，应该有一个正确的态度。要时刻保持清醒的头脑及平和的心态。

在表扬面前，应该谦虚谨慎、戒骄戒躁。要看到自己虽然取得了一些成绩，但仍然存在很多不足，还有许多事情需要自己去做，许多方面还应做得更好。不能听到表扬就沾沾自喜，就飘飘然，有了一点成绩就自满自足而放慢了前进的脚步。要把表扬当作自己前进的动力和鞭策，把成绩当作迈向新里程的起点。要不断树立更高的目标，不懈努力、永远进取。这样，才能创造更大的成绩。

在批评面前，应该沉着冷静，虚心听取别人的意见。对待正确的批评意见，要心悦诚服地接受，并以最快的速度、在最短的时间内，落实于改正的行动上。要注重批评的内容，而不要计较批评的时机和方式，更不要老虎屁股摸不得。要把批评看成是对自己的爱护，是呵护自己健康成长的良药，是使自己沿着正确轨道前进的保障。没有了批评，人就会在不知不觉中偏离轨道，甚至会沿着危险的方向越走越远，最终造成无法挽回的损失。所以，批评对于一个成功人士来说，无疑是一件无比珍贵的法宝。

当然，在工作中，我们还经常会遇到一些不正确的批评意见，这时，就更应该保持理智的态度，要认真加以分析，有则改之，无则加勉。还要根据批评的性质加以区别对待。属于工作上的意见分歧，要尊重别人的发言权，允许别人讲话，要求大同，存小异，在大方向一致的前提下，耐心沟通，摆事实，讲道理，以理服人，求得共识。对于一些不负责任的品头论足，要听而不闻，我行我素，不必为此浪费过多的精力。对于恶意攻击，要表现出大将风度，要临危不乱，处变不惊。切忌不要暴跳如雷、以牙还牙，也不要垂头丧气、被流言蜚语击垮。要把"攻击"看成是对自己意志的小小磨炼和考验，并非天塌地陷之事。要从容不迫，镇定自若。要理智行事，用事实来证明自己。还要抬高姿态，不计前嫌，以德报怨，最终变敌为友，化干戈为玉帛。

以正确的态度对待正确的批评，相对比较容易。而要以正确的态度对待不正确的批评，确实有一定的难度。但是此类问题，在与人相处过程中不可避免，处理不好会直接影响人际关系，因此，医药营销人员必须特别注意。

第五，发扬团队精神。

在现实生活中，很多事情单凭个人力量，是不可能做成的。即使你本事再大、表现得再完美，也不会事事成功。尤其是面对当今复杂多变、竞争异常激烈的医药市场，更需要弘扬团队精神，这对于提高医药企业的竞争力，具有极其重要的意义。古人云："人心齐，泰山移。"团结才有力量。优秀的团队精神是企业真正的核心竞争力，它能够产生整体大于部分之和的协作效应。没有团队精神的企业，就像一盘散沙，很容易被经济浪潮冲垮。因此，医药营销人员必须发扬团队精神，要心胸坦荡、豁达、善于团结同事，要乐于助人，友好协作，互相激励，增强团队的凝聚力。不要矫揉造作、互相猜疑、更不可嫉贤妒能。

一个人的性格不是天生的，它是后天形成的。它是人在活动中与社会环境相互作用的产物。性格具有很大的可塑性，社会环境的不同、受教育程度的不同，都会使人的性格发生不同的改变。所以，医药营销人员应该在社会实践中，努力提高自己的文化修养和道德修养，自觉培养自己优良的性格特征，改变不良的性格特征，以适应医药营销工作的需要。

二、乐观向上，勇于克服困难

乐观开朗的性格和积极向上的精神，是决定事业成功的重要因素。医药营销人员在实际工作中，经常会遇到许多不如意的事情。如：一个新品种上市的时候，前期投入了很多资金，但后期销售却不见大的起色；在建立客户关系时，多方面做了大量工作，效果却很不理想；在回收货款时，一而再，再而三的遭到拖延；以及因此而受到批评、扣发工资、奖金等等。

应该以什么样的心态来面对这些问题呢？这是衡量一个营销人员是否具备能够适应工作的心理素质。

悲观的人害怕困难，不敢面对。他把失败和挫折看成是普遍的、永久的，把眼前看成一片灰暗，无精打采，垂头丧气。怨天尤人，牢骚满腹。对自己丧失信心，手足无措。对工作消极怠工，回避退缩。其结果是一蹶不振，一败到底。

乐观的人则不是这样，他会勇敢地面对困难，正确对待挫折和失败，他认为挫折和失败是暂时的，是可以逆转的。他会认真分析研究失败的原因，总结经验，吸取教训，把失败作为成功的踏脚石。他会用积极的心态去指挥自己的思想，控制自己的情绪，掌握自己的命运，激励自己从逆境中求得最大的发展。他对生活充满希望，对工作充满信心，努力学习，勤于思考，积极上进，具有无限的活力和创造力。最终，他一定会成功。

医药营销人员就是要具备这种乐观、开朗、积极向上的心态。面对困难和挫折，不但要有较强的承受能力，而且要有坚韧不拔的毅力，要吃苦耐劳，敢于克服困难，要有很强的自信心，要看到事情好的一面，积极寻找和创造可能改善现状的希望点，从而发掘争取成功的路径。要勇于接受挑战，并以不断排除障碍而最终获得成功为乐趣。要保持锲而不舍的精神，保持永不服输、永远进取的精神，屡败屡战，愈战愈勇。

除了工作上会遇到许多困难以外，医药营销人员还会遇到很多生活上的困难。比如，长年远离家乡、只身在外，有时难免会因为怀念家乡、思念亲人而感到有些寂寞；正所谓：人非草木，孰能无情？又比如，单枪匹马，吃、住、行方面的许多不便；还有，频频往返于公司与工作地点之间的旅途奔波劳顿等等。这些困难都需要我们正确面对，不但要有充分的思想准备和足够的勇气，还要有很强的适应能力。要不怕寂寞，以苦为乐。要树立起明确的奋斗目标，并甘愿为实现这一目标而付出最大的努力，要妥善安排自己的工作、学习和生活，把绝大部分精力投放在工作和学习上，使自己的生活过得更充实。总之，医药营销工作是一项很辛苦的工作，没有乐观向上勇于克服困难的精神、没有执著的拼搏与奉献精神是不能胜任工作的。

三、诚实守信，具有良好的职业道德

诚信是我国源远流长的历史传统，自古以来，国人做生意最讲究"以诚信为本"，"一诺千金"的佳话传颂了几千年。

诚信是社会要求人们遵守的一种行为规范，也是当今社会主义市场经济的要求和原则，是一个企业赖以生存和发展的必要条件。诚信是人的一种优良品质，其基本内容是：诚实，公正，遵守诺言。与其背道而驰的是虚、假、谎、骗等不良行为。

随着市场经济的发展，经济成分和经济利益的多样化、社会生活方式的多样化、社会组织形式的多样化，导致了人们的思想观念、思维方式、价值取向也呈现出多样化的特点。社会上一些人不再讲究诚信，言行不一，表里不一，甚至把欺骗行为作为一种谋生的手段和获取利益回报的捷径。生意场上，尔虞我诈，投机钻营，严重危害了人民群众的利益，干扰了市场经济的正常发展。医药营销过程中，此类现象也时有发生，如：为了实现销售，招摇撞骗，向用户或消费者作假承诺；做虚假广告，故意夸大药品疗效，误导消费；甚至为了牟取暴利销售假、劣药品等。对此，大家深恶痛绝。

诚信是做人的基本原则，无论什么人，违背了这一基本原则，不仅要受到谴责，而且要受到惩罚。这一点，在利益关系中体现得更为明显。医药营销人员一定要发扬古人的优良传统，严格遵循诚信的原则，坚持"言必信，行必果"的立身处世之道，从小事做起，从身边做起。只要与人相约，就一定准时到场，不能迟到，更不能失约。凡是给人承诺，就一定要兑现，决不能反悔，也不能打折扣。推销产品要货真价实，不能以假充真、以次充好。宣传药品要实事求是，不能夸大，更不能搞欺骗宣传。医药营销不能靠炒作，靠的是药品的真实疗效和营销人员的至诚服务。任何不实的行为都是不可取的，它只会让我们失去信誉，失去民心，失去市场。

职业道德是从事一定职业的人，在特定的工作和劳动中所应遵循的特定的行为规范。是人在工作岗位上同社会中其他成员发生联系的过程中逐渐形成的和发展的。恩格斯指出："每一个阶级，甚至每一个行为，都各有各的道德。"职业道德是一般社会道德在职业生活中的具体表现，它反映了一定社会、一定阶级的道德要求和道德面貌。我们提倡的是以社会主义道德为指导的新型职业道德，它包含着对整个人类都有利的一些起码的公共生活准则。

医药行业是一个特殊行业，它肩负着保障人民身体健康的特殊使命。目前，我国已经在医药领域内把"法制建设"和"德治建设"结合起来，形成了医药职业道德体系。从道德和法律两个方面引导、规范和约束人们的行为，扬善抑恶。从事医药行业的人员都必须具备高尚的医药职业道德，自觉用新型的职业道德标准严格要求自己，树立通过本职工作服务于人民、奉献于社会的思想。

"为人民服务"是医药职业道德的核心，"保证药品安全有效、救死扶伤实行人道主义"是医药职业道德的明显标志。医药营销工作看似简单，但却是关系到人民生命安全的大事。作为一名医药营销人员，应该一切以人民利益为重，以"为人民服务"作为自己工作的座右铭，树立正确的人生观和价值观。医药营销人员的价值在于："努力为人民解除疾病痛苦而及时提供质量优良、疗效确切、价格合理的药品，为维护人民身体健康和民族的繁衍振兴努力工作而感到欣慰。"

医药行业中，违背职业道德的行为比比皆是：有的企业在生产过程中，为降低成本，以次充好、偷工减料，使生产出来的药品达不到应有的疗效，侵害消费者的利益；有的企业为了转移风险，低价倾销过期或将要过期的药品，扰乱企业的产品价格体系；有的企业为了牟取暴利，置人民生命安危于不顾，制、售假劣药品；有的企业为了促进销售，实施个人回扣等非法经营手段等等。国家对一些不法行为已进行了严厉的打击。

医药营销人员要提高法律意识和职业道德意识，树立正确的推销思想，坚持药品是用于预防、治疗、诊断人的疾病，为维护人类健康和生命安全服务。想想患者之所想，急患者之所急，不因利重而忽视产品质量，也不因利微而忘记救死扶伤。作风正派，文明经商。坚决反对一切以"药物"谋财、赚取不义之财的违背职业道德的行径，反对唯利是图、损人利己的行为，提高医药营销人员的自觉性和纯洁性，以制假、售假行为为卑鄙、可耻，以生产、出售的药品在使用中安全有效、救死扶伤为快慰。抵制医药行业的各种不正之风。

良好的职业道德有利于人们养成良好的道德习惯，有利于促进社会生活的稳定发展，在社会主义条件下，有利于两个文明的建设。良好的职业道德是保证市场有序运行、经济健康发展的重要条件。

四、开拓创新，富于挑战精神

"开拓"意为"开辟"。是指"从无到有的开发"。开拓创新是一个民族的灵魂，是一个国家兴旺发达的不竭动力，也是一个企业永葆生机的源泉。

随着医药科学技术的飞速发展，医药产品日新月异。又由于人类病种的变化、生态环境的变化，以及医药市场的作用力，使得新药的生命周期越来越短，更新换代的频率越来越快，医药市场竞争也必然越来越激烈。在这种逼人的形势下，企业要生存和发展下去，就必须不断给自己注入新的活力，这就是：开发新产品，开拓新市场。只有不断发现并抓住企业的市场机会，不断拓宽企业的生存空间，才能使企业永远立于不败之地。

医药营销人员要解放思想，大胆探索，勇于实践，敢于创新。要有开拓者和挑战者的精神，无所畏惧，勇往直前，不断进取。要更新经营观念，转换经营思想，不能循规蹈矩、故步自封。要勤奋学习，拓宽思路，研究市场，细分市场，要研究顾客的欲望和需求，关注竞争对手的行为动向，要保持对国家政策、法律、科学技术发展和经济、社会、文化环境的高度敏感。不仅要适应市场需求，而且要积极主动地创造需求，引导消费，不断满足人们日益增长的物质和文化生活的需要，从而达到企业的经营目标，提高企业的经济效益。不但产品要创新，经营方式要创新，服务也要创新；不但形式要创新，内容也要创新。要全方位的研究、探索、改进、提高，才能适应市场变化的需要，才能驾驭市场。

第三节　医药营销人员应具备的能力

医药市场营销工作实践性极强，医药营销人员除了应具备合理的知识结构、娴熟的基础理论以外，还应具备很强的社会实践能力，包括：市场调研能力、判断与决策能力、沟通能力、社交能力、应变能力和独立解决问题的能力。

一、市场调研能力

调查研究是一切社会活动的基础，也是现代企业获取市场信息和竞争对手信息的重要手段。

医药市场调研是医药企业市场营销活动的第一步，其调研的质量直接影响到营销决策的正确与否。因此，医药营销人员应该具备较强的市场调研能力。应该能够根据企业的实际需要，有针对性地组织策划各种题目的市场调研活动。诸如，调研市场环境、市场供求状况、产品的市场占有率、企业知名度、美誉度、顾客满意度，以及竞争对手的情报等。

市场调研能力包括：准确选定调查课题的能力、正确设计调查方案的能力、成功组织调查实施的能力、收集信息的能力、加工处理信息的能力、分析总结调查结果的能力、撰写调查报告的能力等。

在收集和处理市场信息的过程中，市场调查人员不但要投入大量的手工劳动，还要使用各种计算机软件，采用科学的方法、程序和技术，对各种原始的、无序的资料，进行一系列的处理和分析。因此，医药营销人员需要有一定的计算机应用能力。

在撰写调查报告的时候，要求通过准确的文字表达，正确的文法修辞，规范的书写格式，以及恰当的表格设计及图形表现等写作技巧，来集中体现调查过程和调查结果，使其简明、扼要、便于阅读和理解，起到透过现象看本质的作用，为企业经营决策提供参考和指南，为企业管理提供服务。要做到这些，需要医药营销人员具有很强的文学水平和综合写作能力。

　　医药市场调研是一项非常复杂、非常艰苦、非常细致的工作，每一次活动都要进行周密的计划、认真地组织，对一些细小的地方要考虑周到，安排妥当，以防止出现纰漏而影响调查结果的真实性和准确性。因此，医药营销人员要具有很强的组织能力。

二、判断与决策能力

　　随着市场经济的发展，医药企业面临着日趋激烈的市场竞争，企业与对手之间的较量，除了靠企业现有的实力，更重要的是靠经营企业的人的智慧和才能。如何在复杂多变的市场环境中，抓住转瞬即逝的机会，出奇制胜，使企业获得成功，这需要企业的营销决策人员具有很强的判断能力和决策能力。也就是能够对市场需求、市场状况、价格走向，以及竞争者的对策变化等进行准确的估计、判断，从而选择合适的目标市场，提供适销对路的产品，作出正确的营销决策。

　　实质上，判断能力和决策能力是建立在调研能力的基础上，没有调研就没有依据，陷于盲目状态的判断和决策也就无法谈到"准确"与"正确"。但另一方面，也确实需要营销决策人员具有足够的谋略和魄力，也就是人们通常所说的："有胆有识"。因为任何一项决策都会有一定的风险性，盲目蛮干，会使企业陷于被动局面，给企业造成损失；而保守畏缩，会使企业坐失良机，也同样会给企业造成损失。所以，现代企业家不仅要有丰富的知识，还要有创新精神和开拓能力，以及勇于实践的胆略。这样，才能表现出准确地判断能力和高超的决策能力。

三、沟通与传播能力

　　医药营销人员面对来自各方面、各层次的用户、消费者或其他相关公众，需要经常与他们沟通感情、交流信息，以达到传播企业形象、推销产品、扩大销售、促进汇款等目的。因此，需要具有很强的沟通能力和传播能力。要能够把企业的产品信息、政策精神等准确无误的传播给用户，又能够把用户的反应及时地反馈给企业，在双向沟通中完成自己的任务。

　　良好的沟通与传播能力主要有以下表现。

（一）要有较强的口头语言表达能力

　　要思维敏捷，语言清晰、流畅，简明扼要，表达意思要准确。切忌废话连篇，说不到点子上，使别人听起来很费力，或东拉西扯，浪费别人的时间，这样都容易产生负面效果。

（二）要掌握沟通技巧

在沟通中，不但词语表达要准确，要富有说服力和感染力，还要充分运用语气、语调、音量、语速、甚至身姿、手势、表情等形体语言，来作为辅助表达情感的手段。声音要温柔，语速要适中，要多停顿一些，以便让别人有思考的机会。尖锐的声音会使人感到刺耳，过快的语速会使人感到忙乱，夸张的表情和手势会使人生厌。相反，和蔼可亲的语调、悦耳的声音、生动感人的表情，以及恰如其分的手势等，都能获得共鸣，使沟通收到良好的效果。

（三）要了解用户

要能够准确抓住用户的心理反应，并根据用户的心理变化不断调整语言，在各种场合都要创造有利的气氛，以进行启发和说服活动。要关心用户，了解用户的需要，从用户的角度来考虑问题，使用户真正感觉到你完全是为他的利益着想，从而赢得用户的信赖。要充分利用各种有利条件，有针对性地引导用户，激励用户，以达到自己的沟通目的。

沟通是合作的开始，一个口头语言表达能力很强，又全面掌握了沟通技巧的人，再加上他对用户的关心、了解和热情帮助，就会比别人更容易产生吸引用户、打动用户、说服用户、赢得用户理解和支持的神奇效果。相反，一个不具备这些能力，不善辞令，不懂得用户心理的人，是很难与人沟通的，自然他也就很难完成自己的工作。

四、社会交往能力

医药企业经常组织各种对内、对外的交际活动。如：宴请、业务洽谈、庆典活动等。目的在于广交社会各界人士，扩大企业影响，拓展营销业务。因此，需要医药营销人员具有较强的社会交往能力。

社会交往能力也叫社会交际能力，实质上就是与人打交道的能力。它是一个人的各种素质在社会交往活动中的综合表现。社会交往能力在一定程度上，也反映一个人的文化修养、道德水准和精神面貌。

医药营销人员的社会交往能力主要表现在以下几个方面。

（一）具有吸引别人的个性

吸引别人的个性包括：热情、礼貌、聪明、机智、幽默、忠厚、男人的大度、女人的温柔等。这些个性中，有些是与生俱来的，如：聪明、忠厚。但更多的还是靠后天学习和培养。

热情和礼貌，表达了对别人的欢迎和尊重，这是吸引别人的最基本因素。没有人会愿意与既不热情又不懂礼貌的人打交道。机智和幽默，往往会营造一种和谐、轻松、愉快的气氛，有时还会扭转拘谨和尴尬的局面，是一种叫人喜欢的个性。诚实、忠厚、大度会给人以可信赖，愿意交往的感觉。医药营销人员应该努力学习社交知识，提高文化修养，有意识的培养自己优良的个性。

（二）表现良好的交往行为

良好的交往行为表现在：仪表端庄、举止大方、言谈得体、神态自然、表情适当等。

医药营销人员，端庄的仪表，整齐的服饰，大方的举止，容光焕发和彬彬有礼的形象，会给别人一个美好的第一印象，这是成功交往的重要基础。同时，它也是塑造企业良好形象的组成部分。他会让人感受到你所代表的企业的文化氛围和层次，感受到企业强有力的进取精神，感受到企业高超的管理水平和雄厚的实力，从而，对企业产生信任和好感。再加上营销人员自然、诚恳、得体的言谈，将会使交往更加深入，这种效果最终会对企业的营销产生至关重要的影响。所以它是企业极力追求的东西。

（三）懂得社交礼节

医药营销人员要表现出良好的交往行为，必须懂得社交礼节。礼节是礼貌的具体表现形式。它体现了一个人的文明程度、社会地位和价值观念。礼节的实质就是，教人以尊重他人为前提，节制和规范自己的言行举止，使其恰如其分，合乎情理。

礼节涉及面很广，而且非常细微。因此，医药营销人员要细心学习，全面掌握和运用。

在日常交往中，要尊重他人的风俗习惯，特别是和少数民族交往更要注意，请回民客户吃饭，要到回民饭店；参加社交活动时，要遵守时间，不要失约。服饰要整齐，干净得体，朴素端庄。言谈要稳重，和蔼可亲，不卑不亢。举止要符合当时情境，文雅，落落大方。要保持环境卫生，不随地吐痰或丢弃垃圾。

一个医药营销人员，如果不懂得社交礼节，不重视自身修养，衣着不整，不伦不类，不拘小节，言谈粗俗，行为莽撞，就会给人一种嫌恶的印象，就会使人避之唯恐不及。那么，再好的产品也会因此而达不到应有的销量。

（四）多才多艺

医药营销人员要与各种各样的人打交道，他们有着不同的文化层次和特长，不同的兴趣和爱好，要使交往活动和谐愉快，富有吸引力，就要使内容丰富多彩。因此，需要医药营销人员具有多方面的才华和技艺，要有广泛的兴趣和爱好，如：琴、棋、书、画、歌、舞、垂钓等。这样，在与客户交往的时候，才能投其所好，选择客户喜欢的话题或活动内容，引起客户浓厚的兴趣和深刻的印象。使客户把你当作知音，愿意与你长期保持最佳的联系状态。

如果营销人员什么才艺都没有，对什么都不感兴趣，则很难和用户打成一片，特别是和一些层次较高的人交流时就更加困难。没有交流，就没有默契，更谈不上理解和支持。

总之，医药营销人员的社交能力越强，越能够广交朋友，也就越有利于传播医药企业形象，稳定和扩大医药营销网络，增加销售，为企业创造更大的经济效益。

五、应变能力

世上万物都是在不断的变化之中，复杂的医药市场更是如此。医药营销工作中，出现一些突发事件和事先未预料到的问题，是屡见不鲜的。

比如，在药品销售过程中，购买方由于决策人的突然变动，而中止了与企业的业务关系，使原本正常的销售处于停滞状态。这好比走到了三岔路口，一条路通往成功，另一条路通往死亡。医药营销人员应如何抉择呢？正确的做法是，马上进行调查了解，弄清此次人事变动的原因、原决策人的去向、新任决策人是谁、背景、现状、性格、爱好，以及对本企业本产品的印象、对销售政策的看法，等等。然后，有针对性地开展公关活动。如，以《祝贺新领导上任》为主题搞一次宴请。要有企业相应级别的领导参加，以表示对对方的重视和愿意与对方友好交往的诚意。同时，要把本企业和产品向新任决策人作重新介绍，并对过去一段时间，对方给予本企业的支持与合作表示感谢，诚恳地希望双方继续友好相处，密切合作，实现双赢。对新任决策人提出的合理要求，要给予满足。暂时不能满足的要作出合乎情理的解释和承诺。这样，就会取得新任决策人的理解和支持，就会恢复往来关系，重新启动销售。

如果营销人员对此情况无动于衷，不做任何举措，就可能会使新任决策人误认为你忽略了他的存在，从而影响双方关系，使营销业务受到影响，甚至遭到彻底毁灭。

再比如，药品销售过程中，发生了顾客投诉事件。这种事情也叫做危机事件。它可能由于企业的失误造成，如产品质量、服务质量等；也可能由于顾客误解，或竞争者采取不正当竞争手段，搞反宣传而造成。无论是哪一种原因造成的，都会给企业带来很大的麻烦。如果处理不好，将会使企业和产品的声誉受到严重损害。因此应给予高度重视。

一旦发生了此类事情，医药营销人员首先应该做的是：控制局面，安抚顾客。以积极的、真诚的态度面对顾客，以求得顾客的理解和信赖，防止敌意的产生以及各种流言蜚语的蔓延。然后，迅速开展调查工作，查明事实真相，掌握所有信息，包括：事情发生的时间、地点、原因、现状以及发展趋势等。

如果涉及药品质量问题，应立即停止销售，并通知相关客户，将已售出的药品暂时就地封存。然后，请药品监督部门进行检验。若确属药品质量问题，应立即追回所有已售出药品，报药监部门批准后，再进行处理。同时，要公开向顾客承认错误，赔礼道歉，补偿经济损失。并宣布今后的预防措施，求得顾客谅解，挽回企业的声誉。千万不能采取辩解和推诿的做法，掩盖事实救不了企业，只会更加激起顾客的强烈不满，扩大事态的恶性发展，给企业造成更坏的影响。

如果是由于顾客的误解，或是竞争对手的反宣传引起，那么，医药营销人员也要保持冷静、友好的态度。不要与之争论或一味地指责他人，更不能出言不逊。要尊重顾客，要拿出科学有力的证据，真心实意地与顾客交流。或借助媒体的力量，将事实真相公布于众，使顾客了解事情的来龙去脉，前因后果，自然会消除顾客的疑问和误解，而重新取得他们的理解、信赖和支持。

总之，对于一些突变事情的发生，一定要谨慎处理。这就需要医药营销人员具有很强的应变能力。要有敏锐的观察能力，较强的综合判断能力。不但要遇事不慌，沉着冷静，思维敏捷，反应机智，而且要始终坚持顾客至上，始终把顾客的利益放在首位，要站在顾客的角度思考问题，急顾客之所急，想顾客之所想，以真诚、公正的态度对待顾客。这样，才能掌握好突发事件的处理方法，才能变被动为主动，变不利为有利，在关键时刻扭转局面。

另一方面，要做好突发事件的预防工作。平时，医药营销人员要注意收集各方面的信息，要尽可能多地掌握各方面的情况，对一些可能发生的事情，要有所预见，并能作出相应的防范计划和应对措施。这样，就可以尽量减少突变事件的发生，或者在事件发生时能够从容不迫的进行处理。

六、独立解决问题的能力

很多医药营销人员，远离公司长期驻外，独立承担某一区域的药品营销工作。由于医药市场的复杂性，使得他们经常遇到各种各样的问题。如：有关销售网络的问题、有关客户关系的问题、有关药品的质量和疗效的问题、有关药品的价格和销售政策的问题、有关售前售后服务的问题、有关回款的问题、有关竞争对手的问题，以及有关国家政策的问题等等。这些问题，有些可以带回公司研究解决，而更多的需要就地解决，并且要尽快解决。这就要求医药营销人员具有独立解决问题的能力。

　　医药营销人员能否具有独立解决问题的能力，与其对业务的熟悉程度和实践经验的多少有很大关系。业务越熟、经验越多，解决问题的办法就越多，越能够较好的处理各种问题。就像带兵打仗一样，对敌我双方的情况了解得越全面、战斗经验越丰富，越能够指挥好战斗。

　　所以，医药营销人员一定要充分熟悉自己的业务，掌握与业务相关的各种情况，如：了解企业的历史及现状，熟悉企业的各种政策（包括客户政策、销售政策、价格政策、回款政策、售后服务政策等）及其灵活限度，了解市场需求及价格趋向，了解本企业产品的质量、疗效及特点，掌握所经营药品的所有资料，了解客户的欲望和心理反应，知晓竞争对手的产品特性及竞争手段等，在社会实践中不断提高自己独立解决问题的能力。

七、灵活运用推销技巧的能力

　　想做好任何一件事情，都必须掌握一定的技巧，医药营销更是如此。技巧是很多前人通过大量的艰苦实践，经历了许多的失败而总结出来的经验，是通向成功之路的捷径，它具有极高的实用价值。技巧运用得好，会使事情做的简单、快捷、省力，收到事半功倍的效果。如果没有技巧，就会走许多弯路，徒费很多力气，还会使事情变得复杂、艰难。即使你有再多的热情，也只会是事倍功半，收不到预期效果，有时甚至会遭受挫折。因此，技巧是万万不可忽视的。

　　著名推销专家戈德曼说过："推销技术是怎样赢得顾客，而不是强迫顾客。"医药产品的推销技巧是医药知识、心理学知识、营销学知识、公共关系学知识的综合运用，是调研能力、沟通能力、社交能力和协调能力的集中表现。如何把这些知识和能力有机的结合起来，灵活地、巧妙地运用到药品推销过程中，使目标顾客对你产生信任感，对你所推销的药品产生强烈的兴趣，自愿的购买你的产品，并愿意与你保持联系，使这种购买行为不断的延续，这才是你真正赢得了顾客。而这就需要营销人员非常熟练的掌握推销技巧。特别是在推销顾客尚不熟悉的新药品种时，推销技巧就更加显得至关重要。所以，一个成功的医药营销人员，必须具备灵活运用推销技巧的能力。

第四节　医药营销人员的职业态度

　　如今，职业已成为一个人真正独立走向社会的必由之路，成为一个人生存和发展的保障。也可以说，职业是我们的生活方式，是人生发展的生命线。每个人对自己所从事的职业都有自己的观点和看法。这就是职业态度。

正确的职业态度是每个人职业生涯发展的助推器，无论从事什么职业，作为一名员工，保持正确的态度，忠实履行职责，勇于承担责任，乐于敬业奉献，才能赢得别人的信任和器重，才能够获得更多锻炼自己、挑战自己的机会，才能够沉淀更多的职场经验，才能够进一步提升自己各方面的能力，使自己的职业生涯不断取得优异成绩。可以说，机会永远留给那些有着优良工作态度的员工。

对企业来说，员工是企业发展的第一要素，是推动企业发展的最强大的力量，而员工的职业态度则是这一要素的核心。有一些企业并不缺乏人才，有的甚至人才济济，但在激烈的市场竞争中，却面临发展动力不足的困境，其原因，主要是这些企业缺乏对员工职业态度的教育和引导，不注意培养职工的正确职业态度。世界上很多优秀的企业，能够在激烈的市场竞争中不断发展壮大，关键就在于他们非常重视培养员工敬业、忠诚、服从的职业态度，并视之为企业生存发展的绝对法则，视之为企业超越一切的头等大事，视之为企业可持续发展得不竭动力。

一、敬业

敬业，首先要对你所从事的工作有一个正确的认识。任何一种职业，不管是平凡还是伟大，不管是简单还是复杂，他们都没有贵贱之分。每种职业的背后，都蕴含着无限的发展空间和职业升华的机会。由于每个人在性格、能力、素质等方面有所不同，所以不是每个人都可以从事任何职业的。当你要选择一个职业的时候，首先要对这一职业有一个全面地了解，再结合自己的特点作出正确的选择，选择职业是人生最重要的事情之一。

当你选择了一种职业之后，从上岗的第一天起就要尊重并热爱自己的工作，全身心地投入工作，把工作看成是自己生活的一个组成部分，无论怎样付出都心甘情愿，并能做到有始有终。这就是我们说的敬业。

敬业的主要表现有以下几方面。

（一）使命感和责任感

从事医药营销工作的人员，应该具有高度的使命感和责任感。要时刻牢记自己肩负着"救死扶伤"的光荣使命，要明确"为社会提供和推广优质高效的医药产品"是自己义不容辞的责任。对自己的职业有强烈的认同感和归属感，有主人翁的责任感。视工作为天职，兢兢业业，勤勤恳恳，把自己的毕生精力奉献给医药事业。有了这种使命感和责任感的员工，就会把用户当成自己的亲人，把企业当成自己的家，一切为用户着想，一切为企业着想，就会在工作中全心全意、埋头苦干、任劳任怨，不计较个人得失，为企业创造最好的效益，为人民健康、民族兴旺而鞠躬尽瘁，死而后已。

（二）主动性和创造性

医药营销工作是一项复杂而具有挑战性的工作，单凭老老实实、听从指挥是不能出色的完成任务的。一个敬业的营销人员，应该兼有指挥家和实干家的特点，不是被动的等待任务来临，而是积极主动地找事做。要充分发挥自己的主观能动性，要开动脑筋，献计献策，创造性地完成任务。积极、主动和富有创造性，会使你在激烈的竞争中获得更多的成功机会。

（三）精神振奋，激情投入

振奋和激情永远是成功的基础，是事业取得成就过程中最有活力的因素，是工作的灵魂，是战胜困难的最强大力量。一个敬业的营销人员，应该是朝气蓬勃，满腔热情，具有永不衰竭的斗志和一往无前的精神。工作雷厉风行，办事讲究效率。在成绩面前不骄不躁，不松懈；在困难面前不气馁、不退缩。无论处于顺境还是处于逆境，都能够保持清醒的头脑，信心百倍，坚定顽强，不达目的决不罢休。

（四）不断学习，提升自我

一个敬业的医药营销人员，其成功的标志决不仅仅是月薪多少，奖金多少。而是在取得经济效益的同时，一定有着明确的事业目标，而且会在一个目标达到之后，又树立一个新的目标，不断地朝着更高的目标前进，这就是提升自我，不断追求。有了目标，就会使看似平凡的工作和生活变得充实而有意义。有了目标就要不断学习，要树立终身学习的观念。既要学习专业知识，也要学习社会知识。要不断扩大自己的知识面，持之以恒，不懈努力，就会取得更大的成功。

敬业是最基本的职业态度，也是最可贵的职业品质。敬业精神能使你在医药营销这一职业生涯中取得卓越的成就。

二、忠诚

近年来，随着教育的普及和社会飞速发展的需要，具有高学历的各种专业人才越来越多，尤其是在医药营销人员队伍中，本科生、硕士生比比皆是。知识多、能力强的人就一定能成为一个优秀的营销人员吗？或许很多人会认为"是"，其实，并不是这样。一个人具有渊博的知识和卓越的能力，确实是非常可贵的，不但企业非常需要，也是医药营销人员发展自我的基础条件，但它绝不是全部条件，还有一个不能忽视的条件就是忠诚，是营销人员对医药事业的忠诚程度。那种既有能力又忠诚于事业的人，才是最理想的人才。

（一）忠诚的最大受益者是自己

有人认为，在市场经济条件下，企业追求高利润，个人追求高收入，大家都是为了钱，这里还谈员工忠诚于事业，似乎没什么意义。其实，这是一种错误地认识。员工对事业的忠诚是无价的。现代管理学认为：员工的忠诚，是企业核心竞争力的重要组成部分。没有了忠诚，企业就没有凝聚力，没有战斗力，迟早必将被残酷的市场竞争淘汰出局。到那时，受累的还是绝大部分员工。因此，忠诚最大的受益者是员工自己。要认识到，忠诚和信任是相辅相成的，一个对事业高度忠诚的人，就是一个值得信任的人、一个可以委以重任的人，这种人永远不会失业。当你的上级、同事、客户都信任你的时候，你就真正拥有了诚信的口碑，就有了个人最宝贵的财富。忠诚投入的越多，收获的信任也就越高，良性循环会让我们的医药事业蒸蒸日上。

医药营销工作与其他工作比较，有自己的特殊性，有时需要单兵作战。有的营销人员在工作中，把个人利益放在首位，为了个人赚钱，贩卖别人的药品，使自己企业蒙受损失。这种不忠的行为，可能在一时一事上得逞，久而久之，必定会被发现。其结果，轻则丢掉工作，重则触犯法律受到制裁，由此葬送了个人前途。可见，不忠诚于企业会严重影响个人事业的发展。

（二）忠诚不是愚忠

我们提倡忠诚，但要讲究原则，不提倡愚忠。如果企业存在损害国家和人民利益的违法违规行为，非但不能忠诚，而且要坚决抵制，要自觉维护国家和人民的利益，与非法行为斗争到底。

忠诚是相互的，员工要忠诚于企业，企业也要忠诚于员工。企业对员工的忠诚体现在：是否对员工工作和生活负责？是否保证了员工的就业稳定？是否付给了员工合理的薪水？是否按国家的要求给员工提供了有关的福利待遇？是否提供了个人成长的机会？如果没有，那么它的员工肯定会毫不犹豫的离开这样的企业，社会不提倡对这样的企业敬业忠诚。

医药营销人员，当你选择并决定在一家企业工作的时候，就要忠诚于这家企业。如果你认为不合适在这家企业工作，也不要在这里得过且过，你可以选择离开，但一定要真诚地离开，要为企业保守一切秘密。这也是做人的基本道德。

（三）切忌频繁跳槽

在医药营销人员队伍中，有很多人都在不同的企业工作过，也就是说，很多人都有过"跳槽"的经历。事实上，每个人都无法保证一辈子不"跳槽"。要想一走入社会就能选对合适的职业是很难的。很多人都是在工作中，在与社会更多的接触中才发现自己的优势和弱点，发现自己的兴趣，然后找到最适合自己的职业。这也是市场经济条件下，人才正常流动的原因。可以说，人一生中换几次工作是正常的，无可非议。我们反对的是那些为了个人利益，背叛企业的"跳槽"行为。这是员工不忠诚的突出表现。

医药营销人员流动性很大，有的人"这山望着那山高"，频频跳槽。工作遇到困难"跳槽"，人际关系不好"跳槽"，与上司意见不一致"跳槽"，一时没有得到提拔"跳槽"，看到别人待遇高"跳槽"等等。他们总是幻想下一次可能比这一次好，幻想"跳槽"能给自己带来好的运气。结果呢？左跳右跳，始终找不到适合自己的位置。时光流逝，转眼之间年龄大了，机会不再光顾，幻想终于化为泡影。再看自己当年的伙伴，已经事业有成……

是什么原因影响了他们的发展呢？是态度。不同的态度产生的人生体验和结果是截然不同的。心态可以影响我们如何看待事物，可以影响我们的认知方法。失败的人，他们思考的模式和处理事情的方式有问题。他们不能正确估价自己的实力，以至由判断失误产生对现状不满。他们从不反省自己，只会找别人的毛病；只看到别人薪水高，看不到别人付出有多少；总感觉心理不平衡，却不明白产出与投入成正比。他们的目标不明确，期望值却很高，所以失望就会很大。失望越大，对周围的环境就越不满，工作就越没有情绪，由此造成恶性循环，最后丢掉了工作。长此以往，他们便会失去自我，失去积极努力工作的职业精神，做事虎头蛇尾，消极懒惰，遇到困难就退缩，遇到麻烦就逃避，最终，只会毁了自己。态度是个奇妙的东西，它会产生神奇的力量。积极的人生心态可以帮助我们战胜自卑和恐惧，可以帮助我们克服惰性，可以发掘自己的潜能，提高工作质量，走上成功的道路。态度决定你的行为，行为决定你的结果。只要改变你的态度，就会改变你的人生。

每个人都希望在事业上取得成功，这要靠我们对事业的高度认同和热爱，靠我们对事业的忠诚。要正确估价自己，树立明确的职业目标。要脚踏实地，不遗余力地投入到职业中，满怀激情地迎接挑战，不逃避，不抱怨；不断在专业领域积累知识和经验，提高工作能力；要始终如一，坚定不移，以良好的职业精神和积极上进的工作态度去开拓自己的人生天地，成功属于这样的人。

三、服从

服从是职业精神的第一美德。一个团队，一个组织，要协调一致正常运行，就必须讲究服从。下级服从上级，个人服从整体，局部服从全局，是我们一贯坚持的主张和原则。能否完美的贯彻服从的观念，是决定事业成败的重要因素。

（一）服从是企业的生产力

企业是一个系统，要在统一的指挥和控制下，才能正常运转。这个指挥和控制就是企业的战略规划和规章制度。战略和制度的形成，是无数管理者的智慧、经验、教训的结晶，经过了充分的实践证明和调研论证，能给企业今后的生存和发展带来巨大的经济效益和良好的社会效益。但往往有些企业，有令不行，有禁不止，致使原本非常好的方案和发展战略得不到有效执行而使企业走向衰败。教训是惨痛的。究其原因，就是没有很好地贯彻服从的观念。一些优秀的企业都有明确规定，企业的规章制度一经形成，任何人都必须无条件执行，即使是管理者也不能擅自违背。服从是企业的粘合剂，有了服从的观念，大家的步调才能一致，才能发挥合力的作用，企业才能有效运行，才能快速发展。服从是无私奉献精神，有了服从观念，人们会舍弃个人而顾全企业；没有服从，大家各唱各的调，各走各的道，企业就会松懈涣散、瘫软无力，无法协调运作，最终注定失败。所以说，服从是企业重要的生产力，没有服从就没有企业发展。

医药营销人员，一定要树立严格的服从观念，把主观能动性和创造性建立在服从的基础上。要服从领导，听从指挥。无论身在哪里，心里都要想着企业，要自觉服从企业的各项规定。要把企业的利益放在个人利益之上，个人利益服从于企业利益。一切行为都是为了完成企业的营销计划而努力。决不能各自为政，各行其是，为追求个人的小利益而损害企业和集体的大利益。

（二）严守纪律是服从的基础

一个优秀的医药营销人员，必定是一个具有强烈纪律观念的人。一个富有战斗力的企业，也必定是一个纪律非常严明的组织。纪律是服从的基础，没有纪律就谈不到服从。医药营销人员经常驻外，在无人监督的情况下独立工作，自己管理自己，遵守纪律完全靠自觉，也就是我们常说的"自律"。自律属于职业道德范畴，源自于一个人对自己的真正关爱，更出自于关注企业发展的良心。严于自律是医药营销人员最高精神境界的体现。医药营销人员一定要认真学习国家和企业的有关法律法规，不断提高法律意识和纪律观念，自觉做一个遵纪守法的好公民、好员工。

（三）服从不讲条件

在实际工作中，有些资格很老的营销人员，没有被提拔到领导岗位上去，一直工作在销售第一线。面对一些比自己年轻的领导，或在某方面不如自己的领导，应该采取什么态度呢？答案只有一个：无条件服从。服从不讲条件，也不讲面子，只讲级别，那就是下级服从上级。要随命令而动，立即行动是最好的服从精神，不能有意拖延。有的人以老资格自居，在年轻领导面前摆架子，接到命令不立即执行，找出各种理由搪塞，这种做法是不可取的。正确的做法是，立即执行命令，高效快速的完成任务。对可能遇到的各种困难，要积极想办法克服。对不妥当的命令，要先接受，再沟通，以诚恳的态度提出自己的想法，双方达成共识，然后付诸行动。要记住，服从是员工的天职。

（四）服从不是盲从

"下级服从上级"是组织原则，是不能违背的。但这并不等于要我们盲目服从。在一些特殊情况下，我们不能接受命令，比如：上级的命令是违反党纪国法的；上级的命令是违背社会道德的；上级的命令侵犯个人权益，对下级有迫害行为；上级的决定明显会给企业带来重大损失等等。对于这样的命令，如果我们盲目执行，就会危害国家，危害社会，危害企业，就会造成犯罪。所以，我们不但不能接受，不能执行，而且要坚决加以抵制。要同违法乱纪的现象斗争到底。

医药营销人员要加强学习，不断提高思想觉悟，提高辨别是非的能力，自觉维护党纪国法，遵守社会公德，维护企业利益。

敬业、忠诚、服从，构成了最优秀的职业态度。它是医药企业发展的根本法则，也是医药营销人员自身的一笔无形财富。当我们拥有它的时候，就拥有了在职业生涯中走向成功的通行证。

案例分析

"安卡"风波

1998 年春天，某市医药公司新药开发部，引进了新药"安卡"。它是一种放射增敏剂，可以增强人体内恶性肿瘤细胞对放射线的敏感度，从而提高放射疗法治疗恶性肿瘤的效果。同时，它又可以抑制肿瘤细胞的生长。因此，它是一种较好的放疗辅助药物。

当时，该市只有一家医院开展应用放射疗法治疗恶性肿瘤，市医药公司便向这家医院推荐了"安卡"。该医院放射科的医护人员，满怀希望的将"安卡"应用于患者。可是，出乎大家意料的事情发生了，用过"安卡"的患者一个个出现了严重的腹泻，最多的一天腹泻七八次，有一个患者竟然昏迷了！（有人说是吃安卡吃休克了！）一时间，医院上下沸沸扬扬，七嘴八舌议论纷纷：谁进的药？是不是假药？医护人员赶紧停止了用药，科主任给医药公司业务员打电话要求退货，同时对安卡的质量提出了质疑。医药公司新药部经理听到汇报后，立即亲自带领业务员来到医院，先察看了用药的患者，询问了有关情况之后，同科主任一起召集了医护人员紧急会议，研究关于安卡的问题。会上，新药部经理首先介绍了市医药公司的发展历史和现状，使大家了解这是一家实力很强、信誉很好的正规公司。然后又介绍了"安卡"的生产厂家，是国内知名大厂，其技术力量雄厚，产品的信誉度很高。同时，出示了"安卡"质量检验报告单及相关资料。至此，医护人员对"安卡"是不是假药的怀疑解除了。但是，用药之后为什么会有那么严重的反应？这药到底还能不能用？这一系列疑点仍需解释。为此，新药部经理向医护人员详细介绍了安卡的药理作用及其作用机理，然后谈到了安卡的副作用及其由来。他说："患者用药后出现了腹泻，这是安卡的副作用。但是，昏迷（休克）不是安卡的直接作用，而是因为那个患者年龄太大（76 岁、癌症晚期）体质已经特别虚弱，用药后多次腹泻，造成严重脱水，电解质紊乱而出现昏迷。任何药物都有副作用，这是正常的，不是药物的质量问题，我们可以采取联合用药的方法来抵消或减少副作用的发生。建议在使用安卡的同时给予止泻药，并根据具体情况，适当补充电解质溶液。另外，应根据患者的年龄和体质状况，适当调整安卡的剂量，年高体弱的患者应减少用量，并密切观察。年龄太大、体质太弱的晚期病人不宜使用。"最后他说："安卡的疗效是肯定的，如果使用得当，会增强放疗效果。希望医院暂不退货，试用、观察一段时间后再协商处理，并将观察结果记录，以便将来做经验推广。"他还说："救死扶伤是我们共同的义务，让我们携起手来，努力为患者寻找高效安全的药物吧。"医院接受了新药部经理的建议，重新将安卡用于临床，经过两周的使用和观察，证实了在联合应用止泻药的情况下，病人服用安卡是安全的，并且明显提高了放疗的效果。

一场风波平息了，安卡大大方方地走进了医院的药房。

思考题

"安卡风波"使你想到了什么？

第四章

营销技巧与消费心理

第一节 探索需要

一、心理沟通——探索需要的开始

整体销售行为的最后阶段，进入实际推销阶段。推销阶段既是必经阶段，又是必要过程。商品总是要经过推销员之手，才能最终到达顾客之手。

推销过程由三个最基本的要素构成：销售员、商品、顾客。销售员与顾客是销售过程中的主体，商品则是推销与购买的客体。三要素的基本关系及各要素的基本构成见图4-1。

需求—欲望—动机—行为。

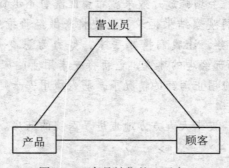

图4-1 商品销售的三要素

任何一位顾客，其购买行为的发生总是遵循着一个基本的心里规律。只不过在不同顾客身上，或者同一顾客购买不同商品，这种心理活动规律，有时表现的明显、易于被察觉；有时表现得比较隐蔽，不易察觉。购买心理的基本规律一般遵循：

1. 需求

这是人们购买心理的基础与源头。为了维持生存并求得发展，就会产生各种不同的需求。而为了满足这些需求，就需要获得不同的产品和劳务。在商品经济社会中，产品与劳务的获取在经历了自行生产与群体加工后基本上是通过商品交换过程才能实现。为了获取这些产品和劳务，人们自然就会产生一系列的购买心理活动，发生购买活动。

2. 欲望

这是人在需求这一原动力的支配下，对产品和劳务的强烈追求，并期望获得、支配和消费这些产品与劳务的心理状态。需求可能自然产生，也可能自觉产生，但欲望的形成则带有比较强烈的指向和自觉性。人有了需求就会有欲望。欲望可以形成，但不一定能够实现。这是因为其受制于经济、社会、群体、自然环境、技术条件等各种因素的作用。欲望的实现，也不一定非通过商品交换过程。但在商品经济社会中，多数欲望则必须通过商品交换过程才能实现。当然，欲望可以不断强化，最终形成动机；欲望受条件制约而无法实现的时候，也会变成无望而逐步消失。

3. 动机

这是人在欲望不断强化并达到一定程度时所产生的一种心理状态。动机相对欲望来讲，带有明显和明确的目的性。动机可以解释为一种达到某项目标，按照事先设定好的行动方案（或简单，或复杂），实施个人或社会行动的内在冲动力量或内心压迫力量。

为满足生存和发展需求，动机的具体指向就是产品和劳务，就是对产品和劳务的占有欲望。而这种占有欲望在商品经济社会中，则基本上是通过商品与货币的交换过程得以实现。当然，通过其他手段，诸如自制、行乞、抢掠等亦可实现占有，但那毕竟不是主流，有些手段也是为社会、法律、道义所不允许。因此，对产品和劳务的占有欲望，就只能表现为购买动机。

4. 行为

这是在动机的支持下，产生的具体的实践活动。这种活动或是社会性质的，或是个人性质的。一般说来，实现对产品或劳务的占有而发生的实践活动，绝大多数是通过商品购买而展开的，因此，购买行为是带有强烈社会性质的行为。

二、形成共鸣——探索需要的演进

通过对商品销售活动中三要素的说明和对购买心理基本规律的分析，可以得出一条基本结论，那就是商品的卖与买，即商品的推销与购买，表面上是不同的人在进行商品货币交换过程，体现着人与人之间的经济关系，在实质上，推销与购买是推销人员与顾客之间展开各自心理活动的过程,并努力实现双向心理沟通的过程。两个主体之间的心理沟通,其沟通程度如何,能否形成心理活动的共鸣,形成某种心理上的相互认同与共识,双向沟通是否积极、协调与吻合,这些就决定了推销行为是否成功,购买行为能否完成。

推销活动的实体是商品,关键却不在商品身上,而在于如何出色的完成心理沟通过程。因此,推销人员首先应学会心理分析原理与方法,成为一名心理专家。如此,才会成为一名合格的推销员,再进一步,就会成为优秀的推销人员,成为推销之神(日本的保险推销员原一平)、推销之王(美国戴维)。

顾客购买一件商品或某种劳务,心理活动虽然复杂,但是是有序的,表现为一定的规律性。这种规律大致可以划分为三个大的阶段过程:认识过程,思维与情感过程,意志过程。这三个过程又可以细分为六个具体的阶段:认识阶段,评价阶段,信任阶段,决策阶段,行动与体验阶段。

三、购买活动的感性认识过程

购买过程是从认识商品开始的。认识世界是人们的首要实践活动。认识过程要解决两个问题:首先是认识和明确自己的需求所在,其次是寻找可以满足这种需求的途径、手段和方法。在商品经济社会中,满足需求的基本途径和方法,就是寻找合适和合意的商品或劳务,通过购买进入消费或生产过程。

一般情况下,感性认识阶段和理性认识阶段是人们认识世界的两个相对独立而又相互联系的阶段。

按照心理学的一般规律,感性认识阶段,是对商品世界认识的初级阶段,这一阶段包括:感觉、知觉、注意、记忆、想象这样一些基本心理活动与过程。人们对商品世界的认识也遵循着这样的过程。感性认识过程只能掌握商品的外部特征和外部联系,对于那些隐蔽的、商品表现所不能直接反映的内在联系与商品的本质属性,则需要顾客对感觉和知觉所提供的材料进行加工处理,通过分析、综合、比较、判断这些思维过程,加以抽象与概括。这就是通常所说的理性认识,是人们认识世界的高级阶段。

(一)感觉

1. 基本涵义

感觉是人脑对于直接作用于器官的当前客观事物的个别属性的反映,它是一切心理现象的基础和出发点。人们的日常生活中常常是漫不经心地接受各种刺激,一旦明确需要所在、形成目标之后,人们会积极主动的去收集信息,自觉地去感觉外部世界。医药企业要发挥自己的优势,调动一切促销手段,尽力扩大覆盖区域，目的就是为了在人们漫不经心之中，接受到有关医药商品和医药企业的各种信息，以期通过刺激，引起顾客的感觉。对于那些需求与实现目标明确、主动寻找信息的顾客，推销人员的任务就是调动各种手段，有针对性的提供信息，帮助这类顾客去感觉和认识商品。

2. 特点

感觉是指人通过眼、鼻、耳、舌、身等感觉器官来完成的对产品的认识，其特点是：①直接刺激，企业和销售人员要适当运用人的"五觉"功能，使顾客直接接受信息，才会引起顾客的感觉；②感觉是对事物的简单认识，是对事物个别属性的反映，因此推销人员要从顾客的心理认识这一初级阶段出发，推销介绍从商品的最基本的常识与外观开始，在适当的时机再引导顾客从整体属性上去认识商品，并力求引起对方的注意；③达到一定程度时只有刺激量才能引起感觉，所以医药企业宣传的力度和频率，营销人员的访问次数，营销宣传的语言沟通方式和非语言沟通方式，都必须达到足够的刺激量，才会引起顾客对企业、推销员、商品的感觉；④人们对事物的感觉，会随条件变化而变化，创造和改变环境条件，以期强化顾客的良好感觉，扭转和强化顾客的不良感觉，这也是企业和推销人员可以利用的基本推销策略和技巧。

3. 作用

在购买活动中，感觉对顾客的购买动机形成具有很大的作用。任何一个顾客购买商品，都要通过感觉，获得初步印象，然后才决定是否将购买活动持续下去，如能激发购买心理活动的进一步发展，才能产生购买行为。

任何营销手段，都必须诉诸顾客比较好的感觉，才有可能达到营销的目的；任何一次的营销访问，只有引起顾客对营销人员、对商品，乃至对企业产生良好形象，才能使推销获得成功。

在推销过程中，据众多推销人员的经验，"第一印象"是极端重要的。我们称之为"首因效应"。第一印象一旦形成，往往不容易改变。这第一印象首先是针对推销人员的。推销访问的初次见面，最不可轻视，需要精心策划。营销人员的首要任务是营销自己，讲究仪表、言谈、气质、风度，给对方以诚心可亲的感觉，形成良好的第一印象，是推销取得成功的第一步。根据顾客需求，精心设计商品的外观形态、包装和商标，使顾客对商品产生良好的第一印象，这是在推销之前，就应该做好的工作，而这一点，推销人员的说服宣传可以做到如实反映或锦上添花的作用，却无力改变商品不良外观或包装对顾客造成的不良感觉。

（二）知觉

1. 涵义

知觉是人脑对于直接作用于感觉器官的当前客观事物的整体属性的反映。知觉不是感觉的简单相加，而是感觉的有机综合，在这其中经验发挥着作用。

营销宣传与产品介绍应该在建立良好的第一印象，提供具有足够刺激强度的商品信息的基础上，充分利用人的知觉心理功能，努力使顾客对企业，特别是对医药产品的整体属性建立明确的印象和认识。

2. 特点

（1）理解性：知觉总是在过去的认识、经验的基础上进行的，是用以前所获得的有关知识和经验来理解、解释知觉对象的。

用经验来理解现实，是人们的惯常心理和一般规律。这也往往容易形成人们的观念和思维定势，影响对新事物的认识和接受。新产品的推销就应当设法使顾客摆脱老观念，或者调动顾客的知识与经验，引导其对新事物的知觉。推销的基本程序就是通过访问面谈，尽可能充分地了解和掌握客户的知识结构、水平及经验所在，才能恰到好处地引导、帮助对方理解商品的整体属性及其他的各种利益。

（2）恒常性：知觉条件变化，而被感知的对象的反映，即对事物整体属性的认识仍能保持相对不变。这种稳定性、恒定性对于人类能够真实而准确地反映和和认识客观世界，从而有效的适应环境并指导自己的实践具有重要的意义。

持续不断的促销和推销，目的就在于不断的强化知觉的恒常性，所谓提高企业知名度，所谓强化的品牌意识，意义就在于使顾客感觉到本企业产品之形象稳定地保持在顾客的头脑之中。

谈到知觉，作为对顾客世界的感性认识，往往由于背景干扰、知识与经济的局限或某种心理发生作用而产生错觉，即对客观事物产生不正确地、被歪曲了的知觉。这当然是促销宣传中，尤其是推销介绍中要力求避免发生的。但利用错觉有时也会产生积极良好的效果。比如在造型艺术上，错觉的利用有着相当大的作用。橱窗布置、灯光安排、广告创意与渲染、包装装潢设计、商品陈列方式等方面，都可以利用各种手段使顾客产生某种错觉，以期引起他们的注意和兴趣，从而使企业商品成为知觉对象。当然，错觉的利用只是一种策略手段，绝不可以误导顾客产生对商品不真实和虚假的认识。

由于顾客对商品知觉的产生往往依赖于过去的知识和经验，而商品又总是以整体形象直接作用于感觉器官的，因此，顾客对商品由感觉到知觉的时间速度是极为短促甚至是同时进行的。理论阐述可以分开进行，推销实践中却不能机械地把感觉和知觉分开，各自独立地去展开推销介绍。

在购买活动中，顾客只有对某种商品掌握一定的知觉材料，才可能进一步通过思维去认识商品，并随着对商品知觉和认识程度的提高，形成对商品的主观态度，从而进一步形成购买动机，并确定相应的购买决策。

（3）整体性：知觉是对商品整体属性的认识，这就需要调动全部感官系统，比如购买食品，要看，观察外观形状与色泽；要闻，体验味道；要摸，体验硬度、鲜度；要尝，体验口感；要问，感知营养成分等。比如购买复印机，通过观察，考察外型的美感；通过询问，了解其复印功能与速度；通过试用，考察复印质量等。

（4）选择性：即把认识对象从背景中分离出来的过程。客观事物复杂多样，大脑在进行感知时，总是有选择地把某一事物作为知觉对象，其他事物则作为知觉背景。而感觉则往往是漫不经心的，选择性较差。

知觉过程中的对象与背景是可以随环境条件的变化而发生转化的。

影响选择性的因素，从客观上讲，客观事物发出信息的刺激强度、变化、对比、位置、大小、反复等都影响对象与背景的分离与选择。一般说来，对象与背景差别越大，对象就越容易被分离出来，产生强烈知觉；从主观上讲，认识主体，即顾客的经验、情绪、动机、兴趣、需要等，也影响着对象的被选择机会。

这种知觉的选择性，体现着人在感知事物时的积极能动性。消费者带着既定目标选择商品时，这种商品就成为符合预期目标的刺激物，被感知的就会比较清楚，成为他的知觉对象。而其他刺激物，则被感知得比较模糊，成为知觉对象的背景，而生产资料的购买，由于是生产上的需要，购买目的比较明确，往往容易成为知觉对象。但是，在市场上存在众多同类产品竞争时，哪一种品牌的产品被工业用户选择为知觉对象，而另外哪一些品牌的产品被当作知觉的背景，不被认真的感知，这在很大程度上取决于各家企业的促销努力程度和效果，取决于推销宣传介绍的成效。因此，推销人员在推销开始阶段，如何排除干扰，使本企业的产品形成用户的知觉对象，就成为推销要解决的问题之一。

（三）注意

1. 涵义

指人的心理活动对一定对象的指向和集中。人们通过对客观事物的选择，可以使意识集中于一定的客体。

在西方推销理论——"AIDAS"理论中，讲到成功的推销，应在潜在顾客的心理中引起 5 个连续的反应过程：注意（A）、兴趣（I）、欲望（D）、行动（A）、满足（S）。其中，注意是顾客心理反应的首要因素。注意在医药营销中有着极为重要的作用。注意本身不是一种独立的心理活动过程，而是感觉、知觉、记忆、思维等心理活动过程的共同特征。

2. 特点

（1）分配：医药企业要充分地吸引人的注意力。因为，人们在同时注意几个客体时，注意力不是平均分配的，而是有主次之分。

（2）广度：即注意的范围，在有限的时间内，人能够把握的客体数量。在推销访问时，医药企业的采购人员或经理人员可能业务十分繁忙，同时要应付多种人，处理多种事物，其在众多的业务中，能否把注意力相对集中于你的营销，这是营销访问者应研究并力求把注意力引向商务洽谈的关键。在营销经历中，有一条宝贵经验是力争把访问对象请出来，使其脱离工作岗位，好专心听取推销介绍与洽谈，对最终结果有促进作用。

（3）转移：注意，一切以时间、条件为转移。在复杂的实践活动中，不仅要求有较好的注意力分配，同时还要求，在情况变化时，能够及时迅速地转移注意力。这种注意力转移，可以有计划地主动转移，营销人员的主要业务技巧之一，就是因环境与条件变化想方设法把访问对象的注意力转移到自己的身上来。所以，在交谈之中，要注意掌握好转移的时机，使对方感到自然顺势，是关键所在。

3. 分类

注意一般分为有意注意和无意注意两类。

有意注意是有目的的，主动服从一定营销目标，经过意志努力的注意。保持有意注意的条件是：使对方了解你的目的与任务，并帮助对方合理组织自己的活动；向对方提出有意义的问题，有意引导，使其在意识上调节与分配自己的注意力；培养对方的兴趣，访问交谈，话题可能比较广泛，应从对方感兴趣的话题入手，逐步引导到商务交谈上来。

无意注意则是事先无预定目的，无需作意志努力的注意。无意注意取决于两大因素。第一是刺激源状态，比如信息源的活动与变化，信息源提供刺激的强度；信息的对比度等等。第二是信息接受者的主观状态，比如其需要、兴趣、态度、情绪、精神状态等等。

（四）记忆

1. 涵义

记忆也是人脑对客观事物的反映，但它是对过去经验的反映，是在一定条件下，在人脑中重现已消失的刺激现象。记忆过程，实际上是信息加工过程，是信息输入之后，经过编码和储存，然后再提取的过程。

人脑对感知过的事物，思考过的问题和理论，体验过的情绪，练习过的动作等，都可以形成记忆的内容。

感知（感觉和知觉）是人脑对客观现实的反映，它是对客观现实直接作用的反映。

2. 心理过程

记忆过程是一个比较复杂的过程，可以由记到忆分为三个环节。①识记，即为获得外界事物较深的印象而反复进行的感知过程。在顾客对医药产品和医药企业信誉的认识阶段，营销人员的任务有二：首先加强与顾客的接触频率，灵活地反复地介绍产品和企业状况，其次注意意识过程对信息的选择性，推销介绍要突出重点、要点和特点。②保持它记下来的信息需要进一步巩固，使其保持较长的时间。这就需要不断地复习和强化。医药企业的营销宣传要根据人的遗忘规律和曲线，恰当的安排广告播出的时间间隔和频率；推销人员也要精心安排访问计划。既不可过频，又不可过长。过频，对方可能产生厌烦；过长，对方以出现遗忘，工作还要重新开始。③认知，即再现过去感知过的事物的过程。重复访问时适当的帮助对方回忆是必要的工作程序。

3. 表象

表象具有直观性、形象性和概括性的特点，再现时反映事物本体轮廓和主要特征。表象是记忆的主要内容，认知即回忆，主要靠表象实现。

营销宣传过程中，营销员本人、企业信誉、产品质量留给对方的印象越是鲜明、生动、突出，顾客通过表象认知时，本体轮廓和主要特征就会越完整和稳定。

4. 记忆类型

（1）情绪记忆：以体验过的某种情绪或情感为内容的记忆。营销人员要与顾客建立起相互信任关系，就必须关心顾客所关心的问题，尊重顾客的各种情感，排除顾客的忧虑和怀疑，唤起顾客的欢娱之情，建立推销人员与顾客之间的良好人际关系，这些都足以促成顾客美好的情绪记忆。

（2）形象记忆：以感知的形象为内容，主要依靠表象来实现。形象记忆是对过去感知的事物，以形象、直观的形式再现。营销介绍过程中的产品展示、示范表演、图片资料，推销人员的体态、手势、表情等，都有助于顾客的形象记忆形成。

（3）逻辑记忆：逻辑记忆主要靠语词完成，以概念、判断、推理为记忆内容。语词既能标志事物本身，又能起到信号的作用，概括地表示某种事物。人在语词的影响下，可以产生各种表象，在头脑中反映出它所代表的事物，使记忆变得容易。因此，营销介绍的语言表达和沟通是极为重要的。

（4）运动记忆：以过去做过的运动或动作为内容的记忆。比如顾客的亲自动手操作，驾车、开动复印机、录像机操作等。

5. 遗忘与记忆保持

遗忘是对记忆材料不能再认和回忆，或者表现为错误的再认和回忆。遗忘是人心理活动的一件憾事，却又是人类保护大脑的必要机制。

遗忘过程也不是均衡的。在记忆的最初时间，遗忘得快；后来，遗忘速度逐渐放慢；到了相当时间，几乎就不再遗忘了。这就是体现在几乎所有人身上的"先快后慢"的遗忘规律和曲线。

营销宣传在开始阶段，出现在宣传媒体上的频率要高，间隔的时间要短，经过一段时间后，在逐步降低播出频率，拉长时间间隔；营销访问在开始阶段也要频繁一些，加上适当的电话联系和信函来往，经过一段时间后，再做定期或不定期的访问即可。

推销人员采取恰当的方法，帮助顾客记忆十分重要。克服遗忘，保持记忆的方法是复习，主动引导顾客再认识必不可少。比如推销介绍中应用提要法、序列法、韵语法、连带法、推演法、形象法、编组法等，都有助于加强记忆，减少遗忘。

（五）想象

1. 涵义

想象是在人脑中对已有表象进行加工改造从而创造新形象的过程。表象是对事物本体轮廓和主要特征的再现，想象则是根据表象提供的基本资料，进行新形象的创造。因此，想象的内容具有超前性。

人的意识具有形象系统和概念系统两种超前系统。想象则是以组织起来的形象系统对客观现实的超前反映。比如，营销过程中向用户充分展示并演示了新医药产品的功能与作用，并配合恰当的推销介绍，顾客就有可能展示充分的想象，组织起来一副疗病治愈后的欢乐的未来情景；药品介绍要简单明了，表现企业识别形象的文件美观、典雅、庄重、鲜艳地展现在各医药营销单位的有关人员手中，并得到无比的赞叹，就会对产品的推销起到积极的作用。

2. 意义

想象力是智力发展的极重要方面。想象在人的实践活动中产生、发展，是人的实践活动的必要条件。人类在从事各种实践活动时，对活动的预期结果，在实践活动尚未展开或开始之初，就首先在观念上形成了。

营销宣传与产品介绍不能替代顾客的想象，但却可以创造各种条件，去引导顾客发挥想象，调动顾客的想象力。顾客为满足生产和生活方面的某种需求，就会产生各种欲望并演化为对具体商品的追求。至于促销宣传的艺术化手段，产品介绍的精心策划（渲染可以，但不能超过药品说明书），都有助于顾客通过想象创造一个美好的新形象。

3. 分类

想象分成两类，一是再造想象，二是创造想象。

再造想象是根据语言描述和图样示意，在脑中再造相应形象的过程，再造过程既要根据个人的知识和经验，又要根据别人的描述和提示再造新形象。这当然就为营销人员充分施展才能，帮助顾客再造产品、企业和预期经济后果的美好形象，提供广阔的天地。

创造想象是依据现成的描述，由个人独立创造出新形象的过程。发展创造想象应具备的条件是：实践要求与个人创造需要；扩大知识范围，增加表象储备；思维活跃、敏捷；注意力高度集中；意识清晰。

医药营销人员面对复杂的医药企业和个人，市场上的买与卖同时受到多种因素的制约与影响，营销工作要富有创造性，推销技巧与策略也应千变万化。高级营销活动十分讲求营销创意和灵感，这当然需要推销员去锻炼和发展自己创造想象的能力。

总之，顾客通过感觉，开始认识商品的个别属性；随着感觉的深入，经过大脑对感觉材料的分析与综合，将医药产品的各种属性联系起来，进一步做整体反映，就形成了知觉。顾客在感知过程中所形成的对医药产品的反映，在大脑中留下一定的痕迹或影响，这就是记忆。记忆可以把感知过的产品及营销员和医药企业的各种特性集中起来，形成表象，然后再经加工（想象）再现出来，从而在强化认识的同时，又给思维提供了感性材料。

营销人员在顾客购买活动的感性认识过程中，应恰当适时地提供有关医药产品及医药企业的各种信息，引导、协助顾客感知过程的顺利完成。

医药生产企业要取得 GMP 认证书，生产资料产品结构比较复杂，对技术性能要求比较严格，这就决定了医药工业用户在购买活动的感性认识过程中，需要比生活资料购买搜集更多、更精确、更全面的信息。用户不仅需要产品质量、批号、用法、包装、产品提取指标等有关产品本身的信息，还需要如下信息与资料：适应证、禁忌证、副作用等，对一些医药企业还需要提供供货企业的经营状况及财务能力；国家有关的政策与法令等等。

营销员除了提供这些信息外，还要组织广泛调查，到生产企业实地考察，到各地有关部门组织取得资料。与生活资料的购买相比，医药生产资料的购买，往往由多人参与，同时具有很高的文化层次，这就使得购买活动的感性认识与理性认识更为复杂，营销人员的艰苦任务之一，就是设法使多人参与的认识顺利进行，并且达到统一。所以营销人员的知识、经验、技巧固然重要，处理人际关系的能力以及较高地医学文化水平，在医药生产企业生产资料的营销中，显得就更重要。

第二节　寻求认知

通过感知，顾客掌握了大量的感性材料，对医药产品的外部整体形象有了初步了解，这时，顾客将会以表象形式向思维过渡，进入购买活动的理性认识过程。

一、思维过程

1. 涵义与特征

思维是在感知的基础上，通过表象过渡过来的认识阶段。它是对客观事物间接的、概括的反映，反映的是客观事物本质的（亦即一般的）特征和内在联系（亦即内部的规律性）。思维过程具有两大特征：

（1）概括性：人的思维过程，往往是由具体事物入手，经过概括上升为抽象概念，是从特殊性认识开始，再经概括上升到一般性（普通性），然后再从抽象和一般回到具体生动的客观世界中。概括过程，就是把同类事物的共同特征、本质联系抽取出来的过程，比如对药品的分类有消化系统药物、内分泌系统药物、感冒类药物等，简言之，就是对事物普遍规律的认识过程。

因此，一切科学的认识结果（比如概念、定义、定理、理论）都是思维概括的结果，都是人对客观事物的概括的反映。

有了概括，有了对事物普遍规律（共性）的认识，就可以更深刻地认识特殊规律（个性），可以起到举一反三地的功效，就是思维概括的具体表现。

营销员在顾客的思维概括过程中，应该起引导、启发作用，但不能强加于人。要让顾客自己作结论，即使是营销员的观点，也要让顾客在自然之中接受，让他认为是自己作出的结论。当然这还需要经验的积累。

（2）间接性：思维是通过事物相互影响所产生的结果。或通过以其他事物为中介，来认识客观事物。事物的本质属性和内在联系虽然不能由感觉器官直接感知，但是可以借助词语这种中介物，凭借知识和经验，通过大脑的加工改造，来理解和把握事物的本质特征和内在规律，来认识那些没有直接感知过，或根本不可能感知到的事物。人们在充分认识事物的本质和规律后，就能以此为中介，间接地推知不在眼前的某种事物的存在、其过去的情况，预见事物的未来发展进程和结果。

比如，直接感觉和知觉到商品的外部特征，顾客在推销员那里得到有关资料，这些是感性认识阶段。进入理性认识阶段后，顾客就要分析、综合、比较、判断、推理，就要凭借知识与经验，并征询其他已购买该商品者的意见，或考察已使用该产品的工业用户，从这么多种事物的联系之中，更加深刻的去理解和把握整个购买行为的本质特征。其核心问题当然是购买和使用该医药产品，对生产和生活产生的重大影响，需求满足程度，生产效率和生活质量的提高程度，以及可以带来的实际利益。

2. 思维过程

思维是以感觉、知觉、表象提供的材料为基础，通过分析、综合、比较、抽象、具体化等过程完成的。其中，分析与综合是思维的基本过程。

（1）分析：即分解过程。把对象（认识客体）这一整体分解为各个部分、个别特性和个别方面。

（2）综合：在观念上把事物的各个部分、各个特性、各个方面结合起来，形成一个整体去认识和理解。

由于分析与综合，彼此相反又相互联系，是同一思维过程不可分割的两个方面。所以在解决问题时，有时先分析，再综合；有时先综合，后分析。因为营销员在深层推销访问中，要善于运用语言和文字形式（信函、文件材料、解释说明），帮助客户有效地完成分析和综合过程。因为综合更加深入细致；综合使分析更加全面和完整。营销人员必须注意言语在分析、综合过程中起着重大作用，对问题的理解和解决问题的过程中，对言语表达形式有着高度的依赖性。

（3）比较：分析把不同对象（比如同类产品的不同品牌）或同一对象（比如同一产品的各个部分或同一产品的不同方面，诸如技术性能、操作程序、使用效果等）的各个部分区别开来，人们就可以加以比较，确定它们之间的异同和关系；以此为基础，再把它连接起来（概括），把本质的东西和非本质的东西区别开来（抽象）。比较是概括和抽象的前提，有比较才有鉴别，才有真伪、美丑、良莠之分。

（4）抽象和概括：抽象，是分出一般的、本质的属性，舍弃偶然的、非本质属性的过程；概括，是把事物的共同属性、本质属性联结起来，并推广到同类事物上的过程。

（5）具体化：具体化是用抽象和概括而获得的概念、原理、公式、规律解释个别问题，以深化和扩大对各种事物的认识。具体化过程是一种由理论指导实际，认识指导实践的过程。

3. 思维形式

概念、判断与推理，是思维的三种基本形式。

（1）概念：人脑是对客观对象一般和本质属性的反映形式。概念代表事物，用词（符号系统）来表示。

概念是在个体发展过程中，在获得和运用人类已经积累起来的，现成的经验的基础上实现的。掌握的概念越多、越准确，思考问题就会越广阔、深入和灵活。营销宣传介绍就是要帮助顾客建立起较为系统、准确的概念以帮助顾客深入思考作出决策。由于顾客对医药产品的相关概念系统不熟悉，推销员要用顾客熟悉的语言和知识，去解释并帮助客户建立新的概念系统，要做到这一点实在不易，但这正是推销员展示才华，取得推销成功的关键因素之一。

（2）判断：是人们运用概念，判断事物之间的有机联系，采取肯定或否定态度的过程。

（3）推理：从一个或数个已知进行判断的过程。推理是反映相对稳定的客观事物之间特殊性（个性）与普通性（共性）的推理转化关系的思维方式。

推理又分为两种即直接推理和间接推理，前者是由一个已知判断引出另一个新判断；后者是通过两个或两个以上的判断，才能推出一个新的判断。

消费者在购买医药商品时，总是经过思维过程，才能作出购买决策。只不过消费者在购买不同类产品时，表现出的思维过程的短暂与简单，和耗时与复杂不同而已。一般说来，日用消费品的购买思维过程比较快捷和简单，耐用消费品的购买过程比较精心和复杂，而最为耗时和复杂的工业品购买的思维过程则要花费很多人的精力和时间。医药产品的购买是两者兼而有之，要区别对待，也就是说思维过程与意志过程（购买决策过程）往往是相继中有交叉。

二、情感过程

经过思维过程，人们在认识了事物本质属性内在联系之后，理所当然的要对客观事物采取一种态度，形成自己的体验和处事立场。所以，思维之后，人的认识就进入情感阶段。

1. 情感的涵义

情感是人对事物态度的一种反映。这种态度必然会在人的行为中或明或隐地表现出来。人对客观事物采取什么态度，要以某种事物是否满足需要为中介和依据，与需要毫无关系的事物，人对其无所谓情感，只有与人的需要有关的事物才会引起情感反映。而需求在主观上是以愿望、意向等形式而被人所体验。情感分为情绪和感情两种类型：

（1）情绪：在特定条件下引起，随条件变化而变化，短暂而不稳定。情绪具有较强的情景性和从动性。情绪的变化条件，主要取决于天然需求的满足程度。情绪的弱化和强化，关键在于条件，营销员的任务之一，就是要积极的营造条件，稳定和强化顾客的良好情绪，避免和弱化顾客的恶劣情绪。

情绪具有肯定和否定、满足与不满足、爱与憎、紧张与轻松、激动与平静等两极性。营销员就是要创造一种气氛与条件，克服顾客的紧张心理，克服顾客的排斥情绪，尽力不用"是不是"、"买不买"种类容易引起对方否定态度的文话，当然更不能争强好胜，与顾客争辩，免得引起顾客激烈的愤怒情绪。

（2）感情：是一种与人的社会性需要、简单的思想意识紧密联系的内心体验。比如，亲切感、信任感、责任感、光荣感、优越感、道德感等都是情感的真实体验。感情是在人的社会实践中产生和发展起来的，反映了人的社会关系和社会生活状况，对人的社会行为起着重大作用。感情不同情绪，具有较大的稳定性和深刻性。情感是感情的外在表现；感情则是情绪的本质内容。

营销人员在介绍产品时，要注意培养顾客三方面感情：一是对营销人员的信任感、亲切感；二是对商品的偏爱感和忠诚感；三是对企业的信任感。如果是知名医药企业的品牌产品，还要引起对方购买和使用该医药产品的安全感和优越感。

除情感之外，尚有心境、激情和应激之说。

心境对人的生活具有重大影响。它是一种使人的一切活动和其他体验都感染上情绪色彩的、比较持久的情绪状态。心境好，办事态度积极，工作效率高，有克服困难的勇气和取得成功的信心；心境差劣，办事态度消极，工作效率低，不思进取与成功。营销人员在访问时，很可能遇见客户心情不好的时候，此时，再推销商品和洽谈生意，当然成功的可能性很小。在这种情况下，营销员的做法有两个，要么回避，创造机会再谈，要么把顾客请出来，到一个较为轻松的环境中，扭转客户的不良心境，再谈生意。

激情，是一种强烈的、暴风雨般的、短促的情绪状态。应激，是出乎意料的情况所引起的紧张情绪状态。善于处理客户的激情、应激状态，将特别有利于营销的成功；引导的不好，则会大大影响洽谈气氛，甚至丧失成交机会。当然情绪过程并不是独立的心理过程，它总是伴随着顾客对商品和交易行为的认识而出现。

2. 情感在购买活动中的不同发展阶段

客户在购买活动中的情感反应是复杂的，又是多变的，营销过程中要随时加以控制与调节。掌握了情感变化的一般规律，并辅助以灵活的技巧和策略，营销人员完全可以影响甚至转变顾客的情感。

客户在购买活动中情感的变化过程，有两个基本的发展阶段：即对医药产品的评价阶段和对医药产品的偏爱阶段。

（1）对医药产品的评价阶段：消费者一旦产生医药产品需求，想要得到满足，就会主动到医院或药房去购买。有些大众医药商品是顾客熟悉的，评价工作仅需作纵向比较，看看质量与价格是否发生了变化。有些专业医药商品则是顾客所不熟悉的，评价工作就比较复杂了。他既要听取营销人员的介绍，观察其他购买者的态度和反应，又要自己动脑，从经济、社会、美学等角度去作横向比较，如医药产品的结构有什么不同、具有哪些功能、价格是否合理、质量是否有保证、社会上是否流行、是否符合使用者的身体状况等等。评价之后，自然就会产生满意或不满意，喜好与不喜好等等情绪。

像目前平价药房出现的抢购现象，就是某种商品引起顾客感情上想象与共鸣，或担心紧俏货再次购买时缺货等原因，顾客也可能产生一时的感情冲动，而形成购买动机的一种表现形式。

（2）对医药产品的偏爱阶段：感知与评价医药商品之后，顾客就会产生对商品的基本态度，或肯定，或基本肯定，或否定，一般说来，消费者对商品持肯定态度，就会进一步使理智与感情趋于统一，产生对商品的偏爱感。

3. 影响情感变化的因素

为了吸引消费者对本产品的积极情感，消除消极情感，促成医药产品销售，销售企业和销售人员就要研究购买者情感产生和变化的原因，并采取有效的措施与对策。影响医药消费者情感变化的因素主要有：

（1）医药产品因素：医药产品因素是决定购买者情感的第一要素。其中包括：商品广告、商品质量、商品外观形态、商品色泽、商品性能、商品价格等。

（2）医药产品环境：环境对人的情绪影响很大，国内外医药企业都努力建设一个文明、舒适、美观的销售现场，意在唤起顾客欢快、舒畅的情绪。这是人们的一种心理预测，一个好的店堂必然有好的商品出售，带着这个美好的"第一印象"去选择商品，对商品也容易产生好感。营销人员应因人而异，在尊重顾客性格及个性特点的基础上，积极的做好引导工作。

人们在获得大量感知材料（即有关医药产品的各个方面相关信息）之后，就会进入理性思维过程，经过分析、综合、比较、抽象、具体化等过程，运用概念去判断和推理，形成对商品的更深刻、更全面的认识，即理解和把握商品的本质特征和内在联系。购买过程的理性认识过程，是人在购买决策制定之前对商品的高级认识阶段。在此基础上，消费者会产生对医药企业及其产品的某种态度，形成自己的体验和处事立场，从而为进一步制定购买决策奠定理性和情感方面的基础。

值得注意的是，营销人员在顾客进入理性认识阶段后，要把自己的推销活动也相应地推向高级化阶段，这就需要更精心地进行营销策划。

第三节 学习与个性

人类的任何一种活动都是有意识、有目的、有计划地进行的，这就是意志的行为。购买活动是消费者学习与个性的培育，也是一种意志行动。它能使消费者自觉地实现其既定的消费（生产）目的而采取一系列的购买行动，并在实现购买目的的过程中，努力排除来自内心和外在的各种干扰和各种因素的影响，保证其医药产品购买目的的实现。

一、形成

1. 涵义与特征

意志过程是人自觉地确定目标，并支配（调节）其行动，以实现预定目标的心理过程。人在从事具体的实践活动之前，总是要问：为什么（弄清目的或目标）？做什么（计划实现目的的行动方案）？人在认识世界和改造世界的过程中，具有很强的意志力量，这当然也表现在商品的购买活动与行为方面。

意志过程具有三个特征：

（1）调节行为方式：调节行为方式也有人称之为随意行动，指随意志而行动之意，由人的意志控制行动。个性的形成过程在于学习，意志的培养，有了随意行动，才可以按既定目标去组织、调节一系列行为，实现这个目的。所以，组织和调节行为方式，表现为行动计划的制定和调整。在营销活动中，就表现为购买决策和采购计划形式的制定。

（2）目的的明确：意志行动有明确的目的和目标。个人的爱好也表现于此。人在经过感性认识阶段，积累了大量的知识材料，又经过理性认识阶段的深刻思考，把握了事物的本质特征和内在联系之后，便取得了对待现实世界的基本态度和情感，随之就会进入改造世界、从事实践活动的行动之中。

马克思曾经说过："劳动过程结束时得到的结果，在这个过程开始时就已经在劳动者的表象中存在着，即已观念地存在着。他不仅使自然物发生形式变化，同时他还在自然物中实现自己的目的，这个目的是他所知道的，是作为规律决定着他的活动的方式和方法的，他必须使他的意志服从这个目的。"（《资本论》第一卷，第202页）这就是目的或目标一经确定，就会在意志行动中发挥极重要的作用，支配和调节人的行为。

（3）努力克服困难：目的已定，行为方式和行动方案计划得当，在行动中仍然会遇到重大因素发生变化，出现种种外部阻力，只有适应变化的环境因素，克服种种困难和内心障碍，才能保证预期目的的实现。

2. 动机

由需求和欲望的支使而产生的内心动力，我们称之为动机。它是实践活动的推动力，体现着所需要的客观事物对人类行为的激励作用，它把人的实践活动引向一定的、可以满足的具体目标。

目标与动机，是两个既相互联系，又相互区别的概念。购买行为是由一定的购买动机引起的，并指向具体的商品。购买动机往往不只一种，构成了一个动机体系。这是因为人的消费或生产需求呈多样化特点造成的。当不能满足所有需求时，动机之间发生冲突是在所难免的。当某种动机在冲突中占据支配行动的主导地位之后，具体的购买目的才能确定下来。

二、消费者购买活动的意志过程

意志行动具有明确目的和行为调节两个基本特征，因此，我们把意志的心理活动过程划分为制定购买决策阶段和执行购买阶段两个阶段。

1. 制定购买医药产品决策阶段

购买决策的制定过程，包括购买动机的冲突及取舍，购买目的的确定，购买方式的选择，以及有关的购买计划的制定。

购买决策的选择，一般遵循三项原则：

（1）利益原则：购买医药产品之后，在使用和消费过程中，能够给自己带来广泛的最大化利益，这是制定购买决策的基本依据。工业用户期望新购设备能创造最大的利润，并因产品质量的提高、供货效率的改善而获得良好的声誉。消费者期望新购买医药产品能提高生活质量，充分体现家庭现代化气氛，并能从繁重的家务劳动中解脱出来，更充分地发展自己的智力和丰富业余家庭生活。

（2）需求满足原则：购买的商品能最大限度的满足消费和生产上的需求，是理想购买目标确定的首要标准。例如，消费者在购买洗衣机时，期望它能快捷方便、省时省力地洗洁衣物，又能保证衣物不受损伤，洗衣机的外观造型具有很强地装饰性，能与居室整体布局协调就是这个道理。

（3）需求能力平衡原则：明确需求以后，医药产品能否作为购物目标，消费者还需考虑自己的经济条件，这一点很重要。工业用户要考虑自己的财务资金状况，消费者要考虑自己的货币支付能力。消费者要考虑的原则是：用尽可能少的资金投入，去获取最大限度满足需求的商品。因此，货比三家、物美价廉就成为购买医药产品考虑的重要因素。

2. 执行购买医药产品决策阶段

购物的环境与条件是千变万化的，遇到的人与事之间关系错综复杂，这就要求在执行购买决策时，不仅要求采购者付出相当大的智力和体力，还要求购买者克服种种困难与障碍，处理在决策阶段所没有料到的新情况和新问题。购买决策制定完毕，就要实施。执行购买决策是意志行动的关键，它的作用不亚于决策制定阶段。制定阶段不容易，特别是制定一项周密、科学、可行的购买决策就更不容易，然而，执行决策的行动就更难。这就是购买决策制定之后实施执行的过程。当然，相对来说，购物总比推销来得更容易些。不过，也不能一概而论，在市场供不应求、商品紧缺的情况下，要想买到理想的既定商品，也是相当困难的事情。

为了克服来自主观和客观两个方面的多种困难，就需要采购者克服心理障碍和客观困难的坚强意志。

三、意志过程与认识过程、情感过程的和谐统一

顾客购买心理活动过程，是认识过程、情感过程、意志过程和谐的统一。三者相互联系、彼此渗透、互为作用，以统一的整体力量影响和决定顾客的购买行为。一个意志坚强并且有着强烈求知欲望的顾客，必定能克服在认识过程中所遇到的种种困难，把结构复杂、自己所不熟悉的医药产品认识清楚，从而大大促进认识过程和思维过程的发展和深化。所以，顾客只有对医药产品有一个全面、深刻、正确的认识，才能有利于作出和执行购买决策，意志活动及其作用才能得以充分的体现和发挥。

推销员在访问客户之前，应按照购买活动的 3 个心理过程，分别设计推销策划方案，采取不同的推销技巧和策略，并从整体上协调推销方案、推销技巧和方法，以取得推销的巨大成功。

案例分析

新设备公司的空调器营销

最近两年中，新设备公司的空调销往家庭、办公室和商店的销售量不断提高。该空调是全国知名的制造商生产的，是市场上质量最好的产品之一。公司规定所有代理人都要参加工厂学校的学习，使他们既能推销又能操作并维修空调。刘思明作为空调销售代理商之一，他发明了一种文件夹在销售时帮助说明，其中还有空调的图片，以及满意用户的感谢信，还有生产空调的技术数据文件，这些资料对空调的销售很有帮助，使刘思明能更有效地完成销售工作。

王梅小姐是一家妇女美容店的老板,正在考虑安装空调设置问题。刘思明搜集了大量的关于这家美容店的资料,然后打了一个电话给王小姐,第一次没有什么实质性进展,不过他们安排了第二次的机会,以下是他们见面的会谈内容:

刘:空调有漂亮的灰色外壳,跟你的美容店很协调,你说是吗,王小姐?

王:是的,它看起来和我这儿很协调。

刘:它不仅颜色很协调,它还能降温、清洁和湿润空气,如果你需要,它会给你带来新鲜,甚至流通的空气。所有这些都可通过一个转换开关来完成,更好的是,这种空调的结构非常合理,我想,你是想要一个性能好、操作简单、经济的空调吧?

王:是的,当然,谁不想要这么一个呢?我当然想要我所信赖的东西。

刘:好的,我肯定这正是你想要的,你打算什么时候安装这批空调呢?

王:噢!对不起,刘经理,目前我还不想马上更换我店的空调。

刘:王小姐,我知道当你决定更换店里的空调时,你会选择我们的空调器。那么,真正的问题是现在就配备这种空调呢,还是晚些时候,对不对?

王:对,是的。

刘:现在,我们考虑一下这方面的问题,我们能不能决定在什么时候安装这批新设备。我们可以……

思考题

作为企业产品的营销人员,在销售产品的过程中,应掌握哪些技巧?

第五章
医药营销团队建设

随着社会的不断发展，医药企业生存的内外部环境发生了重大的改变：如企业人员需求的多样性、国家政策的不确定性；变革性技术的出现；市场需求的不确定性和突发性危机的出现；消费行为的理性趋势；经济的全球化与竞争的无边界化等等，在这种复杂多变的环境中，传统的营销模式很难适应社会对医药企业营销活动的需求，因此医药营销团队的建设成为一种必然的趋势。

第一节　医药营销团队建设的目标与信念

一、医药营销团队的建设与组织

（一）医药营销团队的定义

20年前，丰田、沃尔沃、通用等公司将团队引入生产过程中时，曾轰动一时。但20年后的今天，500强中如果哪个公司没有采用团队形式，则会成为新闻热点。由于在多变的环境中，团队比传统的部门结构或其他形式的稳定性群体更灵活，反应更迅速，因此，短短20年的时间里，团队已经普及渗透到各个优秀企业、各个部门，甚至政府部门都将领导团队作为不可忽略的环节进行建设。

那么，什么是医药营销团队？

医药营销团队是指两个或更多的为同一目标而共同合作、互补技能、相互承担责任的医药营销人员组成的一种组织形式。其重要特点是医药营销团队内成员间在心理上有一定联系，彼此之间发生相互影响。那些偶尔汇合在一起的一群人，虽然在时间、空间上有某些共同的特点，但他们之间在心理上没有什么相互影响和相互作用，因而称不上团队。

团队并不是一群人的机械组合，一个真正的团队应该有一个共同的目标，其成员的行为之间相互依存，相互影响，并且相互配合，不断创造和追求团队的业绩。简单讲，团队不是简单的"$1+1=2$"，而是"$1+1>2$"。团队成员因为有共同使命感和责任感而共同努力，所以会产生大于个人努力总和的群体效益。

（二）医药营销团队的核心要素

一个优秀的医药营销团队需具备一些核心的要素，而正是由于有了这些要素，一个群体组织才能称之为高绩效团队。一般来讲，医药营销团队的核心要素包括以下几点：

1. 有着共同明确的目标

团队应该有一个明确的目标，为团队成员导航，知道要向何处去，没有目标这个团队就没有存在的价值。为了实现共同目标，成员之间彼此合作，这是构成和维持团队的基本条件。实际上，正是这种共同的目标，才决定了团队的性质。

如果团队失去了目标，团队成员就不知道上何处去，这个团队存在的价值可能就要打折扣。团队的目标必须跟组织的目标一致，而且这个目标要被大家所认同，此外还可以把大目标分成小目标具体分到各个团队成员身上，大家合力实现这个共同的目标。同时，目标还应该有效地向大众传播，让团队内外的成员都知道这些目标，有时甚至可以把目标贴在团队成员的办公桌上、会议室里，以此激励所有的人为这个目标去工作。

2. 成员之间有效沟通和相互依赖

团队将具有不同技能的人集中在一起并相互合作，以保证团队的任务尽可能高效地执行。让每位成员清楚地了解他人对整个团队的贡献并进行有效的沟通是非常必要的。如果每个人都了解团队的发展情况，就能够共享对组织成就的骄傲与自豪，共同思考遇到的问题和挫折，共同为解决问题而献计献策；团队成员们在必要时自愿付出更多的努力，原因仅仅在于他们能够看到组织对自己努力的需要。所有这些因素都帮助团队保持凝聚力，保持共同的归属感。

从行为心理上来讲，成员之间在行为心理上相互作用，直接接触，彼此相互影响，与团队中的其他成员形成了一种默契和关心。成员之间相互协作，彼此给予支持，共同完成所需完成的各项工作。

3. 团队的凝聚力

当团队成员处在一个团队中感到他是属于这个团队的，而这个团队与其他的团队是不一样的，这个团队的成功与他自身的成功是息息相关的，这时他就会将自己与团队及其他团队成员紧密联系起来，这就是团队的凝聚力，它是联系团队成员的纽带。凝聚力的重要性之一是对团队成员的吸引力，属于一个高凝聚力团体的人喜欢他们的团体，并且乐于归属于这个团体。

4. 角色的合理分配及明确定位

营销团队可以按照流程的需要分为若干部门，每个部门又可以由若干个人组成。对每个成员所担负的角色要分工合理，明确定位，明确团队成员在达到共同目标中的责任，成员之间既互相依存，又要形成共赢。

5. 高效的领导者

团队要想取得高绩效，需要具有果敢高效的领导者，高效的领导者可以为团队指明方向，引导团队渡过难关。他们向成员阐明变革的可能性，鼓舞团队成员的自信心，帮助他们更充分地了解自己的潜力。优秀的领导者不一定非得指示或控制，高效的团队领导者往往担任的是教练和后盾的角色，他们对团队提供指导和支持。

（三）医药营销团队的类型

根据医药营销团队存在的目的，拥有自主权的大小，将医药营销团队分为四种类型：问题解决型团队、自我管理型团队、多功能型团队和虚拟型团队。

1. 问题解决型团队

问题解决型团队中的成员往往就如何改进工作程序、方法等问题交流不同的看法，并就如何提高生产质量、提高生产效率、改善企业工作环境等问题提出建议。在问题解决型团队中，团队的主要责任是通过调查研究、集思广益理清团队存在的问题，拟订策略或执行计划。但团队成员几乎没有什么实际权利来根据建议采取行动。

2. 自我管理型团队

自我管理型团队是自然形成的工作小组，被赋予了很大的自主权，同时，他们也被要求控制自己的行为，取得重大成果。集计划、命令、监督和控制行为的授权和培训于一身，使这些团队与许多其他类型的团队完全不同。他们拥有广泛的自主权和自由。

自我管理型团队的影响是巨大的，他们能提高30%或更多生产力并且能极大地改善产品服务质量。他们从根本上改变了工作的组织方式，使一种更高水平的领导实践成为可能。引入自我管理团队将减少1~2个管理层，因而产生了扁平式的组织结构，极大地提高了工作效率。但推行自我管理型团队并不总是能带来积极的效果，虽然有时员工的满意度随着权利的下放而提升，但同时缺勤率、流动率也在增加。所以首先要看企业目前的成熟度如何，员工的责任感如何，然后再来确定自我管理型团队发展的趋势和反响。

3. 多功能型团队

多功能型团队由来自同一等级、不同工作领域的员工组成，他们来到一起之后，使组织内（甚至组织之间）员工之间交换信息，从而激发出新的观点，解决面临的问题，协调完成复杂的项目。但是，由于团队成员知识、经验、背景和观点不太相同，加上处理复杂多样的工作任务，因此实行这种团队形式，建立有效的合作需要相当长的时间，而且要求团队成员具有很高的合作意识和个人素质。

4. 虚拟型团队

虚拟型团队是指结合不同地区的人员，通过电子邮件或视讯会议等设备共同完成任务。该类型团队与其他类型团队一样具有团队目标和成员因素外，更注重技术系统的应用，其常用的技术系统主要包括桌面视听会议系统、合作软件系统和网络系统。随着现代通讯技术的进步与迅猛发展，虚拟型团队已成为现实，很多著名企业已经成功实践了它的作用

（四）医药营销团队建设的一般程序

建设卓越团队一般需要以下四个步骤：

1. 做好人员选拔

选拔团队成员时，要以团队目标为导向，确定团队必备人才。不仅要考虑其是否具备该工作所需技能，还要考虑其是否具备扮演团队角色的其他素质和技能。主要包括以下几种素质：

（1）个人品质：品质是团队择人最关键的要素，主要包括三方面的内容：一是诚信，诚信乃立身之本、处世之根，自古就有"欲正其心者，先诚其意，意诚而后心正"；二是职业道德，职业道德体现在个人的敬业精神和视公司利益至高无上的心态；三是责任心，只有有责任感的人，才会对社会负责，才会对公司负责，才会对家庭负责。

（2）个人能力：个人能力主要从三个方面来看，一是沟通协调管理能力，营销职业的最大特性就是与各种各样的人或组织打交道，你怎么去与人沟通，怎么去协调这些人与那些人之间的关系，怎么去管理你的客户、你的渠道或你下面的团队，这就需要较强的沟通协调管理能力；二是观察分析决策能力，市场机会与威胁在哪，竞争对手弱势与优势在哪，自己如何面对所处的各种环境作出正确的决策，这就需要具备非凡的观察分析决策能力；三是计划组织控制能力，市场变化是瞬息之间，这就需要有驾驭市场变化的能力。

（3）个人形象：个人形象是对团队成员所要求的精神面貌，个人形象代表着团队形象，代表着公司形象。从个人可以看出个人背后的团队，团队在挑人时，往往首先看的是工作经历，以及受教育和培训的经历，其实更重要的是任聘人在面试全过程中所表现出来的形态，从这些形态大致可以判断出应聘者的综合

素质。

2. 培训

团队成员只有先天因素不够，还要加强后天的培养，这就需要对团队加强相关培训，培训目的就是培养团队的凝聚力和战斗力。

团队凝聚力的培养实质就是加强团队文化的建设，为团队营造一种快乐工作和积极进取的氛围。团队文化的精髓就是强调协作，团结协作才能成就共同事业，从而才能实现和满足团队成员的各自需求。团队战斗力的培养实质就是加强团队成员综合能力的培训，主要包括以下几方面的培训：

（1）谈判能力：作为营销人员，最重要的工作是要为公司找到合作伙伴，并能良性地做出销量和保证回款。能否谈成适合公司发展的合作伙伴，这就取决于个人的谈判能力。决定谈判能力的几个重要因素是广博的专业知识、敏捷的思维、能言善辩的口才等。

（2）管理能力：作为营销人员，会拥有多个客户，这就牵涉到营销人员要对多个客户之间的关系进行协调与管理，使之能相互协作，共同维护市场秩序，而不是相互排挤、相互打压。同样，针对于不同的产品形成不同的渠道，营销人员也会面临渠道之间这样那样的摩擦与矛盾，这就需要营销人员掌握渠道管理之道。再有就是团队的管理，比如说业务团队的管理、促销团队的管理等。

（3）控制能力：市场是瞬息万变的，客户的心也在不断地改变，如何驾驭市场的变化，如何挖掘市场的潜在需求，又如何掌控消费者的心态，这就需要营销人员具有超强的控制能力。

3. 有效的绩效体系

要保证一个团队的稳定性，不仅需要公司本身的良好发展前景，而且还需要公司能为大家提供一个合理的绩效体系，最关键是要为团队成员塑造一个公正、公平、公开的竞争平台。有效的绩效体系应该体现在两点，一是物质需要方面，二是精神需要方面。物质需要主要体现在工资、福利、奖金、工作环境等，而精神需要则主要体现在社会地位、成就感、安全感、发展空间等。

4. 完善团队主管角色

作为营销团队的领导者，是团队的灵魂人物。一名优秀的团队带领者应该具有以下几种能力：

（1）指导力：作为领导者，必须要对团队成员负有指导的责任，能够指导员工如何去更好地完成任务，如何去更好地把个人利益与团队利益、眼前利益与未来利益相结合，如何更好地超越自我，如何更好地规划人生职涯。

（2）亲和力："以人为本"的管理思想，要求领导者从"人性"的角度出发，以"人文关怀"的理念去理解、尊重、培育员工。团队应该是一个和谐的团队,是一个充满激情、充满活力的团队,这就需要领导者具备较强的亲和力。

(3)执行力:很多企业失败的原因往往不是企业战略、营销策略、公司运营机制,而是公司的执行力。团队的执行力主要看团队的带领者,因此,作为团队管理者,首先要以自我为表率,扛起"执行力"大旗,走在团队之前,建立起团队高效的执行力体系。

需要注意的是:并不是团队成员越多越好。最好的团队规模一般在10人左右。成员多,难以形成凝聚力,忠诚感和依赖感也会因团队规模过大而大打折扣。

除此之外,还要鼓励团队把发展看作是一个不断学习和完善的过程,就像全面质量管理一样,不断寻求革新,不断超越自己已有的成绩,在提高自己的同时,为企业创造卓越。

(五)团队建设的方法和发展阶段

1. 团队建设的方法

团队建设的方法有五种:人际交往法、角色界定法、价值观法、任务导向法和社会认同法。

人际交往法强调团队成员之间进行交往的方式,目的是确保团队成员以诚实的方式交往。角色界定法勾勒出了多种角色模式和群体过程,目的是使个人清醒地认识到员工个人所做贡献的类型。价值观法强调团队拥有价值观念的重要性,所有成员都应拥有这些价值观,在工作中,着力于培养共同的团队价值观,这样,就能以一贯的同样的方式指导每个团队成员的行为。社会认同法是通过有效的交流来提高团队的凝聚力,通过展示团队成就和职业化鼓励成员为自己的团队感到自豪。

2. 团队建设的发展阶段

如同每个人在人生之路上所走的路各自不同一样,每个团队都会以不同的建立方法经历五个发展阶段:成立期、激荡期、稳定期、高产期和休整期。

(1)成立期:成立期是团队发展进程中的起始步骤。它促使个体成员转变为团队成员。这时,团队中的成员开始初步了解,相互认识。

在一个组织中成立团队一般有两种可能:一是建立以团队为基础的组织,即以团队为整个组织的运行基础;二是在组织中有限的范围内或在完成某些任务时采用团队的形式。其特点是,团队的目的、结构、领导都不确定。团队成员各自摸索群体可以接受的行为规范。当团队成员开始把自己看作是团队的一员时,这个阶段就结束了。

①成立期团队建设的内容:在这个阶段,主要应完成以下两方面的工作:一

方面是形成团队的内部结构框架，另一方面是建立团队与外界的初步联系。

a. 形成团队的内部结构框架

团队的内部框架需要考虑的问题：

是否该组建这样的团队；团队的任务是什么；团队中应包括什么样的成员；成员的角色分配如何；团队的规模要多大；团队生存需要什么样的行为准则？

b. 建立团队与外界的初步联系

团队的外部联络需要注意的问题：

建立起团队与组织的联系；确立团队的权限；建立团队的绩效考评、对团队的行为进行激励与约束的制度体系；建立团队与组织外部的联系与协调的关系，如建立与企业顾客、企业协作者的联系，努力与社会制度和文化取得协调等。

②团队度过成立期的方法：团队的领导者应迅速掌握团队，让团队成员进入状况，降低不稳定因素，帮助团队度过第一阶段。团队领导者可以通过以下方法帮助团队度过成立期：

a. 宣布你对团队的期望是什么，也就是希望通过团队建设，在若干时间后，取得什么样的成就，达到什么样的规模。

b. 提供团队明确的方向和目标，在跟下属分享这个目标的时候，要展现出自信心，因为如果自己都觉得这个目标高不可攀，那么下属也会没有信心。

c. 提供团队所需的资讯，比如要一个小组的成员到华南成立一个分公司，就必须给他足够的资讯，首先包括竞争对手在这个商圈中的分布，市场占有率分别是多少；计划在这个区域投入多少资本等内容。

d. 帮助团队成员彼此认识，第一阶段是初识阶段，大家还不知道你是谁我是谁，自己有一些特长，还不好意思介绍出来，所以这个时候有必要让团队的成员彼此认识。你要告诉他们，每位成员具有的特长，这样容易彼此形成对对方的尊重，为以后的团队合作奠定良好的基础。

团队领导者可以通过以上的措施，使团队尽快进入轨道。

（2）激荡期：团队经过组建阶段后，隐藏的问题逐渐暴露，团队内部冲突加剧，虽然说团队成员接受了团队的存在，但对团队加给他们的约束，仍然加以抵制。在这一阶段，热情往往让位于挫折和愤怒。团队对于团队的目标也开始了怀疑，当初领导者很有信心地要达成某个目标，但经过一两个月的检验，基本上是高不可攀，达不到的。而人际关系方面，冲突开始加剧，人际关系变得紧张，互相猜疑、对峙、不满，成员开始把这些问题归结到领导者身上，对领导权产生不满，尤其在问题出现的时候，个别有野心的成员，甚至会想到挑战领导者，这个阶段人们更多的把注意力和焦点放在人际关系上，无暇顾及工作目标，生产力在这个时候遭到持续性的打击。

激荡包括成员与成员之间、成员与环境之间、新旧观念与行为之间三方面的激荡。

①成员与成员之间的激荡：团队进入激荡期后，成员之间由于立场、观念、方法、行为等方面的差异必然会产生各种冲突，什么工作行为、任务目标、工作指导等统统忘却于脑后。此时，人际关系陷入紧张局面，甚至出现敌视、强烈情绪及向领导者挑战的情况。其结果是，一些人可能暂时回避，一些人准备退出。

②成员与环境之间的激荡：首先，这种激荡体现在成员与组织技术系统之间的激荡。如团队成员在新的环境中可能对团队采用的信息技术系统或新的制作技术不熟悉，经常出差错。这时最紧迫的是进行技能培训，使成员迅速掌握团队采用的技术。

其次，成员与组织制度系统之间的激荡。在团队建设中，组织会在其内部建立起尽量与团队运作相适应的制度体系，如人事制度、考评制度、奖惩制度等。但是，由于这些制度是在组织范围内制定和实施的，相对于小范围的团队来说，未必有效，也就是说，针对性差。所以制定适应团队发展的行为规范已近在眉睫。

再次，团队成员与组织其他部门之间的关系磨合。团队在成长过程中，与组织其他部门要发生各种各样的关系，也会产生各种各样的矛盾冲突，需要进行很好的协调。

最后，团队与社会制度及文化之间的关系也需要协调。

③新旧观念与行为之间的激荡：团队在激荡期会产生新旧观念、行为之间的激荡。

在这一阶段，团队领导者需要运用一系列手段来促进团队的成长。常见的方法主要包括：

a. 安抚人心：首先要认识并处理各种矛盾和冲突，比方说某一派或某一个人力量绝对强大，那么作为领导者要适时的化解这些权威和权利，绝对不允许以一个人的权利打压其他人的贡献。同时要鼓励团队成员就有争议的问题发表自己的看法。

b. 准备建立工作规范：没有工作规范、工作标准约束，就会造成一种不均衡，这种均衡也是冲突源，领导者在规范管理的过程中，自己要以身作则。

c. 需要调整领导决策，鼓励团队成员参与决策。

（3）稳定期：随着时间的推移，技能的提升，团队会进入稳定期，这是团队发展的第三个阶段。

在这个阶段中，团队内部成员之间开始形成亲密的关系，团队表现出一定的凝聚力。这时会产生强烈的团队身份感和友谊关系，彼此之间保持积极的态度，表现出相互之间的理解、关心和友爱，并再次把注意力转移到工作任务和目标上来，大家关心的问题是彼此的合作和团队的发展。团队成员对新的技术、制度也逐步熟悉和适应，并在新旧制度之间寻求某种均衡。团队与环境的关系也逐渐地理顺。在新旧观念的交锋中，新型的观念逐渐占据上风，并逐渐为团队成员普遍接受。总之，团队会逐步克服团队建设中碰到的一系列阻力，新的行为规范得到确立并为大家所接受。

团队要顺利地度过第三个阶段，最重要的是形成团队的文化和氛围。团队精神、凝聚力、合作意识能不能形成，关键就在这一阶段。团队文化不可能通过移植实现，但可以借鉴、参考，形成自己的文化。在这一阶段，团队面临的主要危险是团队的成员因为害怕遇到更多的冲突而不愿提出自己好的建议。这时的工作重点就是通过提高团队成员的责任心和权威，来帮助他们放弃沉默，给团队成员新的挑战显示出彼此之间的信任。

当团队结构稳定下来，团队对于什么是正确的行为基本达成共识时，这个阶段就结束了。

（4）高产期：度过第三个阶段，稳定期的团队就可以进入到高产期，也叫高绩效的团队。

在这个阶段，团队结构已经开始充分地发挥作用，并已被团队成员完全接受。团队成员的注意力已经从试图相互认识和理解转移到充满自信地完成手头的任务。至此，人们已经学会了如何建设性地提出不同意见，能经受住一定程度的风险，并且能用他们的全部能量去面对各种挑战。大家高度互信、彼此尊重，也呈现出接收团队外部新方法、新输入和自我创新的学习性状态。整个团队已熟练掌握如何处理内部冲突的技巧，也学会了团队决策和团队会议的各类方法，并能通过团队追求团队的成功。在执行任务过程中，团队成员加深了解，增进了友谊，除了高度的相互信任外，还可以进一步让团队显示自己巨大的能量。

对于一个高绩效团队，维持越久越好，团队领导者应尽力去维持。主要方法有：①随时更新我们的工作方法和流程。并不是过去制定的一套方法和流程是对的，我们就不需要改变它，时间推移了，工作方法也需要调整，所以要保持团队不断学习的一种劲头；②团队的领导形如团队的成员而不是领袖。领导者要把自己当作团队的一分子去工作，不要把自己当成团队的长者、长官；③通过承诺而不是管制来追求更佳的结果。在一个成熟的团队中，应该鼓励团队成员，给他们一些承诺，而不是命令。有时资深的团队成员反感自上而下的命令式的方法；④要给团队成员具有挑战性的目标；⑤监控工作的进展，比如看一看团队在时间过半的情况下，任务是否已经完成了一半，是超额还是不足。在进行监控反馈的过程中既要承认个人的贡献，也要庆祝团队整体的成就，毕竟大家经过磨合已经形成了合力，所以团队的贡献是至关重要的。

（5）休整期：任何一个团队都有它自己的寿命，高产期的团队运行到一定阶段，完成了自身的目标后，就进入到了团队发展的第五个阶段——休整期。在休整期，对团队而言，有以下几种可能的结局：

①团队解散：为完成某项特定任务而组建的团队，伴随着任务的完成，团队也会因任务的完成而解散。这个阶段，团队成员的反应差异很大，有的很乐观，沉浸于团队的成就中，他们觉得没有白来一趟，完成了既定的目标，新的目标还在等待着我们。有的则很悲观，惋惜在共同的工作团队中建立起的友谊关系，不能再像以前那样继续下去。人们的反应差异很大，团队的士气可能提高，也可能下降。

②团队休整：对于另外一些团队，如大公司的执行委员会在完成阶段性工作任务（如一年为周期）之后，会开始休整而准备进入下一个工作周期，此间可能会有团队成员的更替，即可能有新成员加入，或有原成员流出，因为人员的选择跟团队的目标是有关联的。

③团队整顿：对于表现差强人意的团队，进入休整期后可能会被勒令整顿，整顿的一个重要内容就是优化团队规范。在这里，皮尔尼克提出的"规范分析法"很是值得我们借鉴。

首先，明确团队已经形成的规范，尤其是那些起消极作用的规范，如强人领导而非共同领导、个别负责任而非联合负责任、彼此攻击而非互相支持等。

其次，制定规范剖面图得出规范差距曲线。

再次，听取各方面对这些规范进行改革的意见，经过充分的民主讨论，制定系统的改革方案，包括责任、信息交流、反馈、奖励和招收新员工等。

最后，对改革措施实现跟踪评价，并作必要的调整。

（六）医药营销团队成员的角色

一般说来，团队人员的能力至少要有 3 种：技术、人际关系以及决策；从性格上也必须包含：好奇、耐心、条理、挑剔、敏感、负责、叛逆、性急这 8 种个性。但是，如何从其本身的性格、处事方式，以及具备的能力上来决定与安排其在团队中的角色呢？根据英国团队管理专家梅雷迪恩·贝尔宾博士 1996 年在《管理团队成败启示录》一书中的研究，一个成功的团队通常需要有以下角色存在：主席/协调人、塑造者、种植者、监测评估者、资源调查者、实施者、团队协作者、捕鱼人等 8 种角色。

（1）主席/协调人：与其说他们是专家型或者具有创造性，不如说他们纪律严明、轻重分明和能力均衡。其职责是挑选人才，倾听其意见建议并激励之，做凝聚和协调员工的努力。

（2）塑造者：特征是项目领导，性情外向，能有力地推动任务的进展；其力量来源于个人动机和对任务的激情。

（3）种植者：是原创思想和建议的来源，团队中最富于创造性和最聪明的成员，但可能对细节不很关心；他们需要激励和引导，其才能才得以发挥到极致。

（4）监测评估者：进行检查工作并指出论证中的缺陷之处的人。擅长分析甚于创造。

（5）资源调查者：让团队与周围世界保持联系的联络人。受这一职责吸引的人趋于外向，并很受人欢迎。

（6）实施者：把思想具体转化为行动时间表的实践组织者和管理者。

（7）团队协作者：受人喜欢和欢迎，通过鼓励、理解和支持来让每个人保持前进。

（8）捕鱼人：没有他的话，团队可能永远都不会按时完成任务。对任务的严格跟踪是很重要的，但不总受人欢迎。

换句话说，选择技术型人才虽是重要的，但要保证他们中间有人能担任其他重要的职责。团队是由个体聚集在一起组成的一个集合，在执行任务或者解决问题时需要用到他们的才华。团队赢了，则团队的每一个人也赢了。如果团队输了，则团队的每一个人也输了。

二、医药营销团队的目标确定

由于团队发展是一个动态的过程，团队领导者需要随时进行决策，没有目标的团队只会走一步看一步，处于投机和侥幸的不确定状态中，风险系数加大，就像汪洋中的一条船，不仅会迷失方向，也难免触礁。因此，建立团队首要的任务就是确立目标，团队目标的实现关系到全体成员的利益，自然也是鼓舞大家斗志，协调大家行动的关键因素。团队目标是发展团队合作的一面旗帜，是团队运作的核心动力。

（一）医药营销团队目标确定的原则

1. 让团队成员参与制定团队的目标

团队目标应体现团队的核心价值观，离开团队成员的参与，团队的核心价值观实现的可能性是极小的。

2. 团队的目标必须跟团队的发展方向相一致

目标是与团队发展的方向一致的，它是达成团队总目标的一部分，为团队的整体发展做出贡献。

3. 必须制定一套目标运行的程序来随时纠偏或修正目标

目标定下来以后不见得就一定准确，还需要根据监督、检查的情形随时往正确的路上引导。

4. 实施有效目标的分解

目标来源于组织的大目标，而个人的目标来自于团队的目标，它对团队目标起支持性的作用。

5. 必须有效地把目标传达给所有的成员和相关的人

相关的人可能是团队外部的成员，比方说相关的团队、有业务关系的团队、也可能是团队的领导者。

（二）医药营销团队目标确定的程序

一般来讲，医药营销团队的目标确定包括以下 5 个步骤：

1. 根据 SMART 原则制定团队目标

SMART 是 5 个英文单词的第一个字母的汇总。好的目标应该能够符合SMART 原则。

（1）S（Specific）——明确性：所谓明确就是要用具体的语言清楚的说明要达成的行为标准。明确的目标几乎是所有成功团队的一致特点。往往有很多团队不成功的重要原因之一就是因为目标定的模棱两可，或没有将目标有效的传达给相关成员。

（2）M（Measurable）——衡量性：衡量性就是指目标应该是明确的，而不是模棱两可的。应该有一组明确的数据，作为衡量是否达成目标的依据。

如果制定的目标没有办法衡量，就无法判断这个目标是否实现。当然可能领导有一天问"这个目标离实现大概有多远？"团队成员的回答是"我们早实现了"。这就是领导和下属对团队目标所产生的一种分歧，原因就在于没给他一个定量的可以衡量的分析数据。但并不是所有的目标都可以衡量，有时也会有例外，比如说大方向性质的目标就难以衡量。

（3）A（Acceptable）——可接受性：定目标时，总希望越高越好，领导也有这种期待。但目标是要能够被执行人所接受的，如果上司利用一些行政手段，利用权力性的影响力一厢情愿地把自己所制定的目标强压给下属，下属典型的反应是一种心理和行为上的抗拒。

定目标通常有三种途经：第一种，自上而下，由上司定，定完后下属接受；第二种，自下而上，下属定，定完后让领导批准；第三种，双方共同制定。

无论是哪一种方法都必须通过沟通来达成共识，没有这个过程就谈不上可接受性。无论何种途径，团队领导者心里应该有一个自己所希望的目标，然后征求下属的意见。

"控制式"的领导喜欢自己定目标，然后交给下属去完成，他们不在乎下属的意见和反应，这种做法越来越没有市场。今天员工的知识层次、学历、自己本身的素质，以及他们主张的个性张扬的程度都远远超出从前。面对这种情形领导者应该更多的吸收下属来参与目标制定的过程，即便是团队整体的目标。

（4）R（Realistic）——实际性：目标的实际性是指在现实的条件下是否可行、可操作。可能有两种情形，一方面领导者乐观的估计了当前的形势，低估了达成目标所需要的条件，这些条件包括人力资源、硬件条件、技术条件、系统信息的条件、团队的环境因素等，以至于下达了一个高于实际能力的指标。另外，可能花了大量的时间、资源，甚至人力成本，最后确定的目标根本没有多大的实际意义。

团队目标的实际性要从两个方面看：第一，是不是高不可攀；第二，是否符合企业团队对于这个目标的投入产出期望值。

有时实际性需要团队领导衡量。因为有时可能领导说投入这么多钱，目的就是打败竞争对手，所以尽管获得的并不那么高，但打败竞争对手是主要目标。这种情形下的目标就是实际的。

（5）T（Timed）——时限性：目标特性的时限性就是指目标是有时间限制的。它分为固定最后期限及可调整（因具体情况而变）的最后期限。没有时间限制的目标没有办法考核，或带来考核的不公。

2. 列出上述目标所带来的好处，加强工作的动力

这种好处可以从组织的角度、团队的角度去想：这个目标一旦实现，团队今年的目标就有了保障，而个人也将发展一套新的技能；第二，完成这个目标，团队的成员会以一种更肯定的目光来看我，我个人的潜力也会得到印证，会提升自己工作积极性，提升自信心。

3. 列出完成目标会碰到的困难和障碍，及相应的解决办法

例如，目前还不具备这方面的技能，相应的解决办法是培训；需要其他团队成员的介入，他会合作吗？相应的解决办法是跟团队成员沟通，或找团队领导帮助协调。

4. 完成这个目标需要什么样的知识和技能

团队是否具有完成目标的技能，若缺乏，也许要从外面团队中借资源进来。

5. 为达到目标必须合作的对象

要完成这个目标，需要哪些人配合，团队领导需要做哪些事情，团队成员的配合，团队之外的人员需要配合团队工作的内容等等。

6. 确定目标完成的日期

三、医药营销团队信念灌输

企业营销团队的建设体现在营销理念的升华与营销能力的提高，因为营销工作始终贯穿着的一条主线就是"共赢"，最终目的是要体现产品带来的价值。建设营销团队最为关键、最为重要的前提是一个共同愿景，为了实现这一愿景，必须设立标准的工作程序和统一的游戏规则。团队成员虽然分工不同，但都能为整体目标的实现发挥出不可或缺的作用，最终结果就是每个成员都能以最高的绩效水平完成各自的工作任务，且团队的总体绩效要大于所有成员的绩效总和，共同努力去实现愿景。

在营销团队的工作中，必须坚持客户第一的营销理念。营销团队要紧紧围绕客户的需要，在产品的售前、售中、售后服务上有所突破，通过对产品品牌的维护和提升来为客户创造终身的价值，通过对客户需要进行定制来满足差异化的需求，通过全方位的亲情服务来换取用户对企业产品的忠诚。与此同时，及时掌握客户的需求信息，满足其多样化的需要。在销售过程中，要履行服务承诺，"服务多一点，满意多一点"为客户提供超值定制服务，最大限度地降低其购后风险，使其让度价值最大化。维护好老客户，使其满意，并在市场中树立良好口碑的前提下再去发展新客户。

第二节　医药营销团队建设的变化与创新

一、医药营销团队的激励与变化

营销团队领导需要采取恰当的激励措施以激发营销团队成员的内在动力，为实现营销团队的目标而努力奋斗，并可以从中得到一批士气高涨、高效的营销人员，这样的营销团队是永远充满动力的。

（一）医药营销团队激励的概念和作用

1. 激励的概念

激励一词是外来语，译自英文单词 Motivation，它含有激发动机、鼓励行为、形成动力的意义。激励是指组织通过设计适当的外部奖酬形式和工作环境，以一定的行为规范和惩罚性措施，借助信息沟通，来激发、引导、保持和归化组织成员的行为，以有效的实现组织及其成员个人目标的系统活动。

　　从定义中可以看出，激励包含了以下内容：激励的出发点是满足组织成员的各种需要；科学的激励工作需要奖励和惩罚并举；激励贯穿于企业员工工作的全过程；企业组织中信息沟通的顺畅直接影响着激励制度的运用效果和激励工作的成本；激励的最终目的是在实现组织预期目标的同时，也能让组织成员实现其个人目标。

2. 医药营销团队激励的积极作用

　　（1）有利于营销团队成员素质的提高：人的素质主要受先天因素和后天因素的影响，但从根本意义上讲，主要还是决定于后天的学习和实践。通过学习和实践，人的素质才能得到提高。个体为了谋求目标的达到，不但能改变其手段，而且通过学习能改变其行为的内容，这种改变也意味着人的素质从一种水平发展到更高的水平。学习和实践的方式与途径是多种多样的，但激励是其中最能发挥效用的一种。通过激励来控制和调节人的行为趋向，会给学习和实践带来巨大的动力，从而会导致个人素质的不断提高。

　　（2）有利于鼓舞营销团队成员的士气：激励对营销团队成员积极性的调动有着极为重要的影响。根据美国哈佛大学的威廉．詹姆士（W. James）教授对员工激励的研究中发现，按时计酬的分配制度仅能让员工发挥20%～30%的能力，如果收到充分激励的话，员工的能力可以发挥出80%～90%，两种情况之间60%的差距就是有效激励的结果。管理学家的研究表明，员工的工作绩效是员工能力和受激励程度的函数，即绩效＝F（能力×激励）。如果把激励制度对员工创造性、革新精神和主动提高自身素质的意愿的影响考虑进去的话，激励对工作绩效的影响就更大了。

　　（3）有利于创造良性的竞争环境：科学的激励制度包含有一种竞争精神，它的运行能够创造出一种良性的竞争环境，进而形成良性的竞争机制。在具有竞争性的环境中，组织成员就会收到环境的压力，这种压力将转变为员工努力工作的动力。正如麦格雷戈所说："个人与个人之间的竞争，才是激励的主要来源之一。"在这里，员工工作的动力和积极性成了激励工作的间接结果。

（二）医药营销团队激励的基本理论

　　为了提高激励效果，必须对激励的基本理论有所了解，从中找到适合营销团队的激励方法。基本的团队激励理论主要有以下几种：

1. 马斯洛需要层次理论

　　马斯洛的需要层次理论是研究组织激励时应用最广泛的理论。美国著名行为学家和人本主义心理学家亚伯拉罕·马斯洛在1943年出版的《人类激励理论》一书中，首次提出需要层次理论，他认为人类有五个层次的需要，即：生理需要、安全需要、社会需要、尊重需要、自我实现需要，并把这五类需要按其重要程度和发展的先后顺序，排成一个等阶层系，如图5-1所示：

（1）各层次需要的基本含义

①生理需要：这是人类维持自身生存的最基本需要，包括食物、水、空气和住房等方面的需要。这类需要的级别最低，人们在转向较高层次的需要之前，总是尽力满足这类需要。一个人在饥饿时不会对其他任何事物感兴趣，他的主要动力是得到食物。即使在今天，还有许多人不能满足这些基本的生理需要。营销团队领导者应该明白，如果团队成员还在为生理需要而忙碌时，他们所真正关心的问题就与他们所做的工作无关。因此，当激励以生理需要为主的营销人员时，团队领导者可以假设营销人员是为报酬而工作，主要关心收入、舒适等等，所以是试图利用增加工资、改善劳动条件、给予更多的业余时间和工间休息、提高福利待遇等来激励员工。

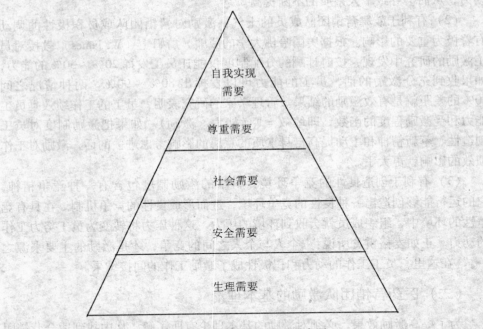

图5-1　马斯洛的需要层次图

②安全需要：安全需要包括对人身安全、生活稳定以及免遭痛苦、威胁或疾病等的需要。马斯洛认为，整个有机体是一个追求安全的机制，人的感受器官、效应器官、智能和其他能量主要是寻求安全的工具，甚至可以把科学和人生观都看成是满足安全需要的一部分。对于营销团队成员而言，安全需要表现为安全而

稳定以及有医疗保险、失业保险和退休福利等。主要受安全需要激励的营销人员，在评估职业时，主要把它看作不致失去基本需求满足的保障。如果营销团队领导者认为对营销人员来说安全需要最重要，那么，团队领导者就应利用规章制度、职业保障、福利待遇，并保护营销人员不致失业。如果营销人员对安全需要非常强烈时，营销团队领导在处理问题时就不应标新立异，并应该避免或反对冒险，而将循规蹈矩地完成工作。

③社会需要：社会需要包括对友谊、爱情以及隶属关系的需求。在马斯洛需要层次中，这一层次是与前两层次截然不同的另一层次。这些需要如果得不到满足，就会影响职员的工作精神，导致高缺勤率、低生产率、对工作不满及情绪低落。管理者必须意识到，当社会需要成为主要的激励源时，工作被人们视为寻找和建立温馨和谐人际关系的机会，能够提供同事间社交往来机会的职业会受到重视。当营销团队领导者感到营销人员努力追求社会需要时，通常会采取支持与赞许的态度，十分强调能为共事的人所接受，开展有组织团队活动，并且遵从集体行为规范。

④尊重需要：尊重需要既包括对成就或自我价值的个人感觉，也包括他人对自己的认可与尊重。有尊重需要的人希望别人按照他们的实际形象来接受他们，并认为他们有能力，能胜任工作。他们关心的是成就、名声、地位和晋升机会。这是由于别人认识到他们的才能而得到的。当他们得到这些时，不仅赢得了人们的尊重，同时就其内心因对自己价值的满足而充满自信。当营销团队领导者在激励有尊重需要的营销人员时，采取颁发荣誉奖章、在公司的刊物上发表表扬文章、公布优秀员工光荣榜等方法都可以达到对其激励的作用。

⑤自我实现需要：这是最高层次的需要，自我实现的需要是指实现个人理想、抱负，发挥个人能力到最大限度，完成与自己的能力相称的一切事情的需要。马斯洛提出，为满足自我实现需要所采取的途径是因人而异的。自我实现需要是在努力实现自己的潜力，使自己越来越成为自己所期望的人物。当营销团队领导者在激励有自我实现的需要的营销人员时，应对其委派特别任务以施展才华，或者在设计工作程序和制定执行计划时为其留有余地，以发挥其潜力。

（2）马斯洛的基本观点

①五种需要像阶梯一样从低到高，按层次逐级递升，但这种次序不是完全固定的，可以变化，也有种种例外情况。

②需要是个人努力争取实现的愿望。已经满足的需要，不再是激励个人行为的主导因素。一般来说，一种需要一经满足，就会向高一层次需要发展，追求更高一层次的需要就成为驱使行为的动力。

③只有满足较低层次的需要，高层次需要才能发挥激励作用。但任何一种需

要都不会因为更高层次需要的发展而消失。各层次的需要相互依赖和重叠，高层次的需要发展后，低层次的需要仍然存在，只是对行为影响的程度大大减小。

④人们被激励起来去满足一项或多项在他们一生中很重要的需要。更进一步的说，任何一种特定需要的强烈程度取决于它在需要层次中的地位，以及它和所有其他更低层次需要的满足程度。马斯洛的理论认为，激励的过程是动态的、逐步的、有因果关系的。在这一过程中，一套不断变化的"重要"的需要控制着人们的行为，这种等级关系并非对所有的人都是一样的。社交需要和尊重需要这样的中层需要尤其如此，其排列顺序因人而异。不过马斯洛也明确指出，人们总是优先满足生理需要，而自我实现的需要则是最难以满足的。

2. 阿尔德弗的 ERG 理论

ERG 理论是阿尔德弗（C. P. Alderfer）于 1969 年提出的一种新的人本主义需要理论。他把人的需要分为三类，即存在需要（Existence）、关系需要（Relatedness）和成长需要（Growth）。

（1）各层次需要的基本含义

①存在需要：生存的需要与人们基本的物质生存需要有关，包括衣、食、住以及工作组织为使其得到这些因素而提供的手段。这实际上相当于马斯洛理论中的生理需要和安全需要。

②关系需要：关系需要是指发展人际关系的需要。这种需要通过工作中的或工作以外与其他人的接触和交往得到满足。它相当于马斯洛理论中的社会需要和一部分尊重需要。

③成长需要：成长需要是个人自我发展和自我完善的需要。这种需要通过发展个人的潜力和才能，才能得到满足。这相当于马斯洛理论中的自我实现的需要和一部分的尊重需要。

（2）ERG 理论的特点

①ERG 理论并不强调需要层次的顺序，认为某种需要在一定时间内对行为起作用，而当这种需要得到满足后，可能去追求更高层次的需要，也可能没有这种上升趋势。而且，人在同一时间可能有不止一种需要起作用。

②ERG 理论认为，当较高级需要受到挫折时，可能会降而求其次。甚至对较低层次需要的渴求会变得更加强烈。例如，如果一个人社会交往需要得不到满足，可能会增强他对得到更多金钱或更好的工作条件的愿望。而马斯洛认为当一个人的某一层需要没得到满足时，可能会停留在这一层次上直到满足为止。

③ERG 理论还认为，某种需要在得到基本满足后，其强烈程度不仅不会减弱，还可能会增强，这就与马斯洛的观点不一致了。

作为营销团队领导者，要针对营销人员进行有效的激励，不仅要针对每一个营销人员的具体需要采取相应的激励措施，同时应注意防止营销人员由于不能满足高层次的需要时，就降低要求的心理现象发生。

3. 赫茨伯格的双因素理论

（1）双因素理论的内容：美国的行为科学家弗雷德里克·赫茨伯格（Fredrick Herzberg）提出了著名的"双因素理论"——保健因素和激励因素。赫兹伯格认为：人类有两种不同类型的需要，他们之间彼此是独立的，但能够以不同的方式影响人们的行为，其中这两类因素主要是指保健因素和激励因素。

保健因素是指那些与人们的不满情绪有关的因素，如公司政策、管理措施、监督、人际关系、物质工作条件、工资、福利等。这些因素涉及工作的消极因素，也与工作的氛围和环境有关。这类因素处理的不好会引发工作不满情绪的产生，处理的好可预防和消除这种不满。但它不能起激励作用，只能起到保持人的积极性，维持工作现状的作用。

激励因素是能带来积极态度、满意和激励作用的因素，这是那些能满足个人自我实现需要的因素，包括：工作表现机会和工作带来的愉快；工作上的成就感；由于良好的工作成绩而得到的奖励；职务上的责任感；对未来发展的期望。这些因素涉及对工作的积极感情，又和工作本身的内容有关。如果这些因素具备了，就能对人们产生更大的激励。从这个意义出发，赫茨伯格认为传统的激励假设，如工资刺激、人际关系的改善、提供良好的工作条件等，都不会产生更大的激励；它们能消除不满意，防止产生问题，但这些传统的"激励因素"即使达到最佳程度，也不会产生积极的激励。按照赫茨伯格的意见，团队领导应该认识到保健因素是必需的，不过它一旦使不满意中和以后，就不能产生更积极的效果，只有"激励因素"才能使人们有更好的工作成绩。

（2）双因素理论的应用：团队领导在团队激励中应注意两个因素的有机结合，要调动员工的积极性，不仅要注意物质利益和工作条件等外部因素，更重要的是用工作内容方面的内在因素来调动人的积极性，从而实现真正有效地、持久充分地激励员工创造出理想的工作局面来。

4. 麦克利兰的成就需要理论

（1）麦克利兰成就需要理论的内容：美国心理学家戴维·麦克利兰提出了著名的成就需要理论。在该理论中，麦克利兰提出了人的多种需要，他认为个体在工作情境中有三种重要的动机或需要：成就需要是指争取成功希望做得最好的需要；权力需要是指影响或控制他人且不受他人控制的需要；亲和需要是指建立友好亲密的人际关系的需要。

麦克利兰对这三种需要，特别是成就需要做了深入的研究。他认为，具有强烈成就需要的人渴望将事情做得更为完美，提高工作效率，获得更大的成功，他们追求的是在争取成功的过程中克服困难、解决难题、努力奋斗的乐趣，以及成功之后的个人成就感，他们并不看重成功所带来的物质奖励。麦克利兰发现高成就需要者的特点是：他们希望得到有关工作绩效的及时明确的反馈信息，从而了解自己是否有所进步；他们喜欢设立具有适度挑战性的目标，不喜欢凭运气获得成功，不喜欢接受那些在他们看来特别容易或特别困难的工作任务。一个团队中必须有一定数量的高成就者才能推动团队的高速发展。

麦克利兰认为不同需要的人，其行为的动机也就不相同。比如：高成就需要者希望通过努力在工作中实现个人的成就感；权力需要者追求出色的成绩，是为了获得地位和权力或与自己已具有的权力和地位相称；高亲和需要者追求的是友谊，喜欢合作而不是竞争的工作环境，希望彼此之间的沟通与理解，他们对环境中的人际关系更为敏感。

（2）麦克利兰成就理论的应用：麦克利兰的成就理论在企业管理中很有应用价值。

①在人员的选拔和安置上，通过测量和评价一个人动机体系的特征对于如何分派工作和安排职位有重要的意义。

②由于具有不同需要的人需要不同的激励方式，了解员工的需要与动机有利于合理建立激励机制。

③麦克利兰认为动机是可以训练和激发的，因此可以训练和提高员工的成就动机，以提高生产率。

5. 亚当斯的公平理论

（1）亚当斯公平理论的内容：公平理论是美国行为科学家亚当斯（J. S. Adams）提出的一种激励理论，该理论侧重于研究工资报酬分配的合理性、公平性及其对职工生产积极性的影响。公平理论的基本观点是：当一个人做出了成绩并取得了报酬以后，他不仅关心自己所得报酬的绝对量，而且关心自己所得报酬的相对量。因此，他要进行种种比较来确定自己所获报酬是否合理，比较的结果将直接影响今后工作的积极性。

公平理论认为人员的比较包括两种类型。一种比较称为横向比较，即他要将自己获得的"报偿"（包括金钱、工作安排以及获得的赏识等）与自己的"投入"（包括教育程度、所做努力、用于工作的时间、精力和其他无形损耗等）的比值与组织内其他人作社会比较，只有相等时他才认为公平。另一种比较是纵向比较，即把自己目前投入的努力与目前所获得报偿的比值，同自己过去投入的努力与过去所获报偿的比值进行比较，只有相等时他才认为公平。

（2）亚当斯公平理论的应用

公平理论在实际工作中对分配问题有较强的指导性。为了避免职工产生不公平的感觉,往往采取各种手段,在企业中造成一种公平合理的气氛,使职工产生一种主观上的公平感。如有的企业采用保密工资的办法,使职工相互不了解彼此的收支比率,以免职工相互比较而产生不公平感。

6. 弗鲁姆的期望理论

(1)弗鲁姆期望理论的内容:美国著名心理学家和行为科学家维克托·弗鲁姆提出了期望理论。期望理论认为人们在预期他们的行动将会有助于达到某个目标的情况下才会被激励起来去做某些事情以达到这个目标。

弗鲁姆认为,人们采取某项行动的动力或激励力取决于其对行动结果的价值评价和预期达成该结果可能性的估计。用公式可以表示为:$M = V \times E$,其中:M——激励力量,是直接推动或使人们采取某一行动的内驱力;V——目标效价,指达成目标后对于满足个人需要的价值大小;E——期望值,是指根据以往的经验进行的主观判断,达成目标并能导致某种结果的概率。显然,只有当人们对某一行动成果的效价和期望值同时处于较高水平时,才有可能产生强大的激励力。

(2)弗鲁姆期望理论的应用:对期望理论的应用主要体现在激励方面,这启示管理者不要泛泛地采用一般的激励措施,而应当采用多数组织成员认为效价最大的激励措施,而且在设置某一激励目标时应尽可能加大其效价的综合值,加大组织期望行为与非期望行为之间的效价差值。在激励过程中,还要适当控制期望概率和实际概率,加强期望心理的疏导。期望概率过大,容易产生挫折,期望概率过小,又会减少激励力量;而实际概率应使大多数人受益,最好实际概率大于平均的个人期望概率,并与效价相适应。

(三)医药营销团队激励的基本原则

1. 目标结合的原则

在激励机制中,设置目标是一个关键环节。目标设置必须同时体现团队目标要求,否则激励将偏离实现团队目标的方向。目标设置还必须能体现团队成员需要的要求,否则无法达到有效的对团队人员的激励作用。只有将团队目标和个人目标有机结合,使团队目标包含较多的个人目标,使个人目标的实现离不开为实现团队目标所做的努力,这样才能取得较好的激励效果。

2. 物质激励和精神激励相结合的原则

物质激励与精神激励对团队人员的激励是相辅相成、缺一不可的,只强调物质激励而忽视精神激励或只强调精神激励而忽视物质激励都是片面和错误的。物质激励与精神激励是对人们物质需要和精神需要的满足,而人们的物质需要和精神需要在层次与程度上受多种因素的制约,并随主客观条件的发展而不断有所变化。从社会角度来看,一般来说,社会经济文化发展水平比较低,人们的物质需要就会比较强烈，而在社会经济文件发展水平比较高的条件下，人们的精神需要则会占主导地位。从个人角度来看，一个人受教育的程度、所从事的工作性质及其自身的品德修养也会对需要产生很大程度的影响。所以，不论从个人发展还是从社会发展角度来看，团队激励应以物质激励为基础，以精神激励为根本，在两者结合的基础上，逐步过渡到以精神激励为主。

3. 正激励与负激励相结合的原则

所谓正激励就是对员工符合组织目标的期望行为进行奖励。所谓负激励就是对员工违背组织目标的非期望行为进行惩罚。在实际工作中，只有做到奖功罚过、奖优罚劣、奖勤罚懒，才能使先进受到奖励、后进受到鞭策，真正调动起人们的工作热情，形成人人争先的竞争局面。如果良莠不分、是非不明，势必造成"干多干少一个样、干与不干一个样"的不良局面，使激励无的放矢，得不到好的效果。所以，只有坚持正激励与负激励相结合的方针，才会形成一种激励合力，真正发挥出激励的作用。由于正激励是主动性激励，负激励是被动性激励，所以在激励过程中，宜多采用正激励的方式，以唤起人的增力情绪，调动其积极情感。少采用负激励的方式，以减少人的减力情绪，克服其消极情感。总而言之，就正激励和负激励而言，从普遍意义上来看，应该把正激励放在主导地位。

4. 按需激励原则

激励的起点是满足员工的需要，但员工的需要因人而异，因时而异，并且只有采取满足最迫切需要（主导需要）的措施，其效价才高，其激励强度才大。因此，领导者必须深入地进行调查研究，不断了解员工需要层次和需要结构的变化趋势，有针对性地采取激励措施，才能收到实效。

5. 民主公正原则

实行按劳分配是领导者在制定激励措施时所依据的主要原则，这不仅可以克服平均主义，同时也可以避免挫伤贡献较大的团队成员的积极性，体现脑力与体力劳动，复杂与简单劳动，熟练与非熟练劳动，繁重与非繁重劳动之间的差异。如果领导者给予团队成员完全相同的奖励，这会无法调动团队成员的积极性，达不到激励的效果。

（四）医药营销团队的激励方法

激励的方法是多种多样的，恰当的运用可以使激励作用得到充分的发挥，因此，医药营销团队领导者应掌握一定激励技巧，促进团队的有效发展。常见的医药营销团队激励方式包括以下几种：

1. 目标激励

目标激励是指设置适当的目标，激发人的动机，达到调动人的积极性的目的。通过适当的目标可以指导人员的行为，使其与团队的目标紧密联系在一起，充分发挥目标的外在刺激作用，从而达到调动团队成员的积极性、主动性和创造性。对于一些工作能力较强的团队成员设定一个较高的目标，并向他们提出工作挑战，这种做法可以激发员工的斗志，激励他们更出色地完成工作。

为了发挥目标激励作用，应注意以下几点：

（1）个人目标尽可能的与组织目标一致：团队目标与个体成员的目标可能是平衡一致的，也可能是发生偏向的。如果不一致时，就不利于调动团队成员的积极性，也不利于组织目标的实现。只有当两者的目标趋于一致时，才能在个体间产生较强的心理内聚力，为共同实现团队的目标而奋斗。

（2）目标的难度拟定要适当：目标的难度要适当，需要团队成员经过一定的努力才能实现。如果目标过高，团队成员会认为力所不及，即使努力也不可能实现时，则失去激励的意义。如果目标过低，团队成员不需要努力就可以实现，也不可能收到良好的激励效果。只有难度适当，才能激发团队成员的进取心。

（3）目标的内容要具体明确：目标的内容应明确具体，切不可笼统抽象，不具有可操作性。团队领导者在制定目标时应尽量定量化。比如，若团队的目标为"提高业绩"，或者是"我们的任务是使本季度的业务量提高 20%"，很明显，第二个具体明确的目标更能促进团队成员的工作积极性。

（4）近期与长期目标结合：在目标设置时既要有长期目标也要有近期目标。过远的目标，易使人产生渺茫感，过近的目标，则使人目光短浅，其激励作用也会减少，或不能维持长久。团队可以将长期目标与发展计划相结合，近期目标与团队具体的工作任务相结合，也可以将目标分为大、中、小目标，使团队成员在工作中将自己的行为与目标紧密相结合，在完成小目标的过程中感受到成功，逐步完成团队的总目标。

2. 数据激励

运用数据显示成绩，能更有可比性和说服力地激励团队成员的进取心。对能够定量显示的各种指标，要进行定量考核，并制定公布考核结果，这样可以使属员明确差距，有紧迫感，迎头赶上。团队领导者可以在每月、每季、每半年的考核期中、结束后或者业务竞赛活动进行当中、结束后，公布团队或个人业绩进展情况，并让绩优者畅谈工作体会，分享心得，以鼓舞全体部属的士气。

3. 领导行为激励

领导行为通过榜样作用、暗示作用、模范作用等心理机制激发团队成员的动机，调动下属的工作、学习积极性，这种激励称为领导行为激励。领导者的良好行为、模范作用、以身作则就是一种无声的命令，有力地激发团队成员的积极性。一个成功的团队主管，他之所以成功，其关键在于主管 99% 的行为魅力以及1%的权力行使。下属能心悦诚服地为他努力工作,不是因为他手中有权,权是不能说服人的,即使服了,也只是口服心不服。绝大多数原因是主管有着好的领导行为。好的领导行为能给属员带来信心和力量,激励下属,使其心甘情愿地义无反顾地向着目标前进。作为主管要加强品德修养,严于律己,做一个表里如一的人;要学会推销并推动你的目标;要掌握沟通、赞美及为人处事的方法和技巧。

4. 榜样激励

榜样的力量是无穷的。榜样激励对榜样者自己,以及对先进者、一般人员、后进人员都有激励的心理作用。对自己是一种压力,对先进者是一种挑战,对一般人员有激励作用,对后进者能产生心理压力。榜样应是公认的,具有权威性,能使大家产生敬仰的心情。因此,团队领导者应将团队中的优秀成员树立为榜样,经常表彰各方面的好人好事,营造典型示范效应,使全体团队成员向榜样看齐,让其明白提倡或反对什么样的思想、行为,鼓励团队成员学先进、帮后进、积极进取、团结向上。同时,作为团队的领导者要及时发现榜样并灵活运用,如设营销龙虎榜;成立精英俱乐部;还可以给成绩优秀者发放员工特别假期等等。

5. 情感激励

情感激励就是加强与团队成员的感情沟通,尊重成员,使成员始终保持良好的情绪以激发团队成员的工作热情。

由于人都是有感情的,每一位成员都希望得到别人的理解、尊重、信任和关心。作为团队领导者应善于宽厚待人,关怀他人,建立领导与被领导之间的亲密、和谐、融洽的感情关系,同时要积极鼓励下属锐意进取、追求真理、敢于创造和向未知领域探索的强烈欲望。人们都知道,在心境良好的状态下工作,思路开阔、思维敏捷、解决问题迅速。因此,情绪具有一种动机激发功能,创造良好的工作环境,加强管理者与成员之间以及团队成员之间的沟通与协调,是情感激励的有效方式。

6. 支持激励

团队领导者要善于支持团队成员的创造性建议,充分挖掘下属的聪明才智,使大家都想事,都干事,都创新,都创造。支持激励包括:尊重下属的人格、尊严、创造精神,爱护下级的积极性和创造性;信任下属,放手让属员大胆工作。当下属工作遇到困难时,主动为属员排忧解难,增加属员的安全感和信任感;当工作中出现差错时,要承担自己应该承担的责任。当团队主管向上级夸赞下属的成绩与为人时,属员是会心存感激的,这样便满足了属员渴望被认可的心理,其干劲会更足。支持激励既是用人的高招,也是激励属员的办法之一。

7. 集体荣誉激励

团队领导者通过给予集体荣誉，培养集体意识，使属员为自己能在这样优秀的团队而为荣，从而形成一种自觉维护集体荣誉的力量。团队领导者要善于发现、挖掘团队的优势，并经常向属员灌输"我们是最棒的"的意识，让属员觉得他们所在的团队是所有同类团队中"最棒的"。最终，使属员为"荣誉而战"。作为团队的主管在制定各种管理和奖励制度时，要考虑有利于集体意识的形成和形成竞争合力这一点。比如，开展团队间的擂台赛、挑战赛等。这样既培养了集体荣誉，又可激励属员。

8. 参与激励

现代人力资源管理的实践经验和研究表明，团队成员都有参与管理的要求和愿望，创造和提供一切机会让团队成员参与管理是调动他们积极性的有效方法。通过参与，形成成员对团队的归属感、认同感，可以进一步满足自尊和自我实现的需要。首先团队领导者要为每个岗位制定详细的岗位职责和权利，让团队成员参与到制定工作目标的决策中来。在工作中，让团队成员对自己的工作过程享有较大的决策权，这些都可以达到激励的目的。

9. 奖罚激励

奖罚激励是奖励激励和惩罚激励的合称。奖励就是对人们的某种行为给予肯定或表扬，使人保持这种行为，奖励得当，能进一步调动人的积极性。惩罚就是对人们的某种行为给予否定或批评，使人消除这种行为，惩罚得当，能消除人的不良行为，化消极因素为积极因素。

奖惩都是一种强化的手段。奖励是正强化可直接激励，而惩罚是负强化属间接激励。奖励的心理机制是人的荣誉、进取心理，有物质的和精神的需要；惩罚的心理机制是人的羞怯、过失心理、不愿受到名誉或经济上的损失。

奖励的形式多种多样，可分为物质奖励、精神奖励以及这两种奖励的结合。人在无奖励状态下，只能发挥自身能力的 10% ~ 30%；在物质奖励状态下，能发挥自身能力的 50% ~ 80%；在适当精神奖励的状态下，能发挥 80% ~ 100%，甚至超过 100%。当物质奖励到一定程度的时候，就会出现边际作用递减的现象，而来自精神的奖励激励作用则更持久、强大。所以在制定奖励办法时，要本着物质和精神奖励相结合的原则。同时，方式要不断创新，新颖的刺激和变化的刺激，作用大。反复多次的刺激，作用就会逐渐衰减。奖励过频，刺激作用也会减少。通过奖励鼓励先进，鞭策落后，调动全体属员的积极性。处罚的形式也多种多样，如批评、检讨、处分、经济制裁、法律惩办等。运用处罚的手段不仅可以达到激励和奖励的目的，甚至可以达到单纯奖励所不能达到的目的。变惩罚为激励，变惩罚为鼓舞，让员工在接受惩罚时怀有感激之情，进而达到激励的目的。

采用惩罚激励应注意的问题：

（1）惩罚要合理，使受惩罚者心服，化消极因素为积极因素，否则易产生对立情绪。

（2）惩罚要与教育结合起来，达到惩前毖后、治病救人的目的。

（3）惩罚要掌握惩罚的时机，及时处理。

（4）惩罚要考虑原因与动机。

（5）对于一般性错误，惩罚宜轻不宜重。

二、医药营销团队的创新

只有不断地创新才能保持企业竞争优势，但是创新能力从哪里来呢？做教育培训，是提高人才团队创新能力的重要手段。因为抓好教育培训是提高队员知识水平和综合素质的重要途径，而队员的知识技能是激发创新能力的前提条件。尤其在知识经济时代，在产品科技含量高的行业企业，这一点体现得更为明显。

其实创新能力也体现在企业管理的各个方面，是一个综合性概念，也只有综合性的创新能力，才是真正的有竞争优势的创新能力。人才培养不只是重视知识技能方面，还要考虑品德、情感、志趣等精神层面的东西，考虑企业文化、考虑人才队伍的凝聚力和团队精神，这是只有企业综合性的教育培训才能做到的。谁在这方面把握得好、做得好，谁就能在竞争当中保持长久的整体创新优势，并最终在竞争中打败对手。

第三节　医药营销的团队沟通模式

在医药市场经济高度发达、信息化时代的今天，团队领导和团队成员相互之间的有效沟通，是维持医药营销团队正常运作的重要保障。有效的沟通是高绩效医药营销团队的重要特征，是其高效运转的润滑剂。顺畅的沟通能够有助于医药营销团队领导者指导和激励团队成员的工作行为，消除各种人际冲突，实现成员间的交流行为，使成员在情感上相互依靠，在价值观念上高度统一，达到信息畅通无阻，从而增强团队之间的向心力和凝聚力，为医药营销团队建设打下良好的人际基础，同时提高医药营销工作效率。

一、医药营销团队沟通的概述

（一）医药营销团队沟通的含义

医药营销团队沟通是指在团队工作方式中，存在着团队成员之间的沟通，团队成员与团队之间以及团队与团队之间一对多、多对多的正式或非正式沟通的统称。到目前为止，沟通并没有统一的定义，但较为典型的表述有："沟通就是交流信息"；"沟通就是信息传递"；"沟通就是集中意志"。以上几种说法各有侧重，不够全面。综合以上表述，沟通的基本含义是：通过信息的不断双向传递并获得彼此理解的过程（见图5-2）。

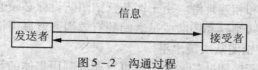

图5-2 沟通过程

沟通的过程是一个完整的双向沟通的过程，有效的沟通不仅包括将自己所讲的话、所希望传达的信息准确无误地向对方进行传递，而且也包括准确无误地聆听和理解对方所做的反馈或所表达的意见，并最终影响他人的行为。

具体来讲，医药营销团队沟通包括了以下几层含义：

1. 医药营销团队沟通意味着信息的传递

信息传递是沟通的实质所在。如事实的描述、情感的交流、价值观的分享、意见观点的陈述等，都是信息的传递。如果没有信息的传递，就意味着沟通事实上没有发生。这就要求我们在沟通时要善于表达自己的思想，不要让无用的信息淹没自己的主题，更不要做无谓的信息传递。

2. 医药营销团队沟通意味着双向的交流

沟通必须有信息的发送者，也必须有信息的接受者；仅仅有信息发送者，事实上不是沟通，或至少不是有效的沟通。比如：医药营销团队领导者在开年度销售计划会，但医药营销人员在台下聊天、看报纸等，在这里，信息接受者显然是虚置的，没有形成有效的沟通。

3. 医药营销团队沟通意味着对方理解了信息

这主要指的是沟通的有效性。沟通不一定要对方完全接纳自己的观点，但必须理解。完美的沟通如果存在的话，应是经过传递后被接受者感知到的与发送者发出的信息完全一致。这在跨文化交流中尤其要加以注意。

（二）医药营销团队沟通的作用

医药营销团队领导者应掌握有效的沟通技巧，以维持医药营销团队的正常运转。每一位成功的领导者都了解沟通的重要性，通过亲善的沟通方式，不仅可以了解员工的需求，也可以改善上下级之间的关系，从而营造一个和谐的工作气氛，提高团队成员的满意度，激励成员努力自愿地工作，为实现团队的目标而奋斗。团队有效沟通的作用如下：

1. 保障医药营销团队目标的顺利达到

医药营销团队存在的意义在于能够实现医药营销团队建设的目标，而团队目标的实现在于团队成员之间的通力合作和配合，团队成员间顺利的合作取决于团队成员之间的交流和相互理解。由于医药营销团队目标必须通过成员的分工合作才能实现，所以团队领导和团队成员之间的有效沟通就显得很重要了。

2. 提高医药营销团队决策水平

只有通过医药营销团队的沟通，才可以充分利用集体的智慧，并从中产生最佳的决策。医药营销团队的领导者应了解群体决策优于个人决策，既发挥了群体的智慧，又降低了企业营销活动的风险。因此，在医药营销团队决策之前，应尽量让营销人员参与决策，增强其责任感，以激发潜在的团队力量，实现 $1+1>2$ 的优势。一旦决策作出之后，能获得营销人员的通力配合，必将事半功倍。

3. 有利于创造和谐的工作环境

有效的沟通可以使医药营销团队下情上达、上情下达，促进医药营销团队领导、医药营销人员间的相互了解，创造有利于团队发展的和谐的工作环境。通过沟通可以缓解医药营销人员由于工作、生活所引起的压力和内心的紧张，使其感到精神舒畅，并可以增进彼此的了解，改善彼此之间的关系。因此，顺畅的沟通有利于提高医药营销人员的士气，为医药营销团队的顺利发展创造"人和"的条件。

4. 有利于增强医药营销团队凝聚力

有效的沟通可以使医药营销团队领导充分了解营销人员的想法和感受，不断的改进管理，从而获得营销人员的认同和尊重，使其增强工作的热情，增强主人翁责任感，使团队的凝聚力增强，使企业的营销工作更有成效。

5. 增强医药营销团队的创新力

有效的沟通可以使每一位医药营销人员表达出自己的想法。当一些人员思想敏捷或团队问题模棱两可时，通过营销人员的沟通很容易激发新思想，如果营销团队领导能够掌握这种动态，这将提高医药营销团队的创新力。

6. 提高医药营销团队的抗风险能力

通过有效的团队沟通可以使医药营销人员很清楚地看到自己和其他人员的目标和位置，能够做更好的联系与互动，不断调整自己的行为，贡献自己，从而推动企业营销工作的迅速进展，提高团队的抗风险能力。

（三）医药营销团队沟通的类型

根据不同的划分标准，医药营销团队沟通可分为：正式沟通和非正式沟通；向上沟通、向下沟通和水平沟通等类型。

1. 正式沟通

正式沟通是指依据企业规章制度的有关规定，通过正式的组织体系机构和权限关系所进行的沟通。它是企业内部管理所依赖的主要的信息沟通渠道，是正规的信息、思想和感情交流的渠道。例如组织与组织之间的公函往来，组织内部的文件传达、召开会议，上下级之间定期的情报交换等；团体组织的参观访问、技术交流、市场调查等。

正式沟通的优点是：沟通效果好，比较严肃，约束力强，易于保密，可以使信息沟通保持权威性。

正式沟通的缺点是：由于依靠组织系统层层的传递，所以较刻板，沟通速度慢。

2. 非正式沟通

非正式沟通是在正式沟通渠道之外进行的信息传递和交流，它不受组织监督，自由选择沟通渠道。这种沟通是企业成员间的互动行为（包括上下层之间、平行层之间），此种沟通不讲形式，没有固定的地点、时间、内容，也不局限于何种目标。它的基础往往是人们（同事）的工作专长和爱好、闲谈的习惯；交流的形式和深度能够自由调解且程序简便。非正式沟通是正式沟通的有机补充。

非正式沟通的优点是沟通不拘形式，直接明了，速度很快，容易及时了解到正式沟通难以提供的"内幕新闻"。

非正式沟通的缺点是沟通难以控制，传递的信息不确切，易于失真、曲解，而且，它可能导致小集团、小圈子，影响人心稳定和团体的凝聚力。

3. 向上沟通

向上沟通指下级组织或人员按照隶属关系自下而上地向上级机构或决策部门传递信息。一般常见的向上沟通方式包括：座谈会议、意见箱、员工意见调查、建议等。

向上沟通的优点是：①员工可以直接把自己的意见向领导反映，获得一定程度的心理满足；②管理者也可以利用这种方式了解企业的经营状况，与下属形成良好的关系，提高管理水平。

向上沟通的缺点是：①在沟通过程中，下属因级别不同造成心理距离，形成一些心理障碍；②害怕"穿小鞋"，受打击报复，不愿反映意见；③向上沟通常常效率不佳，有时，由于特殊的心理因素，经过层层过滤，导致信息曲解，出现适得其反的结局。

4. 向下沟通

向下沟通是上级组织按照隶属关系自上向下的信息传递，旨在让下级组织和人员了解情况，以便对某些问题达成共识。一般传递的信息包括：有关工作的指示；工作内容的描述；员工应该遵循的政策、程序、规章等；有关员工绩效的反馈；希望员工自愿参加的各种活动。

向下沟通的优点是：①它可以使下级主管部门和团体成员及时了解组织的目标和领导意图，增加员工对所在团体的向心力与归属感；②它也可以协调组织内部各个层次的活动，加强组织原则和纪律性，使组织机器正常的运转下去。

向下沟通的缺点是：①如果这种渠道使用过多，会在下属中造成高高在上、独裁专横的印象，使下属产生心理抵触情绪，影响团体的士气；②由于来自最高决策层的信息需要经过层层传递，容易被耽误、搁置，有可能出现事后信息曲解、失真的情况。

5. 水平沟通

水平沟通是指在组织系统中同一层次的个人及团体之间所进行的信息传递和交流。例如：高层管理人员之间的沟通、中层管理人员之间的沟通、基层管理人员之间的沟通和员工之间的沟通，这种沟通大多发生于不同命令系统间地位相当的人员之中，这种沟通弥补了其他沟通的不足，减少了单位之间的冲突，使各单位之间、各员工之间在工作上能密切配合。

水平沟通的优点：①它可以使办事程序、手续简化，节省时间，提高工作效率；②它可以使企业各个部门之间相互了解，有助于培养整体观念和合作精神，克服本位主义倾向；③它可以增加职工之间的互谅互让，培养员工之间的友谊，满足职工的社会需要，使职工提高工作兴趣，改善工作态度。

水平沟通的缺点是：①横向沟通头绪过多，信息量大，易于造成混乱；②横向沟通尤其是个体之间的沟通也可能成为职工发牢骚、传播小道消息的一条途径，造成涣散团体士气的消极影响。

（四）医药营销团队沟通的原则

为确保医药营销目标得以顺利实现，团队领导必须通过有效的沟通取得各部门和人员的良好合作。但在沟通中应遵循以下原则：

1. 准确原则

准确是基本的原则和要求，在沟通中，只有当你所用的语言和方式能为对方理解时，沟通也才有效。这一点看起来简单，做起来未必容易。在实际工作中，由于接收方对发送方的信息未必能完全理解，发送方应将信息加以综合并力求用容易理解的方式来表述，这就要求发送方具有较高的语言表达能力并熟悉下级、同级和上级所用的语言，如此，才能克服沟通过程中的各种障碍。

2. 逐级原则

在开展纵向沟通（包括向下沟通和向上沟通）时，应尽量遵循"逐级"原则。在向下沟通时，由于医药营销经理下面往往还有主管（如负责一方市场的区域主管），主管下面还有普通职员（如营销人员），营销经理应设法使主管人员位于信息交流的中心，尽量鼓励他们发挥核心作用。但在实际工作中，营销经理可能会忽视这一点，他会越过下级主管人员而直接向一线人员发号施令，这可能会引起许多不良后果。如果确实要这样做，营销经理也应事先与下级主管进行沟通，只有在万不得已的情况下（如紧急动员完成某项工作）才可以越级沟通。在向上沟通时，原则上也应该遵循"逐级"原则（营销经理一般直接向营销总监报告工作），特殊情况下（如在提建议、出现紧急情况等情形下）才可以越级报告。

3. 及时原则

在营销团队沟通中，及时反馈要求是双向的，且信息只有得到及时反馈才有价值。在沟通时，不论是向下传达信息，还是向上提供信息，或者与横向部门沟通信息，都应遵循"及时"原则。遵循这一原则可以使自己容易得到各方的理解和支持，同时可以迅速了解同仁的思想和态度。在实际工作中，沟通常因信息传递不及时或接受者重视不够等原因而使效果大打折扣。

4. 谈论行为不谈论个性原则

团队领导在与团队成员沟通时应技巧性地引导谈话的主题。谈论行为就是讨论一个人所做的某一件事情或者说的某一句话。个性就是对某一个人的观点，即我们通常说的这个人是好人还是坏人。在沟通中，若能够就事论事地沟通，虽显得有一丝冷淡，但遵循了这一原则，其实这恰恰是一个专业沟通的表现。在沟通中，不应该论及个人的是非，某某同事非常的热情，某某同事非常的冷淡或者某某同事非常的大方等。

5. 控制非正式沟通原则

虽然非正式沟通在一些情况下，可以起到正式沟通所没法达到的效果，但是，它可能成为散布谣言和小道消息的渠道，产生不好的影响，因此，医药营销团队应正确的引导非正式沟通。

二、医药营销团队沟通的方式

在医药营销团队中会采用不同的沟通模式，可能团队营销人员间用得最多的是语言，这是人类特有的一种非常好的沟通模式。实际上在医药营销工作中除了用语言沟通，有时候还会用书面语言和肢体语言去沟通，如用营销人员的眼神、面部表情和手势等去沟通。归纳起来，沟通模式有两种：即语言沟通和非语言沟通。

1. 语言沟通

语言沟通是指以语言文字为信息载体所进行的沟通。文字是医药营销团队沟通的一种重要的工具，使用文字进行沟通，信息发出者，可以几经琢磨，反复推敲，深思熟虑后将要沟通的信息传递出去；信息接收者可以反复查看信息，正确的理解消化发送者传递过来的信息。同样的文字，用口头语言来表达，可以有多层意思。比如说"你真好"，可以是出于对一个人真诚的感谢和赞美；也可以是对一个人的讽刺和厌恶。这就是语言的魅力。

医药营销团队语言沟通模式包括口头沟通和书面沟通两种形式。口头沟通包括面对面的谈话、会议等方式；书面沟通包括信函、广告、报表、传真、E-mail 等方式。

2. 非语言沟通

非语言沟通是指沟通的信息载体不是语言，而是借助于其他载体来实现沟通的目的。专家认为，衡量一个人的沟通能力，7%看他在说什么，38%看他怎么说，55%看他的肢体语言。因此，在沟通过程中使用非语言沟通方式可以帮助你明确表达你所要传递的信息，并且会起到加强语气的作用。

非语言沟通包括身体语言沟通、副语言沟通和情境沟通等方式。具体来讲，非语言沟通可以通过医药营销人员的肢体动作、手势、眼神、脸部表情、声调和沟通的环境等因素传递信息，以达到沟通的目的。因此，在团队沟通中营销人员应善于运用眼睛、面部表情和手势、身体、声音等。

（1）善于使用眼睛：在非语言沟通时，使用眼神交流为肢体语言的最典型的代表。当和对方沟通时，注视对方的眼睛，这表明沟通的诚意和对对方的尊重，同时也能防止对方走神，更重要的是，树立了沟通人员的可信度。

（2）善于使用面部表情和手势：若营销团队人员在沟通时使用面部表情和手势，往往可以大大的改善沟通的效果。比如：面带微笑使人们觉得和蔼可亲；交流时使用手势更能够吸引对方的注意和加强所要表达的内容等。

（3）善于使用身体语言：视线的接触和面部表情构成了沟通效果的大部分，但是使用身体其他部分也有助于树立良好的形象。比如：

　　身体姿势：坐着或站立时挺直腰板通常能反映出高度的自信，反之弯腰或没精打采则表示自信心差；耷拉着双肩或跷着二郎腿可能会使某个正式场合的庄严气氛荡然无存，但也可能使非正式场合更加轻松友善；不由自主地抖动或移动双腿，能泄露漠不关心、焦虑担忧等一系列的情绪；无论面部和躯干是多么平静，只要叉着双臂，或抖动着双膝，都会明白无误地显露内心的不安等等。

　　身体距离：在正式场合中，不同的身体距离传达着不同的信息。若站得太近给人以入侵或威胁之感。如果与人的距离不足五尺，听众会本能地往后移，会产生局促不安的感觉。反之，如果距离达六尺或更远，听众就会觉得沟通没有诚意。

　　（4）善于使用声音：声音是一种威力强大的媒介，通过它可以赢得别人的注意，创造良好的氛围，并鼓励对方聆听。

　　音高与语调：低沉的声音庄重严肃，一般会让听众更加严肃认真；尖利的或刺耳的声音给人的印象是反应过火，行为失控；经过调控的语调以增加营销团队成员的兴趣和对重点内容的强调会使团队成员了解说话的重点所在。

　　语速：急缓适度的语速能吸引听众的注意力，易于听众吸收信息；如果语速过快，团队成员会无暇吸收所说的内容；如果过慢，听起来就非常阴郁悲哀。建设性地使用停顿能给人以片刻的时间进行思考，并在聆听下一则信息之前部分消化上一则信息。

三、医药营销团队沟通的技巧

　　医药营销团队领导者和人员应掌握一定的沟通技巧，实现有效的营销团队领导，营造和谐的团队沟通气氛，以保障营销团队沟通的顺畅，促进医药企业营销工作的顺利完成。由于一个完整的沟通过程包括了信息发送、信息接受和反馈三大部分，因此医药营销团队沟通技巧主要包含了以下几种：

（一）有效发送信息的技巧

　　有效发送信息是进行团队沟通的前提，信息发送者应能准确清晰地表达思想。团队沟通中要实现准确无误的传递信息，必须对需要传递的信息进行合理组织，并选择合适的传递渠道发送，以保证收到信息的一方准确无误地接受信息。有效发送信息的技巧包括以下几种方法。

1. 选择有效的信息发送方式（How）

　　团队人员在发送信息时首先应根据沟通内容偏重度来选择正确的发送方法。常见的信息发送方法有 E - mail、电话、面谈、会议、信函、在线交流等形式。一般来讲，常用的几种信息发送方法如下：

（1）电子邮件：电子邮件是目前一种非常常用的沟通方式。该方法可以传递大量的、准确的信息，甚至很多动画片都可以通过电子邮件来传递；但使用电子邮件方法是不可能很好的传递思想和情感的，当你和对方要交流的是情感的时候，该方法就不利于去沟通情感。

（2）电话：电话是一种传统而常见的沟通方式。电话的语言沟通里不仅仅包含所说的内容，也包含了一些说话的抑扬顿挫的语气，所以说电话沟通方法不但包含一定的信息，也包含一定的思想和情感，对信息和思想、情感两者之间都有所包含。

（3）开会：或者面对面谈话随着现在的通讯设备发展迅速，营销团队在沟通的过程中，由于习惯，成员首先会选择电话或者选择 E – mail，而忽略了面对面谈话方式。该方法不但可以交流信息的内容还可以很好的了解双方的意图和目的，并包含了双方思想和情感的交流，可以很好的保障营销工作的顺利开展，因此面对面的沟通是最好的沟通方式，在可以选择的情况下应首选面对面的沟通方式。

2. 选择何时发送信息（When）

营销团队领导应选择恰当的沟通时间，并应充分考虑对方的情绪。

3. 确定信息内容（What）

在传递信息时，信息内容应尽量简洁、重点突出，并有效利用语言和肢体语言两种方式来明确信息的内容。

4. 确定信息接受者（Who）

在确定信息接受者时，应分析接受者的观念、需要、情绪，使信息受到接受者注意。

5. 何处发送信息（Where）

由于环境对沟通效果的影响非常大，因此在发送信息时，还需要考虑在什么样的环境和场合下发送给对方。

（二）积极倾听

在营销团队沟通中，言谈是最直接、最重要和最常见的一种途径，而有效的言谈沟通很大程度上取决于倾听。作为团体，成员的倾听能力是保持团队有效沟通和旺盛生命力的必要条件；作为个体，要想在团队中获得成功，倾听是基本要求。

倾听是一个对对方发出的信息接受、理解的主动过程。倾听表现为接受，即客观地倾听内容而不作判断。因为当团队成员听到不同的观点时，会在内心阐述自己的想法并反驳他人所言，这样会漏掉一些信息。因此，积极倾听就是接受他人所言，而把自己的判断推迟到说话的人说完以后。团队成员如果能做到积极倾听，往往可以从沟通中获得说话者所要表达的完整信息；反之只能得到只言片语，错失至关重要的部分。所以说倾听是一种重要的沟通技巧。

1. 倾听的基本原则

（1）站在对方的立场倾听：积极倾听，不但要求专注，还要求换位思考。每个人都有他的立场及价值观，因此，您必须站在对方的立场，努力去理解说话者想要表达的含义，需要暂停自己的想法和感觉，不要轻易打断说话者的讲话，从说话者的角度调整自己的所观所感，不要用自己的价值观去指责或评判对方的想法，要与对方保持共同理解的态度。同时，如果你有什么问题，可以先记在笔记本上，然后再提问，这才是关键的。

（2）要能确认自己所理解的就是对方所讲的：在沟通过程中，选择合适的时机要求说话者"复述"，或有重点复诵对方讲过的内容，以确认双方理解的意思是否一致。比如有时听不清楚说话者的讲话，所以请求说话者多说几遍有很大好处。据统计，很多沟通问题是由于误解或不准确造成的，解决这一问题的最好办法就是注重反馈，即让接受者用自己的话复述信息，如果传递者听到的复述恰如本意，则可增强理解与准确性。

（3）要以诚恳、专注的态度倾听对方的话语：在倾听对方讲话的过程中，倾听者应以诚恳、专注的态度进行沟通，可以加入较多的肢体语言以强调自己在用心倾听。比如：在沟通中保持视线的接触；频繁的点头，鼓励对方去说；在听的过程中，也可以身体略微地前倾而不是后仰等。这些积极的姿态表示着：你愿意去听，努力在听。同时，对方也会有更多的信息发送给你。

2. 倾听的技巧

从繁体的"聽"字可以看出，不仅要用耳朵去听，还要用眼睛、用心去听，也就是不仅要听到说话的内容，而且要留意说话者的表情、动作，同时要发自内心地去理解所听到的内容。具体的倾听技巧有以下几种：

（1）创造有利的倾听环境：在沟通时尽量选择安静、平和的环境，使倾听者处于身心放松的状态。

（2）神态专注

①表情要认真：在倾听时，要目视对方，尤其要注视眼睛，全神贯注，聚精会神，这能帮助你倾听，减少分心的可能性，同时，能完全让传递者相信你在倾听。

②摆出有兴趣的样子：适时的发问和要求传递者阐明正在讨论的一些论点，这是让对方相信在注意聆听的最好方式。

③动作要配合：有效的倾听者会通过非语言信号对听到的信息表示出兴趣。

比如，微笑、点头等动作表示支持、肯定，向传递者说明在认真倾听。

④语言要合作：在他"说"的过程中，不妨以"嗯"、"是"等字，表示自己在认真倾听；在他需要理解、支持时，应以"对"、"没错"、"我理解你"等加以呼应；并可以适时的复述对方的内容，有效的倾听者应经常使用这样的语言："你的意思是……"，通过有效的复述一方面可以让对方了解自己在认真倾听，另一方面可以确定双方的理解是否相同，一举两得。

（3）拿出礼让的精神

①多听少说：老天赐予我们一张嘴巴和两只耳朵，就是提醒我们多听少说。当团队成员在陈述自己想法的时候，便不能倾听别人的良言。任何人都不可能在同一时间内既讲话又倾听，因此当团队成员在说话时一定不要打岔，不要否定，并适时给予点头示意，以示鼓励，并且面带笑容。

②尽量不要插嘴：出于对对方的尊重，在对方讲话时，尽量不要中途予以打断。若需要表述自己的观点时，应当让对方讲完自己的想法。另外，在沟通中不要臆测对方的想法，臆测几乎总是会让沟通远离原定的真正目标。

③不要否定：若对方所述无伤大雅，无关大是大非，一般不宜当面否定。应当求大同，存小异。

（4）做笔记

做笔记不但有助于聆听，而且有集中话题和取悦对方的优点。

3. 倾听的障碍

在倾听的过程中，如果团队成员不能集中自己的注意力，真实地接受信息，主动地进行理解，就会产生倾听障碍。在团队沟通中，造成信息失真、影响倾听效率，障碍包括以下几点：

（1）环境干扰：环境对人的听觉与心理活动有重要影响，环境中的声音、气味、光线以及色彩、布局，都会影响人的注意力与感知。布局杂乱、声音嘈杂的环境将会导致信息接收的缺损。

（2）信息质量低下：双方在试图说服、影响对方时，并不一定总能发出有效信息，有时候会有一些过激的言辞、过度的抱怨，甚至出现对抗性的态度。在这种场合，信息发出者受自身情绪的影响，很难发出有效的信息，从而影响了倾听的效率。信息低下的另一个原因是，信息发出者不善于表达或缺乏表达的愿望。

（3）倾听者主观障碍：在沟通的过程中，造成沟通效率低下的最大原因就在于倾听者本身。研究表明，信息的失真主要是在理解和传播阶段，归根到底是在于倾听者的主观障碍。主要包括：

①个人偏见：即使是思想最无偏见的人也不免心存偏见。由于后天的教育、

生活习惯和社会环境的影响，不同的人形成了各自不同的思想观念和价值尺度。人们习惯按照自己的尺度去看待别人，这样就不可避免的出现了偏见。尤其是在团队成员的差异性较大时，由于偏见而导致沟通无法继续的情况就更常见。

②先入为主：在行为学中被称为"首因效应"，它是指在进行社会知觉的过程中，对象最先给人留下的印象，对以后的社会知觉发生重大影响。也就是我们常说的，第一印象往往决定了将来。人们在倾听过程中，对对方最先提出的观点印象最深刻，如果对方最先提出的观点与倾听者的观点大相径庭，倾听者可能会产生抵触的情绪，而不愿意继续认真倾听下去。

③自我中心：人们习惯于关注自我，总认为自己才是对的。在倾听过程中，过于注意自己的观点，喜欢听与自己观点一致的意见，对不同的意见往往是置若罔闻，这样往往错过了倾听他人观点的机会。

（三）有效反馈的技巧

一个完整的沟通过程既包括信息发生者的"表达"和信息接收者的"倾听"，也包括信息接收者对信息发生者的反馈，如图 5 - 3 所示：

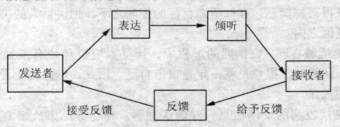

图 5 - 3　信息反馈示意图

信息反馈是团队沟通中的一个重要步骤。所谓反馈就是在沟通过程中，信息的接收者向信息的发送者作出回应的行为。如果不进行有效的信息反馈就无法清楚双方是否准确的接受了信息内容。所以，通过信息的反馈可以加强双方的心理沟通，提高团队的士气，调动员工参与管理的积极性。

信息反馈包括给予反馈和接受反馈两个方面，因此信息反馈技巧包括了给予反馈技巧和接受反馈技巧两方面。

1. 给予反馈的技巧

（1）针对对方的需求：反馈要站在对方的立场和角度上，针对对方最为需要的方面，给予反馈。

（2）对事不对人：反馈是就事实本身提出的，不能针对个人。针对人们所做的事、所说的话进行反馈，通过反馈，不仅使自己，更重要的是使对方清楚你的看法，有助于使人们的行为有所改变或者加强。

（3）反馈正面、具有建设性的意见：全盘否定的批评不仅是向对方泼冷水，而且容易影响对方的工作积极性和交流的欲望。相反，赞扬对方工作中积极的一面，并对需要改进的地方提出建设性的建议，更容易使对方心悦诚服地接受。

（4）反馈具体、明确的内容：反馈的内容应具体和明确，不可以让对方难以掌握重点。

（5）将问题集中在对方可以改变的方面：把反馈的焦点集中在对方可以改进的地方，可以不给对方造成更大的压力，使对方感到在自己的能力范围内，能够进行改进。

2. 接受反馈的技巧

（1）倾听，不打断：作为反馈的接收者必须培养倾听的习惯。在反馈的过程中，不要打断对方的话，一是打断了对方的思路；一是由于你的表述，使对方把想说的话隐藏起来，不愿意坦诚的、开放的进行交流，因此不能知道对方的真实反应是什么。

（2）提出问题，澄清事实：倾听绝不能是被动的，提出辨明对方评论的问题，沿着对方的思路而不是指导对方思路，传递出礼貌和赞赏的信号。另外，提问也是为了获得某种信息，在倾听总目标的控制之下，把讲话人的讲话引入自己需要的信息范围之内。

（3）避免抵触心理：在沟通的过程中，接受者应避免带有抵触心理去接受对方的意见，认为对方提意见就一定是攻击自己。因此，信息接受者应有意识地接受建设性的批评。

（4）总结接收到的反馈信息，并确认理解：在对方结束反馈之后，你可以重复一下对方反馈中的主要内容、观点，并且征求对方看你总结的要点是否完整、准确，保证你正确地理解对方要传递的信息。

（5）向对方表明你的态度和行动：在沟通结束之后，应向对方表明你的态度和行动方案，使对方产生信任感。

三、医药营销团队沟通的障碍

医药营销团队领导和管理的重点在于了解和认识团队成员，而认识和了解团队成员的最直接的途径就是沟通。团队成员通过沟通可以明确自己的工作任务和位置，从而保障实施渠道的畅通，但在实际的团队沟通中，常常会由于种种原因产生团队沟通的障碍。在沟通中的常见障碍可以归结为两种：主观障碍与客观障碍。

（一）主观障碍

由于营销团队成员在的性格、气质、态度、情绪、见解等方面存在差异，这会使信息在沟通过程中受个人主观心理因素的制约和影响。主要表现在以下几方面：

1. 沟通双方的水平差异

在沟通过程中，如果双方在经验水平和知识结构上差距过大，就会产生沟通障碍。此外，个体经验差异对信息沟通也有影响。在现实生活中，人们往往会凭经验办事。一个经验丰富的人往往会对信息沟通作通盘考虑，谨慎细心；而一个初出茅庐者往往会不知所措。信息沟通的双方往往依据经验上的大体理解去处理信息，使彼此理解的差距拉大，形成沟通的障碍。

2. 个人理解误差

由于信息往往是根据企业组织架构分层、逐级传递的，但信息在传递的过程中常常受到个人的记忆、思维能力的影响而发生遗漏或失真现象，沟通效率也会降低。

3. 选择性倾听

每个人对信息的态度可能不完全相同，这又可分为不同的层次来考虑。一是认识差异。在管理活动中，不少员工和管理者忽视信息作用的现象还很普遍，这就为正常的信息沟通造成了很大的障碍。二是利益观念。在团体中，不同的成员对信息有不同的看法，所选择的侧重点也不相同。有些人会忽视对自己不重要的信息，也不关心组织目标、决策等信息，只重视、关心与自身利益密切相关的信息，从而使沟通发生障碍。

4. 沟通双方情绪不稳定

在沟通过程中，如果有任何一方情绪不稳定，就会影响其倾听对方所表述的内容，而过多关注自己对这件事的感受，从而影响沟通的顺利进行。

5. 沟通双方相互不信任

有效的信息沟通要以相互信任为前提，这样，才能使向上反映的情况得到重视，向下传达的决策迅速实施。管理者在进行信息沟通时，应该不带成见的听取意见，鼓励下级充分阐明自己的见解，这样才能做到思想和感情上的真正沟通，才能接收到全面可靠的情报，才能作出明智的判断与决策。

6. 个人直觉选择性偏差

接收和发送信息也是一种知觉形式。但是，由于种种原因，人们总是习惯接收部分信息，而摒弃另一部分信息，这就是知觉的选择性。知觉选择性所造成的障碍既有客观方面的因素，又有主观方面的因素。客观因素如组成信息的各个部分的强度不同，对受讯人的价值大小不同等，都会致使一部分信息容易引人注意而为人接受，另一部分则被忽视。主观因素也与知觉选择时的个人心理品质有关。在接受或转述一个信息时，符合自己需要的、与自己有切身利害关系的，很容易听进去，而对自己不利的、有可能损害自身利益的，则不容易听进去。凡此种种，都会导致信息歪曲，影响信息沟通的顺利进行。

7. 沟通者的畏惧感以及个人心理品质的差异

在管理实践中，信息沟通的成败主要取决于上级与上级、领导与员工之间的全面有效的合作。但在很多情况下，这些合作往往会因下属的恐惧心理以及沟通双方的个人心理品质而形成障碍。一方面，如果主管过分威严，给人造成难以接近的印象，或者管理人员缺乏必要的同情心，不愿体恤下情，都容易造成下级人员的恐惧心理，影响信息沟通的正常进行。另一方面，不良的心理品质也是造成沟通障碍的因素。

（二）客观障碍

沟通中，客观条件的限制会大大降低沟通的效果，从而造成沟通的障碍。主要表现在以下几点：

1. 沟通环境障碍

如果沟通双方所处环境过于嘈杂或者空间上相距太远，接触机会可能会很少，这些可能也会造成沟通障碍。

2. 组织机构设置不合理

当团队组织结构过于庞大、中间层次太多时，信息从最高决策层到下级基层单位时易失真且费时，从而影响到信息的及时性，同时，自上而下的信息沟通，如果中间层次过多，同样也浪费时间，影响效率。有的学者统计，如果一个信息在高层管理者那里的正确性是100%，到了信息的接受者手里可能只剩下20%的正确性。这是因为，在进行这种信息沟通时，各级主管部门都会花时间把接受到的信息自己甄别，一层一层的过滤，然后有可能将断章取义的信息上报。此外，在甄选过程中，还掺杂了大量的主观因素，尤其是当发送的信息涉及到传递者本身时，往往会由于心理方面的原因，造成信息失真。这些是由于团队组织机构所造成的沟通障碍。

上述沟通障碍一般都会或多或少地存在，医药营销团队应该设法消除这些障碍，从而为有效沟通创造条件。

第六章

营销策略的应用

　　医药企业的市场活动是以满足市场需求为中心的，而市场需求的满足只能通过提供某种产品或服务来实现。在医药市场需求营销的策略组合中，产品、价格、渠道和促销四大要素中，产品是第一要素，是其他各要素的前提和基础，其他三要素都是为医药产品销售服务的。所以医药企业，在规划其营销组合策略时，首先要研究如何提供适合顾客需要的产品和服务，去满足市场需求。

第一节　产品策略与营销核心

一、产品概念

　　传统的产品概念是指由企业生产出来的具有某种特定形状和用途的物体。这种对产品的理解实际上是狭义的、不完整的。这种观念往往立足于企业，不研究市场和开拓市场，不考察消费者需求变化的动态。而现代营销学中所讲的产品概念是产品的整体概念，是指提供给市场，用于满足人们某些消费欲望和消费需要的任何事物，包括实物、服务、场所、组织和概念，是一个内容十分广泛的概念。产品概念包含实质产品、形式产品和附加产品三个层次。

（一）实质产品

　　实质产品也叫核心产品，是指顾客通过购买某种产品而得到真正的利益，包括产品能提供给购买者的有形效用和无形效用，这是顾客所要真正购买的东西，也就是说顾客购买某一产品并不是为了获得产品本身，而是为了满足某种需要。例如：食品，其实质产品就是满足充饥和营养的需要；药品的实质产品是满足预防、治疗、诊断疫病，有目的地调节人的生理机能的需要；还有化妆品的实质产品就是满足护肤和美容的需要，实质产品向人们说明了产品的核心和实质。医药企业营销人员的任务就是把安全有效的医药产品推荐给消费者，以保证消费者的核心利益得到满足。

（二）形式产品

形式产品是指实质产品存在于市场上的具体形态，即向市场提供的实物和服务的形象。主要包括产品的质量、造型、特征、式样、牌号和包装装潢等等。产品的综合形体是产品的存在形式，是买主购买商品时的根据，买主可以从外观上识别这是什么产品，有何用途，是哪个厂生产的等等。这对于产品的销售无疑起着积极重要的作用。例如：医药产品的各种剂型就是药品功能形式的主要体现，是医药产品的形式产品。

（三）附加产品

附加产品也称延伸产品，是指消费者购买有形产品时所获得的全部服务和利益。即除了形式产品所产生的基本利益外，消费者还可得到随同形式产品提供的各项服务所产生的利益。例如：交货期限，送货免费，保证程度，保修、安装等等。所有这些都是产品的附加利益。附加产品的观念来源于消费者对产品需要的深入知识。因为消费者购买产品是为了满足某种需要，所以在其购买时，希望能得到和满足与该项有关的利益，因此企业向消费者出售的不止是一件产品，而应该是与产品和服务组成的一个整体，既产品系统。在竞争日益激烈的环境中，产品给消费者带来的附加利益已成为竞争的重要手段，所以，美国学者西墨多·莱斯特指出："新的竞争不是发生在各个企业的工厂中生产什么产品，而是发生在其产品能提供什么附加利益（如包装、服务、广告、顾客咨询、资金融通、送货、仓储及其他有价值的东西）。"

实质产品、形式产品和附加产品作为产品的三个层次，是不可分割和紧密相连的，它们构成了产品的整体概念。其中，实质产品是核心，是基础，是本质；实质产品必须转变为形式产品才能实现；在提供产品的同时，还要提供广泛的服务和附加利益，形成附加产品。

医药产品的整体概念就是构成满足防病治病需要的系统，在这个系统中既有有形的物质产品，也有无形的服务产品，也是由实质产品、形式产品和附加产品组成。医药产品的实质产品是疗效和消费者基本利益，疗效和质量是医药产品不可分割的统一体，是消费者追求的实际利益。医药产品的形式产品是指满足用药需要的不同形式，包括剂型、商标、说明书、包装等。医药产品的剂型，是满足于不同消费者用药的需要。医药产品的包装、说明书、商标等显示出产品的质量水平。医药产品的附加产品体现为给医生和患者提供一系列附加价值，具体展示为医生、患者、医院所提供的售前、售中、售后服务之中。

二、产品的分类

我国医药产品可谓门类齐全、品种繁多，其技术、生产、销售、消费特点各不相同。对医药产品实行正确的分类，可以简化市场营销的研究工作，帮助医药企业针对自己所产生和经营的产品类别，正确掌握其生产经营上的特征、特点，从而有效的选择销售渠道，确定适宜的价格策略和促销措施，指定最佳的市场营销活动，下面介绍一些常用的药物分类方法。

（一）按药物来源和性状分类

药品按来源和性状一般可分为中药材、中药饮片、中成药；化学原料药及其制剂；抗生素类；生化药品；血清疫苗、血液制品；放射性药品等。通常有下述两种分类：

1. 按药品生产方式的不同分类

根据药品生产方式可以将药品分为三大类：天然药物、化学合成药物和生物技术药物。

（1）天然药物（中药）：指以自然界动物、植物和矿物等三大类天然资源加工而成的药物。在我国称之为中药、国药，它是我国的国粹，有数千年的研究使用历史。通常我们把从自然界中采集、未经加工的原料称为中药材；中药材经过加工处理成的片、段、丝、块等称为中药饮片；中药经过加工制成一定的剂型后便称之为中成药。因此，中药在形式上就形成中药材、中药饮片和中成药三大类。

中药按不同的分类方法又可细分为许多种，如按来源可分为植物药、动物药和矿物药；按药用部位可分为根、根茎类、皮类、叶类、花类、种子果实类、全草类等；按药物毒性可分为普通中药、毒性中药（如雄黄）和麻醉药品；按药物功能可分为解表药、清热药、祛湿药、祛风湿药、温里药、理气药、止血药、活血祛瘀药、化痰止咳平喘药、安神药、平肝熄风药、芳香开窍药、补益药、收涩药、泻下药、催吐药、消食药、驱虫药、外用药。

（2）化学合成药物：指以化学理论为指导，依据化学规律研究和生产的化学合成药。其特点是对疾病治疗疗效快，效果明显。但由于人体是一个复杂的系统，由于缺乏对人体本身结构分子水平的分析研究及人体各部分相关的整体综合考察，因此治疗效果虽然明显，但有头痛医头、脚痛医脚的局限性治疗特征，且常常具有程度不同的副作用。

（3）生物技术药物：生物药物是利用生物体、生物组织或其成分，综合应用生物学、生物化学、微生物学、免疫学、物理化学和药学的原理与方法进行加工、制造而成的一大类预防、诊断、治疗制品。

2. 按药品的来源不同分类

随着科学技术的不断进步与发展，药品的来源除了取自天然产物外。还广泛采用人工合成方法制造，按照药品的来源不同，一般可分成以下几类：

（1）动物性药：利用动物的全部或部分脏器以及排泄物作为药用，如鹿茸、麝香、牛黄等。此外，还有提高纯品应用的，如各种内分泌制剂（胰岛素、甲状腺等制剂）、血浆制品等。

（2）植物性药：植物的各部分，皮、花、根、茎、叶、液汁及果实等都可采作药用，如人参用其根茎，阿片是罂粟果的液汁。中药中以植物药最多。同时由于现代化学的发展，目前还广泛地提取出多种植物药的有效成分，如生物碱（如中药麻黄中的麻黄碱）、皂苷、挥发油、黄酮类化合物等，作为药物。

（3）矿物药：一般是指直接利用矿物或经过加工而成的一种药物，如硫黄、氧化汞以及一些无机盐类、酸类、碱类等。

（4）化学药品：一般是指利用化学方法合成的药品，如磺胺类药、扑热息痛、阿司匹林等。近年来，随着制药工业的发展，合成药物的种类越来越多，临床应用也日益广泛。

（二）按我国传统习惯分为西药和中药两类

1. 西药

日常生活中人们习惯于把国外研制生产的药品称为西药，它包括国外生产的化学药物和生物技术药物。

2. 中药

人们习惯于把我国传统使用的药物称为中药。其实这种概念并不十分科学，因为只有同时具备如下三种内涵的药物才能被称为中药；一是能用独特的性能来表示，如性味、归经、升降、沉浮等；二是其功效能用中医药学术语来表示，如理气、安神、活血化瘀、通里攻下等；三是能按中医药学理论的配伍规律组成复方，方中药物须按君臣佐使关系构成一个功效整体而施治于人。

需要说明的是此种分类方式随着医药科学技术的发展越来越不能反映其实际情况，因为我国医药工作者经过艰苦奋斗，做了大量的中药西化的工作，使不少中药的化学本质被阐明，它们或是当作提取西药的原料，或者直接被当成西药使用，这就使原有的中药、西药经纬分明的局面被动摇。此外，随着我国中药现代化工作的发展，中西结合的药物也不断涌现，用现代科学方法处理，用现代医学观点表述其特性的中成药不断出现。这些药物虽然以中药为主要成分，但因不再用传统的医学观点表述其特性，同时其生理、药理作用的化学本质、体内代谢过程还不完全清楚，所以既不是原来意义上的中药，也不是一般概念上的西药。为此，我国《药品管理法》使用了现代药与传统药的概念。

传统药，指用传统医学观点表述其特性，能被传统医学使用的药物，它包括中药材、中药饮片、传统中成药和民族药（如藏药、蒙药、维药、傣药等）。

（三）按药物作用部位和作用机理分类

可分为作用于中枢神经系统、传入传出神经系统、心血管系统、呼吸系统、消化系统、泌尿系统、生殖系统、循环系统、内分泌系统、免疫系统的药物和抗微生物、抗寄生虫药以及诊断用药等，即通常的药理学分类方法。

（四）按药品的特殊性分类

药品按特殊性一般可分为普通药品和特殊管理的药品（麻醉药品、精神药品、医用毒性药品、放射性药品）。

1. 特殊药品

（1）毒性药品：毒性药品系毒性剧烈、治疗剂量与中毒剂量相近，使用不当会使人中毒和死亡的药品，如阿托品。

（2）麻醉药品：麻醉药品是指连续使用后易产生生理依赖性、能成瘾的药品。如吗啡类、杜冷丁等。

（3）放射性药品：指用于临床诊断或治疗的放射性核制剂或其他标记药品。

（4）精神药品：精神药品指直接作用于中枢神经系统，使之兴奋或抑制，连续使用能产生依赖性的药品。依据精神药品使人体产生依赖性和危害人体健康的程度，分为第一类和第二类。第一类精神药品不能在药店零售，如咖啡因、安钠咖、司可巴比妥等；第二类如苯巴比妥、安定、利眠宁、眠尔通、氨酚待因等，在零售店应当凭盖有医疗单位公章的医药处方零售。

2. 普通药品

普通药品是指毒性较小、不良反应较少、安全范围较大的药品，如葡萄糖、阿司匹林等。需要指出的是任何药品如无必要或过多使用，都是不安全的。

（五）按我国药品管理制度分类

1. 处方药和非处方药

（1）处方药：指只能通过具有执照的医师同意或者有他们的处方才能调配，并在医务人员的指导下应用的药物。根据规定，药品制造商和销售者都不能将处方药直接提供给患者，但可以合法的提供给那些正规合法经营批发或零售处方药的公司或个人，或者给医院、诊所、医生，或准许对这些药物开处方的人。处方药只能配给那些由医生或药剂师直接调配给的消费者。

（2）非处方药：指那些只要按照药品标签上列出的规定，如用法、说明与注意事项等，就能安全使用的药物。因此其不需要处方即可出售，故被叫做非处方药，在国外，非处方药被称为"柜台药"，英文写作 Over the Counter，简称OTC 药。

非处方药必须具备的特点是：①非处方药使用时不需要专业医务人员的指导和监督；②消费者按药品标签或说明书的指导来使用，说明书文字应通俗易懂；③非处方药的适应证是指那些能自我作出诊断的疾病，药品起效快速，疗效确切，能较快减轻病人不舒服的感觉；④非处方药能减轻小疾病的初始症状和防止其恶化，也能减轻已确定的慢性疾病的症状或延缓病情的发展；⑤非处方药有高度的安全性，不会引起药物依赖性，毒反应发生率低，不在体内蓄积，不致诱导耐药性或抗药性；⑥非处方药的药效剂量都具有稳定性。

2. 国家基本药物和《基本医疗保险药物目录》药品区别

作用不同；依据不同；应用范围不同；执行效力不同。

（1）国家基本药物：卫生部《制定国家基本药物工作方案》中指出："国家基本药物系指从我国目前临床应用的各类药物中经过科学评价而遴选的，在各个药品中具有代表性的药品。其特点是疗效好，不良反应小，质量稳定，价格合理，使用方便等。列入基本药物的品种国家要保证生产和供应，并属于公费、劳保医疗范畴。"确定国家基本药物，目的在于加强药品生产、使用环节的管理，既保证广大人民群众安全、有效、合理地用药，又完善公费医疗制度，减少药品浪费，使国家有限的卫生资源得到有效的利用，达到最佳的社会效益和经济效益。

（2）《基本医疗保险药品目录》药品：指为了保障城镇职工医疗保险用药需要，合理控制药品费用而规定的基本医药保险药品。

纳入《基本医疗保险药品目录》药品：是临床必需的、安全有效、价格合理、使用方便、市场能够保证供应的药品，并且具备下列条件之一：《中华人民共和国药典》（现行版）收载的药品；符合国家药品监督管理部门颁发标准的药品；国家药品监督管理部门批准正式进口的药品。

《基本医疗保险药品目录》药品包括西药、中成药、中药饮片。这些药品在《国家基本药物》基础上遴选而定，并分为"甲类目录"和"乙类目录"。"甲类目录"药品是临床必需、使用广泛、疗效好、同类药品中价格最低的药品。由国家统一制定，各地不准调整。"乙类目录"药品可供临床选择使用，药价比"甲类目录"药品略高。"乙类目录"药品由国家制定，各省、自治区、直辖市可适当调整（不超过其总数的15%）。

三、产品组合决策

企业在调整和优化产品组合时，依据情况的不同，可选择如下决策：

（一）扩展产品组合决策

包括扩展产品组合的宽度和加强产品组合的深度。①前者是在产品大类的销售额和利润额在未来一段时间内有可能下降时，就应考虑在现在产品组合中增加新的产品大类，或加强其中有发展潜力的产品大类；②后者是指当企业打算增加产品特色，或为更多的细分市场提供产品时，则可选择在原有产品大类内增加新的产品项目。一般而言，扩大产品组合，可使企业充分地利用人、财、物等资源，分散风险，增加竞争能力。

（二）缩减产品组合策略

当市场繁荣时，较长、较宽地产品组合会为许多企业带来较多的盈利机会，但当市场不景气或原料、能源供应紧张时，缩减产品反而使总利润上升。这是因为从产品组合中剔除了那些获利很小甚至不获利的产品大类或产品项目，使企业可集中力量发展获利多的产品大类和产品项目。

（三）产品线长度决策

产品线经理面临的首要问题，就是要决定产品线的长度。如果增加产品项目可增加利润，那就表示产品线太短；如果减少项目可以增加利润，那就表示产品线太长。产品线究竟多长为好，取决于企业的目标。如果企业的目标是要在某个行业中占据主导地位，并要求较高的市场占有率和市场增长率，产品线就应该长些，即使有些项目缺乏盈利能力也在所不计。如果企业的目标是取得较高的利润率，产品线就应该短些，只挑选那些利润率高的产品项目即可。

企业有计划地增加产品线的长度有两个途径：一是产品线的延伸；一是产品线的扩充。

1. 产品线的延伸

产品线延伸是指突破原有经营档次的范围，使产品线加长，可供选择的延伸策略有三种：向下延伸、向上延伸和双向延伸。

（1）向下延伸：有些生产经营高档产品的企业渐次增加一些较低档的产品，称为向下延伸。例如，一些亚洲的手表，最初定位在高价市场，如精工和西铁城，随后为低档市场推出了手表产品，如精工在亚洲市场上推出的阿尔西牌手表，在美国市场上推出了帕萨牌手表；而西铁城则推出了艾德克牌。向下延伸通常适合于下列几种情况：①高档产品在市场上受到竞争者的威胁；②高档产品的销售增长率下降；③原来发展高档产品只是为了给人以优质的印象，树立高级企业的形象，早就准备在条件成熟时大量发展较低档产品；④以较低档和低价的产品来吸引顾客。

但是，向下延伸会使企业面临一些风险：第一，推出较低档的产品可能会使原来高档产品的市场更加缩小；第二，推出较低档产品可能迫使竞争者转向高档产品的开发；第三，经营商可能不愿经营低档货。

（2）向上延伸：有些企业原本生产经营低档产品，渐次增加高档产品，称为向上延伸。它适于下述几种情况：一是由于高档产品有较高的销售增长率和毛利率；二是为了追求高中低档齐备的完整的生产线；三是以较高档的产品来提高整条产品线的档次。

向上延伸也同样使企业面临风险：第一，发展高档产品可能促使原来生产高档产品的企业采取向下延伸策略，从而增加了自己的竞争压力；第二，顾客可能对企业生产高档产品的能力缺乏信任；第三，原有的销售人员和经营商可能没有推销高档货的足够技能和经验。

（3）双向延伸：有些经营中高档产品的企业，在一定条件下，逐渐向高档和低档两个方面延伸，称为双向延伸。得克萨斯仪器公司以中等价格和中等质量推出了第一批计算器，然后，它逐渐在低档上增加机型，从玻玛公司夺取了市场份额，它又推出了一种价格低于惠普公司的计算器，控制最高档市场。双向延伸战略使得克萨斯公司占据了袖珍计算器市场的领导地位。

2. 产品线的扩充

产品线是指能满足同类需求，在功能使用与销售等方面具有类似性质的一组产品。产品项目是指产品线内各种不同产品。

产品线的扩充，包括拓展产品组合的宽度和加强产品组合的深度两个方面。即在原产品组合中增加一个或几个产品线和在现有产品线内增加的产品项目。当企业预测现有产品线的销售与利润在未来有可能下降，或不足以实现其发展目标时，就应考虑在产品组合中增加产品线，扩大产品经营范围。新增产品线可以是与原来产品线具有紧密联系，也可以与原来产品线关联不大或没有关联性。

四、医药产品品牌及商标策略

品牌是企业的一种无形资产，是整体产品概念的重要组成部分。在为个别产品制定营销策略时，企业必定会碰到品牌化决策问题，著名品牌可提高产品的身价，品牌决策是产品决策的一个必要组成部分。

（一）有关品牌的几个概念

美国市场营销协会（AMA）为品牌作出的定义是：品牌是一个名称、名词、标记、符号和设计，或是它们的组合，其目的是识别某个销售者或某群销售者的产品或劳务，并使之同竞争对手的产品和劳务区别开来。

由此可见，品牌是一个包含许多名词的总名词，具有广泛的意义。品牌在本质上代表卖者对交付给买者的产品特征、利益和服务的一贯性的承诺。最佳品牌就是质量的保证。品牌是一个复杂的符号，如果企业只把品牌当成一个名字，它就错过了品牌化的要点，品牌化的挑战在于制定一整套品牌含义。当消费者可以识别品牌的属性、利益、价值、文化、个性、用户等六个方面时，我们称之为深度品牌，否则只是一个肤浅的品牌。品牌包括品牌名称、品牌标志、商标三部分。

1. 品牌名称

是指品牌可以用语言表达的部分。例如，电器有海尔、三菱、索尼、东芝等名称，汽车有奔驰、宝马、丰田、劳斯莱斯等，另外，医药产品有草珊瑚含片、金嗓子喉宝、同仁堂等，迪斯尼、麦当劳、美国快递、六必居等，也可称为一种品牌名称。

2. 品牌标志

是指品牌中可被识别但不能用语言表达的部分，如符号（记号）设计，与众不同的颜色或印子等。例如美国辉瑞制药的几个英文字母的专门设计图案。由西安古城墙的变形与兵马俑组成的西安扬森的品牌标志。

3. 商标

商标实质上是一个法律名词，是指已获得专利权并受法律保护的一个品牌或一个品牌的一部分。

（二）品牌作用

（1）便于顾客选购。

（2）代表产品的一定特色和质量特征。

（3）有利于产品的广告宣传和推销。

（4）有利于维护生产者和经营者的利益。

（5）作为竞争工具，与竞争对手同台竞技时具有攻击性作用。

（三）品牌与商标策略

1. 品牌化策略

品牌化是指企业为其产品规定品牌名称，品牌标志，并向政府有关主管部门注册登记的一切业务活动。

建立品牌要付出成本——包装费、标签费和法律保护费等等，并且如果该品牌被证明不为用户所欢迎，就还得承担风险。品牌化决策是有关品牌的第一个决策，就是要决定是否给产品加上品牌名称。品牌和商标是商品经济发展的产物，使用品牌会给消费者带来一些好处：

（1）品牌名称可以使销售者比较容易处理订单并发现一些问题。

（2）销售者的品牌名称和商标为产品独有的特点提供法律保护。

（3）品牌化有助于销售者细分市场。

（4）良好的品牌有助于树立良好的企业形象。

（5）品牌化策略为销售者提供了吸引忠诚顾客的机会。而对品牌忠诚则使销售者在竞争中得到保护。

另外，品牌化也为购买者提供方便，因此品牌化是购买者获得商品信息的一个重要来源。

2. 品牌质量策略

品牌质量是指反映产品耐用性、可靠性、精确性等价值属性的一个综合尺度。企业作品牌决策时，还必须决定其品牌的质量水平，以保持其品牌在目标市场上的地位。企业首先要决定其品牌的最初质量水平：低质量、一般质量、高质量、优质量。一般来讲，企业的盈利能力、投资收益率会随着质量的提高而提高，但是不会直线上升。优质产品只会使投资收益率少量提高，而低质量品牌却会使企业投资收益率大大降低。因此，企业应当提高品牌质量。但是，如果所有的竞争者都提高品牌质量，这种战略就难以奏效。

其次，企业决定其品牌的最初质量水平（假设是高质量）以后，随着时间的推移，还要决定如何管理其品牌质量。在这个方面，企业有三种可供选择的决策，既：①提高品牌质量，以提高收益和市场占有率；②保持产品质量；③逐步降低产品质量。

近年来，美国、日本、德国等国家的企业，为了提高其产品的竞争能力，特别注意加强产品的质量管理。在这种情况下，质量管理不再是生产组合的一部分，而是市场营销的一个组成部分。

3. 品牌名称策略

企业如果决定其大部分或全部产品都使用自己的品牌名称，还要决定其产品是分别使用不同的品牌名称，还是统一使用一个或几个品牌名称。品牌名称战略至少可以分成三种：

（1）统一品牌名称：即企业决定其所有的产品都统一使用共同的家族品牌名称，例如三九集团生产的各种药品都统一使用"999"品牌。日本的索尼公司和先锋公司等，企业采取统一品牌名称决策的优势在于引进一个产品的费用较少，不需要进行"牌名"的调查工作，不需要为建立品牌名称认知和偏好而花费大量的广告费，此外如果制造商的声誉良好，产品的销路会非常好。

（2）个别品牌名称：即企业决定其各种不同的产品分别使用不同的品牌名称，其好处在于它没有把企业的声誉系在某一产品品牌的成败之上。例如某一品牌的产品失败了或者出现了低质情况，将不会损害制造商的名称。

（3）分类品牌名称：即企业对所有产品使用不同类别的家族品牌名称。对于一些企业生产或销售许多不同类型的产品，使用共同的家族品牌就不怎么合适了。例如美国思维伏特公司同时生产火腿和化肥，面对两种截然不同的产品，就需要使用不同的品牌名称，以免共同混淆。而有些企业虽然生产或销售同一类型产品，但是为了区别不同质量水平的产品往往也使用不同的产品名称。例如，乔尼沃克公司销售的一级品，二级品和三级品威士忌分别用金色、黑色、红色标签。

4. 品牌使用者策略

在这方面，企业有三种可供选择的决策，即：①企业可以决定使用自己的品牌，这种品牌叫作企业品牌、生产者品牌或全国性品牌；②企业还可决定将其产品大批量的卖给中间商，中间商再用自己的品牌将货物转卖出去，这种品牌叫作中间商品牌、私人品牌；③企业还可以决定有些产品使用自己的品牌，有些产品便用中间商品牌。

争创知名品牌一向是工商业舞台的主角。大多数企业者都创立自己的品牌。此外，还有些享有盛誉的企业将其著名商标租借给别人使用，收取一定的特许使用费。

中间商使用自己的私人品牌，会带来种种利益，首先，可以更好地控制价格，并且可以在某种程度上控制供应商；其次，进货成本较低，因而销售价格较低，竞争力较强，可以得到较高的利润。因此，中间商品牌已经变成品牌竞争的一个重要因素。越来越多的中间商特别是大批发商、大零售商都使用自己的品牌。

5. 商标策略

商标的专用权有四个特点：①商标注册即取得独占权，他人不得使用与仿冒；②商标专用权具有时间性。我国商标法规定有效期限为 10 年，到期申请注册延续的可继续使用，否则就失去了专用权；③商标专用权属知识产权，其价值是无形的，名牌商标的价值是难以估价的；④专用权受严格的地域限制。

五、产品的生命周期

产品的生命周期是指产品的市场寿命，不是指产品的使用寿命。产品只有经过研究开发、试销，然后进入市场，它的市场生命周期才算开始。产品退出市场，标志着生命周期的结束。

（一）产品生命周期的主要阶段

典型的产品生命周期一般可分为四个阶段，即：介绍期（或引入期）、成长期、成熟期和衰退期

1. 介绍期

当新产品投入市场时，进入介绍期，顾客对产品还不了解，只有少数追求新奇的顾客可能购买，销售量很低。为了扩展销路，需要大量的促销费用，对产品进行宣传。其特点为由于技术方面的原因，产品不能大批量生产，因而成本高，销售额增长缓慢，企业不但得不到利润，反而可能亏损，竞争者少。

2. 成长期

顾客对产品已经熟悉，大量的新顾客开始购买，市场逐步扩大。产品已具备大批量生产的条件，生产成本相对降低，企业的销售额迅速上升，利润也迅速增长。其特点为，竞争者看到有利可图，将纷纷进入市场参与竞争，使同类产品供给量增加，价格随之下降，企业利润增长速度逐步减慢，最后达到生命周期利润的最高点。

3. 成熟期

经过成长期以后，市场需求趋向饱和，潜在的顾客已经很少，销售额增长缓慢直至转而下降。在这一阶段，竞争逐渐加剧，产品销售降低，促销费用增加，企业利润下降。

4. 衰退期

随着科学技术的发展，新产品或新的代用品的出现，将使顾客和消费习惯发生改变，转向其他产品，从而使原来产品的销售额和利润额迅速下降，其特点是销售额急剧下降，利润几乎为零，最后因无利可图退出市场。

实际上，各种产品生命周期的曲线形状是有差异的。有的产品一进入市场就快速成长，迅速跳过介绍期。有的产品则可能越过成长期而直接进入成熟期。还有的产品可能经历了成熟期以后，进入了第二个快速成长期。

（二）产品生命周期阶段特点与营销策略

产品生命周期理论告诉我们，不会有一种产品经久不衰，永远获利。企业必须经常对各类产品的市场状况进行分析，淘汰老产品，开发新产品，才能确保企业的产品组合处于最优状态。当一种产品进入衰退期时，必须保证有其他产品处于介绍期、成长期或成熟期，而不至于因老产品的淘汰而引起企业利润的整体下降。制定市场营销策略时，要认真分析产品所处的生命周期阶段。只有确认产品已到了衰退期，才能采取淘汰决策。在市场运作过程中如果对产品生命周期的阶段判断失误，将会错误的扼杀产品的生命，失去为企业创造利润的机会。

1. 介绍期市场营销策略

新产品进入介绍期以前，需要经历开发、研制、试销等过程。进入介绍期产品的市场特点是：产品销量低，促销费用高，制造成本高，支付费用的目的是要建立完善的销售渠道。促销活动的主要目的是介绍产品，吸引消费者使用。处于介绍期的产品，一般只有少数企业，甚至独家企业生产的式样。介绍期的产品市场营销策略，一般有以下四种：

（1）快速—掠夺策略：即高价高促销策略，也称双高策略。以求迅速扩大销售量，取得较高的市场占有率。采取这种策略必须有一定的市场环境，即市场上有较大的需求潜力，产品需求弹性小，消费者求购心切，产品有特色，技术含量高，不易仿制等，如专利产品。

（2）缓慢—掠取策略：即高价低促销策略，也称高低策略。以高价格、低促销费用的形式进行经营，以求得到更多的利润。这种决策可以在市场面比较小，市场上大多数消费者已熟悉该新产品，购买者愿意出高价，潜在竞争威胁不大的市场环境下使用。

（3）快速—渗透策略：即低价高促销策略，也称低高战略。实行低价格、高促销费用的决策，迅速打入市场，取得尽可能高的市场占有率。高促销是为了集中力量以最快的速度将产品打入市场，而低价是一种促销手段，本策略可以给公司带来最快的市场渗透率和最高的市场占有率，但必须具有的条件是：市场容量很大，消费者对这种产品不熟悉，但对价格非常敏感，潜在竞争激烈，随着生产规模的扩大，企业可以降低单位生产成本。

（4）缓慢—渗透策略：即低价低促销策略，也称双低战略。这种策略是以低价格、低促销费用来推出新产品。这种决策适用于市场容量很大、消费者熟悉这种产品但对价格反应敏感，并且存在潜在竞争者的市场环境。

2. 成长期市场营销策略

成长期是产品生命周期的关键时刻，消费者对该产品已经熟悉，消费者习惯业已形成，销售量迅速增长，进入成长期以后，老顾客重复购买，并且带来了新的顾客，销售量激增，企业生产规模也逐步扩大，产品成本逐步降低，新的竞争者会投入竞争。随着竞争的加剧，新的产品特征开始出现，产品市场开始细分，销售渠道增加。企业为维持市场的继续成长，需要保持或稍微增加促销费用。但由于销量增加，平均促销费用有所增加。这一阶段企业营销对策的核心是尽可能延长产品的成长阶段。

（1）改善产品品质：对产品进行改进，可以提高产品的竞争能力，满足顾客更广泛的需求，吸引更多的顾客，如增加新的功能，改变产品款式等。

（2）改变广告宣传的重点：把广告宣传的重心从介绍产品转到建立产品形象上来，树立产品名牌，维系老顾客，吸引新顾客，使产品形象深入顾客心中。

（3）寻找新的细分市场：通过市场细分，找到新的尚未满足的细分市场，根据其需要组织生产，迅速进入这一新的市场。

（4）在适当的时机，采取降价决策：以激发那些对价格比较敏感的消费者产生购买动机和采取购买行动。

3. 成熟期市场营销策略

产品进入成熟期的标志是销售额的增长速度缓慢，对许多产品来讲，这一阶段持续的时间较长。进入成熟期以后，产品的销售量增长缓慢，逐步到最高峰，然后缓慢下降，该产品的销售利润也从成长期的最高点开始下降；市场竞争非常激烈，各种品种、各种款式的同类产品不断出现。

对于进入成熟期的产品，企业应该采取主动出击的决策，使成熟期延长，或使产品生命周期出现再循环。这一时期企业可以采取以下三种策略：

（1）市场改良策略：这种策略不是要改变产品本身，而是发现产品的新途径或改变推销方式等，以使产品销售量得以扩大。可以从以下三个方面考虑：一是，寻求细分市场，把产品引入尚未使用这种产品的市场，重点是要发现产品的新途径，应用于其他的领域，以使产品的生长期延长；二是寻求能够刺激消费者、增加产品使用率的方法；三是市场重新定位，寻找有潜在需求的新顾客。

（2）产品改良策略：这种策略是以产品自身的改变来满足顾客的不同需要，吸引有不同需要的顾客。整体产品概念的任何一个层次的改良都可视为产品再推出。例如，在上个世纪70年代初，美国某药品生产公司生产的"铂克"溴盐走向衰退，不再是时兴的主治昏厥的药品时，该公司并不因此就轻易地淘汰这种药品，而是采用了减少药品主治因子的含量。同时，配上一种时尚而又迷人的包装，于是这种药品在那些晕车的人们中又开创了新的广阔市场。仅此一种小小的改良，1977年就为该公司带来350万美元的销售收入。

（3）**市场营销组合改良策略**：市场营销组合改良策略是通过改变市场营销

组合因素来延长产品的市场成长和成熟期。企业市场营销组合不是一成不变的，它应该随着企业内外环境的变化而作出相应的调整。产品进入成熟阶段后，各种内部条件和外部环境发生了重大变化，因而市场营销组合也就要有一个重大的调整。用以延长产品的成熟期，避免衰退期早日到来。

4. 衰退期市场营销策略

如果产品销售量的下降速度开始加剧，利润水平很低，在一般情况下就可以认为这种产品已进入市场生命周期的衰退期。面对处于衰退期的产品，企业需要进行认真的研究分析，决定采取什么策略以及在什么时间退出市场。衰退期的主要营销策略有：

（1）集中策略：产品处于衰退期时，由于企业的销售量迅速下降，如果经营规模和各项投资水平仍保持不变必然造成企业利润的急剧下降，此时企业应缩短产品营销战线，把企业能力和资源集中在最有利的细分市场和销售渠道上，从中获取利润。这样有助于缩短产品退出市场的时间，同时又能为企业创造更多的利润。

（2）持续策略：继续延用过去的决策。仍按照原来的细分市场，使用相同的销售渠道、定价及促销方式，直到这种产品完全退出市场为止。

（3）收缩策略：大幅度降低促销水平，尽量减少销售和推销费用，以增加目前的利润。这样可能导致产品在市场上的衰退加速，但又能从忠实于这种产品的顾客中得到利润。

（4）放弃策略：对于衰落比较迅速的产品，应该当机立断，放弃经营，可以采取完全放弃的方式，使其所占用的资源逐步转向其他产品。

（三）正确理解产品生命周期需注意的几个问题

任何一种产品在市场上不可能永远畅销不衰，都会有一个或长或短的生命期。产品的生命周期是一个假设的概念，对其含义的理解应注意以下几点：

1. 产品生命周期与产品寿命周期是两个不同的概念

产品的寿命周期是指产品的具体物质形态的变化，是针对产品的实体的消耗磨损和耐用程度而言的。使用寿命的长短主要受自然因素的影响，与产品本身的性质、性能、使用条件、使用频率、使用时间等因素有关，这是具体的有形的变化，是一种"自然寿命"，而产品生命周期表明产品在市场上的变化过程，是针对产品的社会形象和销售状况而言的，它的长短与科技发展、社会需要、市场竞争、消费者爱好等社会市场因素有关，它是抽象的、无形的演变，是产品的"市场寿命"或"经济寿命"。

2. 产品生命周期主要是指产品品种的生命周期

许多产品倘若就其类别而言，还无法预见其周期变化规律，几乎是在无限延长；产品品牌的周期变化很不规则，企业可以长期使用下去，也可以经常变化；而产品品种的生命周期是典型的，它的发展变化过程有一定的规律可循。

3. 产品的市场生命周期主要是就整个行业或整个市场而言

一个企业的销售资料，一般不能确切说明某种商品的产品生命周期问题，而且行业的产品市场生命周期也是一个相对概念。同一行业在不同国家，产品的生命周期也是不一致的。有的产品，在发达国家已经进入成熟期或衰退期，而在发展中国家则可能刚进入开发期。

六、新产品的开发策略

新产品开发是满足新的需求，改善消费结构，提高人民生活素质的物质基础，也是企业具有活力和竞争力的表现。新产品开发既会给企业的市场营销带来机会，也会给企业的经营带来风险。

（一）新产品的类型

1. 全新产品

指应用新技术、新材料研制出的具有全新功能的产品。这种产品无论对企业或市场来讲都属于新产品，如汽车，电视机等第一次出现时都属于全新产品。

2. 换代产品

指在原有产品的基础上，全部或部分采用新技术、新材料、新工艺研制出来的新产品，如洗衣机从单缸到全自动等。更新换代产品与原来产品相比，产品性能有了一定改进，质量也有了相应提高。

3. 改进产品

指对老产品的性能、结构、功能加以改进，使其与老产品有较显著的差别。如电冰箱由单门到双门，电风扇改成遥控开关等。与换代产品相比，改进产品受技术限制较小，且成本较低，便于市场推广和消费者接受。

4. 仿制产品

指对国际或国内市场上已经出现的产品进行引进或模仿，研制生产出的产品。如引进显像管生产线，制造和销售各种电视机等。开发这种产品不需要太多的资金和尖端技术，因此比研制全新产品要容易得多。

（二）企业获取新产品的方式

1. 产品要有一定的市场

新药一定要有市场，这是新药开发最基本的要求。医药企业在开发新产品前，必须在了解目标消费者现实的和潜在的需求的基础上，充分掌握市场容量的大小与趋势，这是保证新药顺利上市的前提。

2. 产品要有一定特色

新产品与老产品相比必须有相对优点，使其在使用性能、内在质量、外观装潢等方面有所创新，这样的新产品才有市场。

3. 企业要有一定的生产能力

企业应根据自身的能力，确定新产品的开发方向。在开发新药时一方面要符合市场需求，另一方面能够发挥企业优势，并能形成一定规模的生产能力以取得较好的规模效应。

4. 要有一定的经济效益

医药企业开发新产品，必须进行成本效益的比较及技术经济方面的可行性分析。要尽量挖掘企业原有生产能力，综合利用原材料，尽可能降低成本，确保企业新产品开发的经济效益。

医药企业开发可以划分为两种基本的形式：①独立研制开发：企业通过自己的研究开发力量来完成产品的构思，设计和生产工作；②协约开发：雇佣独立的研究开发机构或企业为自己开发某种产品。前者与后者相比，可以对产品进行有效的控制。包括产品的设计、质量、品牌等，甚至在某种程度上对价格也有决定权。后一种方法则可以克服企业在技术力量上的不足。

（三）新产品的开发过程

新产品开发工作是一个从收集各种构思开始到将这些建议设想转变成商业上成功的新产品为止的前后连续的过程。一般包括构思、筛选、设计、研究与筛选、临床前研究、临床实验设计、销售规划、商业分析等几个环节。

第二节 营销渠道策略与信誉再造

任何产品只有送到消费者手中才是现实的产品，才能实现企业的目标利润。分销便是企业使其产品由生产地点向销售地点运动的过程。在这个过程中，企业要采取相应的策略，才能使自己的产品尽快达到消费者手中，降低交易成本，提高经济效益。同时建立与维护企业的信誉。

一、营销渠道建设与策略

（一）营销渠道的含义和作用

市场营销渠道也称为分销渠道，是指分销过程中，帮助企业把产品及所有权从生产者转移到消费者和用户的有关市场中介单位组成的运行系统。简言之，就是产品在其所有权转移过程中，从生产领域进入消费领域的途径。这个系统的起点是企业，即生产者；终点是消费者和用户。分销渠道是企业的生命线，营销渠道是否畅通，直接关系到企业经营目标的实现。具体作用主要表现在以下几个方面：

1. 实现药品从生产者向消费者转移

在医药企业营销渠道中，这种中介作用主要由各类经销商完成。中间商根据市场需求状况收购和集中医药生产企业制造的各种商品，同时还可以为生产者提供运输、仓储、资金融通、销售、售后服务等。

2. 简化交易手续，降低交易成本，提高交易效益

譬如，3 个生产厂商向 5 个零售商销售，没有批发商时，要进行 15 次交易，如果通过 1 个批发商，交易次数便可降低为 8 次。

3. 营销渠道既是物流的通路，也是信息流的通路

瞬息万变的市场需求信息可以通过营销渠道反馈到生产者，有利于医药生产企业及时调整产品数量、质量和花色品种，更好地满足市场需要，提高经济效益。

（二）营销渠道的结构和类型

1. 营销渠道的结构

可从营销渠道的长度、宽度及多重性三个方面去认识。

（1）营销渠道长度：销售渠道的长度，即指中间层次或环节的数量。中间层次或环节的多少，反映销售渠道的长短。产品从企业或生产者出发，只有经过一定的中间层次或环节，才能到达消费者或用户，在消费者市场，企业面对的最终顾客是家庭和个人，即最终消费者。一般有以下几种长度不同的销售渠道可供选择。

①在生产者与消费者之间，有零售商的参与，也是一种比较简单的渠道。许多生产耐用消费品和选购品的生产企业大都采用这种形式。

②生产者把产品售给批发商，由批发商转卖给零售商，最后由零售商销往消

费者，是消费者市场最为普遍的一种渠道。

③由代理商代为联系零售商，再由零售商购进产品卖给消费者。一般来说，代理商并不取得产品所有权，它只为买卖双方牵线搭桥，撮合成交以后按比例收取佣金。规模较小的生产者，其销售渠道常有代理商的参与。

④生产者经由代理商与批发商发生联系，产品再通过批发商、零售商销往消费者。我国的外贸出口中一般采用这种形式。

（2）营销渠道的宽度：销售渠道的宽度，系指组成销售渠道的每个环节或层次，使用的相同类型中间商的数量。同一层次或环节的中间商较多，渠道就较宽；反之，渠道就较窄。

医药营销渠道的宽度，与企业的市场营销目标和分销策略有关。生产者的分销策略通常有以下三种：

①独家分销：即医药企业在一定时间，一定地区，只选择一家批发商或零售商经营其产品，目的是控制市场，彼此得到对方更积极的配合，强化产品形象。

②选择分销：即在同一目标市场上，依据一定的标准选择少数经营商经销其产品，而不是允许所有有合作意向的中间商都参与经销。选择性分销的优点是能维护企业、产品的形象和声誉，建立和巩固市场地位。

③密集分销：密集分销也称为广泛性分销，是一种多渠道的分销策略。它是指医药生产企业可能通过较多符合条件的中间商销售产品，已扩大市场覆盖面或快速进入整个新市场，尽量扩大销售网络，使众多的消费者和用户随时随地能买到这些产品。

密集分销在广泛利用多种分销渠道，以增加购买场所的同时，还必须注意对各类中间商的经营条件进行审查，不能让不符合条件的中间商参加分销，以免影响企业声誉。而这一点往往被企业所忽视。

（3）销售渠道的多重性：根据目标市场的具体情况，医药生产企业还要考虑是否使用多条销售渠道销售其产品，即销售渠道的多重性问题。通过两条以上的渠道，使同一产品进入同一市场。比如，一家企业生产的医药产品，既通过超级市场、药房等零售商经销，转卖给消费者，又经由医院，卖给消费者使用。这样，产品有更多的出口流向消费领域，利用企业实现更深的市场渗透。

2. 药品营销渠道的类型

下面以 OTC 药品为例，简述一下药品营销渠道。

①医药生产者—医药零售药店或医院—个人消费者。

②医药生产者—代理商—医药零售药店或医院—个人消费者。

③医药生产者—代理商—医药商业批发公司—医药零售药店或医院—个人消费者。

④医药生产者—医药商业批发公司—医药零售药店或医院—个人消费者。

另外，药品市场营销中按照国家有关规定，其OTC药品和处方药品在营销模式上有明显的区别，这两种营销渠道的区别将越来越明显甚至可能分道扬镳、各走各的渠道。下面我们就按OTC药品和处方药分别作如下分析：

（1）OTC药品营销渠道的类型：OTC药品与普通百姓生活联系较为紧密，大多数可以自我诊断与自购自用，因而社会零售药店就是其主要销售场所。所以OTC药品销售的关键之一是寻找尽可能多的零售药店，拓展消费者与药品的接触范围。

下面四种营销渠道类型通过零售药店将药品最后出售给个人消费者，只适合OTC药品和普通药的销售工作。

①医药生产企业—零售药房—个人消费者：这是一般OTC药物或普通药品常采用的营销渠道模式。指生产企业将药品销售给零售药店，然后由药店销售给个人消费者，是营销渠道中最简单的营销渠道模式之一，特点在于没有中间商介入，由生产厂家直接向零售商店销售，利润空间相对较大。其条件是生产企业实力雄厚，必须在全国各地建有办事机构和营销网络，否则无法满足面广量小的送货、铺货、回款等繁琐工作。

②医药生产企业—代理商—零售商—消费者：在这种销售渠道中，医药生产者通过一定的代理商将药品销售给零售药店，然后再由零售药店销售给消费者。

③医药生产企业—代理商—医药商业批发公司—零售药店—消费者：企业没有自己的营销网络，是借助于中间商的销售力量销售药品。首先寻找代理商，通过代理商去寻找商业公司，再借助这些商业公司的批发渠道向市场零售药店铺货，最后通过药店将药品销售给消费者。这种渠道模式也是OTC药品和普通常用的营销模式之一。

④医药生产企业—医药商业批发公司—零售药店—消费者：这种渠道与前一种渠道相比只是少了一个代理商，由企业自有的销售力量与各地商业公司产生业务联系，并由商业公司自由的零售药店或其他专业药店向消费者销售药品。与第一种模式相比，它可以最大限度的借助于医药商业公司的销售渠道和销售力量，扩大产品的销售量，并且对销售渠道的控制力较强，利润空间较大，同时可以较多参与具体的市场销售活动，了解市场第一手信息，帮助企业作出正确的营销策略，因而是目前OTC药品和普药最常用的销售模式。

（2）处方药品销售渠道的类型：处方药品销售渠道与OTC药品营销渠道相比，有许多相似之处，差别在于将渠道中的零售药店换成了医疗单位。国家规定处方药品在使用时必须有专业医生的处方，因而其销售地点主要集中在医疗单位（医院）里，所以处方药品与OTC药品在销售渠道类型上存在较明显的差别。归纳起来考虑，其销售渠道有以下几种方式：

①医药生产企业—医疗单位—个人消费者：这也是一种由生产企业将药品供给（进入）医院，再由医院在病人就诊时出售给个人消费者的销售模式。

②医药生产企业—代理商—医疗单位—个人消费者：这种模式适合于需要直接进入医院销售的一些新特药品、进口药品、处方药品、医疗器械类和市场能力不足的医药生产企业采用。是医药生产企业通过合适的代理商，将药品进入当地医疗单位，再由医疗单位将药品出售给消费者。

③医药生产企业—代理商—医药商业批发公司—医疗单位—个人消费者：这是目前医药市场上药品销售中较为普遍采用的渠道模式之一，主要适合于需要进入医院销售的处方药品、进口药和新特药品的销售工作。

④医药生产企业—医药商业批发公司—医疗单位—消费者：这种销售渠道模式是目前处方药品、进口药品、新特药品销售工作中最为普遍的营销模式。

二、医药营销渠道设计与原理

营销渠道的长短、宽窄以及是否使用多重渠道，要受到一系列主、客观因素的制约。医药企业在进行渠道设计时必须考虑以下问题：分销的是何种产品，面对的是何种市场，顾客购买有何特点，以及企业的资源、战略和中间商的状况等。

（一）影响营销渠道选择的因素

1. 产品因素

产品自然属性和产销特点不同，对分销渠道的要求也不同，对企业选择分销渠道有重要影响，往往是企业进行分销决策时必须首先考虑的问题。

首先，产品的价格。一般来说，单位价格比较低的产品，有可能通过长分销渠道来分销；反之，分销渠道就应该短些。例如：一些大众化的日用商品一般都要经过一个或一个以上的批发商，再经零售商转移到消费者手中。而一些价格昂贵的珠宝或耐用消费品，则不宜由多个中间商转手。

其次，产品的重量、体积。一般而言，较轻、较小的产品，可用较长、较宽的间接渠道；笨重及大件的产品直接影响运输和储存等销售费用，应尽可能选择最短的分销渠道，甚至要直接运输。

还有，产品的时尚性、物理化学性质、标准化程度是企业制定营销渠道时必须考虑的因素。

2. 市场因素

市场因素比较复杂，主要有消费者因素、购买行为因素、竞争者因素等。

（1）消费者因素：消费者对销售渠道的影响主要表现在产品消费面的大小、消费习惯的偏好和消费者的地区分布。

（2）购买行为因素：主要包括顾客每次的购买量、购买频率、季节性、品牌敏感性等。

（3）中间商因素：在渠道建设及信誉再造的过程中应考虑不同中间商的状况和特点，把最合适的中间商纳入渠道之中。

（4）竞争者因素：医药企业应充分考虑竞争者的渠道策略，价格状况，销售对象，并采取相应对策。

3. 企业自身因素及环境因素

企业自身条件不同，选择的分销渠道也相应的不同，使用不同的分销渠道才能适应企业不同的资源条件，做到最有效的分销。

一个国家的政治、经济、自然、地理等因素是企业经营中不可控的外部因素，这些因素的特征与变化，会对企业的分销渠道选择产生重大的影响。

（二）医药营销渠道的设计

对医药企业来说，如果目标市场和产品定位均已确定，企业渠道的设计就变成一个十分重要的问题。渠道的选择对企业的信誉建设密切相关。

1. 渠道基本模式

医药企业在设计药品营销渠道时首先要考虑：

（1）药品销售地：药品是在医疗单位销售还是在药店销售？或者两者兼有之。

（2）中间商的选择：是企业自己将药品销售给药店、医院还是由中间商来完成这一目标？或者既用中间商销售，自己也销售。

（3）中间商的类型和数量。

2. 渠道组成的权利义务

医药企业的产品在流通环节，必须制定销售条件、价格政策、经销区域等相关政策。

销售条件中必须明确付款条件和生产者保证。企业可以制定一些奖励措施，如现金折扣、优先供货等条件促进货款及时回笼。而生产者保证在何种条件下允许退货与途中损耗的分担等。

价格政策是决定生产者与中间商双方经济利益的关键。双方必须在价格及折扣方面达成一致，才能在实际运行中很好执行，这里需要考虑的因素很多，如企业信誉、生产特征、供应状况等。

经销区域是企业必须根据具体情况划分每个经销商的销售区域，防止窜货和倒流，造成市场混乱。

（三）选择渠道成员

企业需要建立良好的商业信誉，就必须谨慎选择渠道成员。一个好的医药商业客户的标准是必须具备药品经营资格和条件，具有良好的商业信誉，能够迅速将药品推向目标市场。这其中包括：中间商的信誉状况、经营范围、经营能力、协作精神、业务人员素质等。

中间商选定之后，需要对日常工作进行监督与激励，不断提高业务经营水平。常见的激励措施有以下几种：

（1）制定合理的折扣政策和药品价格。

（2）设立奖惩制度，鼓励中间商多销货早回款。

（3）制定 OTC 药品的宣传工作。扩大企业和药品的知名度，促进市场销售。

（4）提供技术指导、宣传资料，举办相应的药品展示会、指导药品陈列，还可以邀请中间商参与业务培训，支持中间商开展业务等。

（5）生产适销对路的产品，协助中间商开发医药新市场。

（6）建立规范的客户管理制度。经常拜访，通过沟通建立相互信任、相互理解的业务伙伴关系。

（四）营销渠道的调整

医药企业不仅要做好营销渠道的建设与管理工作，而且还要根据实际情况进行及时的调整。这包括增减渠道成员，增减渠道环节或进行彻底调整等。

第三节　价格策略与货币选票

对于一般商品而言最重要的影响因素是市场供求消息：供大于求，其价格就有可能低于其价值；供不应求，其价格就有可能大大高于其价值。俗话说："物以稀为贵"，就是这个道理。在医药市场上，药品价格的作用是多方面的，对医药企业而言，药品价格将决定药品的销路和企业的利润；对医药消费者而言，药品价格在很大程度上决定或影响其购买行为发生与否；对于国家政府部门而言在医药价格则成为从总体上降低社会医药费负担、合理调控医药企业收入、杜绝药品营销中不正之风、促进医药行业健康发展的有力的宏观调节手段。

在医药市场上，我国实行的是国家宏观调控和市场调节相结合的药品价格管理制度，充分了解国家有关药品价格的具体政策规定对医药企业制定价格策略具有十分重要的作用。

一、医药产品价格管理

（一）医药产品价格体系

医药产品从生产领域经过流通领域才能进入消费领域，在流通流域又要经过批发、销售等不同环节，这样就形成了出厂价、批发价、零售价等药品价格形式。

1. 药品出厂价

药品出厂价是药品生产企业向批发企业销售时的药品价格，它是由药品生产成本加利润构成。药品出厂价是药品进入流通领域的第一道环节的价格，是制定药品批发价、零售价的基础。

2. 药品批发价

医药批发价是药品批发企业向零售药店或医疗单位销售时的药品价格，由购进成本（即药品进价）加商品进销差价构成。在药品价格结构中药品批发价格起着"承上启下"的作用。合理确定药品批发价格有助于稳定药品零售商市场价格。

3. 药品零售价

药品零售价是零售药店或医疗单位向消费者销售时的药品价格，由购进成本（即药品价格）加上批零差价构成。药品零售价是药品在流通领域中最后一道环节的价格。它体现着国家、药品经营者、广大消费者之间的经济关系，与人民大众利益息息相关。

（二）医药产品差价

1. 药品差价概念

医药产品差价是指药品由于购销环节（流通环节）的不同而形成的价格差额，具体包括进销（购销）差价、批发差价两种。药品差价有差价额和差价率两种形式。差价额即构成药品差价的两种价格之间的差额。差价率即差价额占计算基价的百分比，简称差率。

2. 药品进销差价

药品进销差价又称购销差价。就是药品出厂价和批发价之间的差额，它是指药品批发商在同一时间、同一市场购进和销售同一种药品的购进价格和销售价格之间的差额。

3. 药品批零差价

药品批零差价是指药品批发价格与零售价格之间的差额。它是由零售商（零售药店、医疗单位）在经营药品的过程中形成的，它包括零售商的流通费用、合理利润及税金。

二、我国药品价格管理内容

为加强药品的价格管理，深化药品价格改革，整顿药品市场的价格秩序，国家发展计划委员会陆续颁布了一系列药品价格管理文件，对药品价格作了全面系统的规定，这其中包括"药品价格管理暂行办法"、"药品价格管理暂行办法的补充通知"、"关于完善药品价格政策，改进药品价格管理的通知"、"关于列入政府定价药品不再公布出厂价的通知"、"国家计委关于印发改革药品价格管理的意见的通知"等。

根据我国药品价格管理制度规定，列入国家药品价格管理范围的有国产、进口化学药品及生物制品、中成药和中药饮片、中药材、医院制剂、计划生育药具等。我国境内的有关行政管理部门、从事药品生产经营活动的企事业单位及其他组织和个人，进行药品价格活动时，均须遵守药品价格管理的统一规定。

目前，我国药品价格目前实行政府定价和市场调节两种形式。实行政府定价的药品，仅限于列入国家基本医疗保险药品目录的药品及其他生产经营具有垄断性质的少量特殊药品，包括国家计划生产供应的精神药品、麻醉药品、预防免疫药品、计划生育药品等。政府定价以外的其他药品实行市场调节价，由经营者根据市场供求关系自行定价。

（一）政府对药品流通领域中的价格管理

药品流通环节包括批发和零售企业（单位）。批发价格的制定和调整，要符合有利于促进药品合理流通、减少流通环节、降低流通费用，使经营者在弥补经营费用后能够获得合理利润。国家对药品流通环节主要通过对药品流通企业规定其商业差率来控制。药品流通企业在制定价格时，对批发、零售环节的商业差率合并为流通差价率。为完善医疗机构的用药结构，药品流通差价率实行差别差率。

（二）政府对药品生产过程的管理控制

在医药生产企业，国家主要通过对药品生产企业的利润率和销售费用率的控制来实现政府的宏观调控作用，以控制药品在销售价格中的销售费用比重。

为保证药品的安全性、有效性，加强医药企业技术进步，国家强制执行医药企业必须通过 GMP 认证。对下列两种情况的优质普通药品实行优质优价：①对企业生产的政府定价药品，其产品的质量、安全性和临床疗效等若优于其他企业的同种药品，根据定价权限，由国家计委或各地省级物价部门根据企业递交的申请，组织听证会公开审议后，实行单独定价，与其他企业生产的同种药品拉开差价；（2）对知名品牌的中成药与其他同名药品适当拉开差价。

三、价格弹性与药品价格

医药企业在确定药品价格时，还需要研究价格弹性与价格之间的关系。在商品价格与供求互相影响、互相决定的规律变化中，不同商品的变动幅度是不一样的。市场营销人员需要进一步研究不同商品这种变动的量的规定性，即价格弹性，以了解价格的上涨或下跌对产品销售量的具体影响程度。

1. 需求的价格弹性

需求的价格弹性，是指需求量对价格变动的反映程度，是需求量变动的百分比与价格变动的百分比的比值，用公式表示为：

$$需求的价格弹性 = \frac{需求量变动的百分比}{价格变动的百分比}$$

根据需求规律，在其他条件不变的情况下，价格的升降会引起需求的减少或增加，但不同种类的医药商品价格的变动对需求量的影响程度是不同的。需求的价格弹性 > 1 的药品，价格弹性强，价格稍有变化，需求量会发生很大变化，需求量对价格的变动非常敏感，如名贵药材；需求的价格弹性 < 1 的药品，价格弹性弱，即价格的较大变化只会使需求量发生较小的变化，需求量对价格的变动不敏感，如医疗器械；需求的价格弹性 = 1 的药品，价格变动的幅度与需求量变动的幅度完全相同。基于上述情况，企业在给某种药品定价时，必须考虑该种药品的需求价格弹性属于哪种类型。

2. 影响需求价格弹性系数的因素

影响需求价格弹性系数的因素有：①属于生活必需品的商品，其弹性较小；属于非生活必需品的商品，则弹性较大。②消费者购买力较高，个人可任意支配的收入较多，所购货物在其总支出中所占比例小，需求弹性较小；如购买力水平较低，所买货物在其比例中较其总支出所占比例大，则需求弹性也较大，需求弹性也较大。③某一商品如果存在替代商品（竞争商品），如替代供应充分，该商品的需求弹性就较大；如替代品的供应不足，则需求弹性较小。④连带商品（或配套商品）价格不变，或朝相反方向变动，则需求弹性小；连带商品价格向相同方向变动，则需求弹性大。

四、定价策略及市场推进

定价策略就是指营销策划者在特定的情况下，依据确定的定价目标，所采取的定价方针和价格竞争方式，是指导营销策划者正确制定价格的行为准则，它直接为实现企业定价目标服务。药品价格的制定，是一个非常复杂的决策过程，营销人员必须根据不同产品或市场情况，采取灵活多变的定价政策，以期更好地实现企业预期目标。

（一）根据消费者心理状况定价策略

1. 整数定价法

这种定价法主要是满足高收入阶层享受豪富和虚荣心理需要的一种定价方法，使人产生高贵感，一般采用"取十不取九"的策略，把价格定为整数。这种定价方法一般适合于新特药品、合资企业药品和进口药品的价格制定工作。

2. 奇数定价法

也称"非偶数定价法"或"尾数定价法"。与整数定价法正好相反，主要是满足人们求实、求廉的消费心理需求，把药品价格定为奇数或有零数，如4.99元，9.99元，这样会使消费者觉得该药品价格是经过精密计算过的、一丝不苟的最低限度的价格。这种定价法一般使用于消费者熟悉的国产普通药品的零售价格的制定。

3. 习惯定价法

就是按照长期的，一贯的固定价格定价。在医疗市场上，因为有许多药品，特别是普药，已经为消费者十分熟悉，长期以来，一直是按不变的固定价格出售，已形成一种习惯价格。对于这些商品，一般不易轻易的变动价格。

4. 声望定价法

医药生产企业也可以根据其产品在消费者心目中的声望、信任度和社会地位来确定适应的价格。只有当消费者对名牌产品有了信任和信赖，认为价格高代表质量好，愿意出高价格购买名牌产品时才能使用。所以知名医药企业一般不宜采用低价策略，以免给消费者造成误解。

（二）折扣与让价策略

1. 数量折扣

医药企业对经销药品达到一定数量时给予销售者一定的折扣优惠，如60折、75折等。具体操作中还有累积和非累积数量折扣之分。

2. 现金折扣

在规定限期前付款者，按提前程度给予不同的折扣。如提前 10 天 2%，提前 20 天 3%，在我国通常将这一行为称为返利。在企业间相互拖欠货款现象比较严重的情况下，实行这种策略可以帮助企业加速资金周转，减少财务风险。

3. 交易折扣

医药生产企业可根据各类中间商在市场营销中担负的功能不同而给予不同的折扣。一般给予药品批发企业的折扣可大于给零售企业的折扣。

（三）产品不同生命周期阶段的定价策略

产品生命阶段定价策略是企业根据药品市场生命周期中不同阶段的产销量、成本、供求关系、市场状况及产品的特点，采用不同的价格措施和定价方法，以增加药品的竞争能力，为企业求得最佳经济效益的价格策略。

第七章
医药客户服务与推销技巧

第一节 医药客户服务意识

一、医药客户服务的概念

（一）定义

人们对"良好的顾客服务"有许多的定义，比如"与顾客一起度过美好的时光，让他感觉到他的重要性"；"将价值和诚意融入到你每一次与顾客的接触当中"；"对每一位顾客都做得最好，让他感觉到自己的独一无二"；"不断地给顾客带来新意的同时也给自己带来惊喜"；"原来我可以做得很好"；"照顾顾客像照顾自己的亲人一样"等等，可以从不同的角度来阐述良好的顾客服务的概念。

总而言之，医药客户服务就是满足和超越医药顾客的期望。

（二）医药顾客服务的形式

1. 信息咨询

当顾客想了解产品和相关信息的时候，应该快捷准确的为他提供信息咨询服务，服务越专业越能节省顾客的时间和精力。

2. 示范服务

通过合理的产品示范和讲解来帮助顾客认识产品和正确使用产品的方法，可以让顾客放心地使用，让他们觉得物有所值。

3. 附加服务

现在提倡的温馨服务，就是在生活的细微之处关心顾客，满足和超越顾客的要求，你真诚周到的服务可以培养忠实的顾客。

4. 送货服务

通过及时准确地将顾客订购的产品送到确定的地点，最大程度地为顾客带来便利，才能保证最终的交易成功，比如医院和零售点打电话订购药品种类及时送货很重要，因为医药产品是救死扶伤的，有时候时间性很强，因为及时挽救了一个人的生命也给自己赢得了口碑。

5. 售后服务

产品销售出去后，还要继续为有需要的顾客服务，并对顾客的投诉和其他反馈信息作出及时的处理，持续不断的服务会为你建立良好的口碑，争取到很多回头客，也为你带来很多新的顾客。

因此医药顾客服务的内容很广泛，从你接触顾客开始服务就开始了，持续不断的优质服务给你带来滚滚财源。

（三）提供良好的医药顾客服务的方法

1. 理解我们的企业、理解我们的工作、理解我们的客户、理解我们自己

做医药客户服务工作，对我们而言，最重要的是上面的四个理解。理解我们的企业，了解公司的发展方向、长期目标以及短期目标，配合公司的各种目标来开展工作；理解我们的工作，我们的工作是为我们所有的医药客户提供服务，我们的工作是一项长期的、系统的、有意义的工作；理解我们的医药客户，我们将要面对的是各种各样的医药客户，这对我们每个人都是一个考验；理解我们自己，做好自己的定位，向着自己的理想、目标前进。

2. 对待医药客户的服务态度和理念

无论是公司还是个人，在对待医药客户服务的态度和理念上，都应该有明确的观点；我们公司在这方面就有很强的意识，提出了"全面满足、不断超越客户期望"的服务理念；这同时表示我们公司在对待客户服务这项工作上的态度是以客户为导向的，是以客户为中心的。

3. 沟通技巧

在和客户的沟通中，把握两个原则：一个是多听少说，多倾听客户诉说；二是要学会引导。

4. 尽可能帮助对方

5. 建立回访制度，加强与客户的联系

二、树立全面的医药客户服务意识

首先作为一个优秀的企业公民，企业的管理者要树立全面的医药客户服务意识。21 世纪随着医药科技的快速发展，产品的质量越来越接近，企业的竞争就主要体现在客户服务的竞争，随着加入世界贸易组织的步伐的加快，一个优秀的企业要想在激烈的竞争中立于不败之地必须树立强烈的客户服务意识。现在是一个感性消费的时代，顾客对服务的品质和品位的要求已越来越高，顾客比的不仅是质量、价格，更重要的是优质的服务，只有你向顾客提供的服务具有特殊性，顾客才乐意向你购买，才能培养顾客的忠诚度，所以每一个企业都要不断的修炼自己，不断的提高服务质量才能得到顾客的支持和青睐。

其次就是作为企业的每一个员工也要树立全面的医药客户服务意识。纵观世界 500 强，世界一流的销售人员他们都是善于向顾客提供优质服务以及动态的服务方法和技巧的人。世界潜能大师、效率提升专家博恩·崔西说过："一个人有多成功，事业有多大，关键是看他服务了多少顾客。一个人服务的顾客越多，他就越成功、越赚钱。"全球销车大王乔·吉拉德说过："顾客是我的衣食父母，顾客是我生存并得以发展的唯一理由。"可见良好的顾客服务与我们个人的前途和幸福的生活关系密切。

因此全面周到的医药客户服务是医药企业发展和个人成功的唯一捷径。所以要树立全面的医药客户服务意识。

三、培养优秀的医药顾客服务意识在医药企业营销中的意义

1. 培养优秀的医药顾客服务意识是医药企业健康发展的基础

医药行业本身就是一个服务行业，药品又是关系着人们身体健康和保健的关键产品，所以医药行业肩负着精神文明和物质文明共同建设的使命，不但要生产出质量优异价格合理的产品，而且还要在营销的过程中注意医药企业的社会形象，因此医药企业要想健康的发展，不断培养医药客户服务意识是企业健康发展的关键。

2. 培养优秀的医药顾客服务意识是树立医药企业良好形象的关键

医药企业良好的形象来自于医药客户对企业认知程度，而医药客户对医药企业的认知程度的高低出自于医药客户优质的服务。医药科技的技术含量很高，但又由于现在是市场经济科技发展日新月异，未来一个医药企业的竞争主要看服务，售后服务是树立良好企业形象的关键所在。比如说海尔公司的售后服务很好，海尔不但为顾客提供让顾客放心的优质产品，而且最让顾客放心的是海尔优质的顾客服务。所以与其说是海尔的品牌形象深入人心，不如说是海尔良好的顾客服务深入人心。

3. 培养优秀的医药顾客服务意识是医药企业全面满足消费者的要求

医药产品消费者使用产品，得到药品的效用和利益以及满意程度都是通过医

药产品的物质因素和非物质因素体现出来的，我们要树立产品的整体观念，不但要把"硬件"做好，为顾客提供优质的产品，而且还要把"软件"做好，为医药顾客提供优质的售后服务，这也是保证全面满足消费者需求的重要组成部分。

4. 培养优秀的医药顾客服务意识是加强企业竞争能力的需要

优质的产品服务、优质的产品质量、价格是构成产品竞争力的主要因素，在这三因素当中，质量是医药产品竞争的源泉，价格是产品竞争的核心，优质的产品服务就是医药产品竞争能力的保证，所以医药企业在市场竞争当中必须采取多种手段为医药消费者提供全方位的优质服务，只有这样才能增强医药企业的信誉，增强医药企业的市场竞争能力，在市场中立于不败之地。

5. 培养优秀的医药顾客服务意识是医药企业增加利润的重要途径

医药企业为顾客提供优质的产品服务不仅是单方面的支出，与此同时也是医药企业增加收入的重要途径，除了在一定保证期限内为医药顾客提供免费的服务外，其他的服务都要收取一定的服务费，通过提供优质的售后服务，扩大了企业的经营范围，使医药企业的收入得到相应的增长，比如说提供医药产品咨询服务可以是免费的，通过义诊的途径可以实现，但是医疗器械的服务或者为顾客煎熬药都可以是付费服务，当然服务要一流的才能留住顾客的心。

6. 培养优秀的医药顾客服务意识能促进企业提高医药企业产品质量和改善经营管理水平

医药企业在服务医药顾客的过程当中，会不断的广泛征求医药顾客的意见和市场信息，通过各种活动密切医药企业和医药顾客的关系，并且可以按照顾客的建议和市场需求的变化不断改进产品和适时调整医药营销战略，以此来不断提高医药经营管理活动的科学性和正确性，减少经营风险和失误。

四、培养医药顾客服务意识的途径

1. 医药企业通过不断培训提高医药营销人员的服务意识

传统的培训理念总是说，"客户是上帝"，"客户是我们的衣食父母"，所以我们要为他服务。这样的理念让人听起来很空，而且让人很难接受。特别是在企业的成人教育中，这种单纯的思想灌输很难打动我们营销人员的心，那我们应该如何培养和提升医药营销人员的客户服务意识呢？

胡锦涛主席说："人力资源是第一资源。"服务要通过人来实现，真正做到为医药客户服务，让医药客户满意，需要我们医药营销人员在日常工作中的坚持和有效实施。但是，人不是生来就会为别人服务的，人都是以自我为中心的，也许有人会说，我凭什么要为他服务，难道他比我尊贵吗？所以说服务的理念需要医药营销人员自己的理解和领悟，这些要经过不断的加强医药营销人员的培训来获得。

首先为客户服务是一个最好的实现自我的过程。人的价值往往自身是难以体会到的，如果没有别人的欣赏和认同，你就算是天才也无法摆脱，君不见怀才不遇在中国古代可是屡见不鲜的。人都希望得到别人的认同，让别人认识到自己的价值和能力，为医药客户服务是我们见证自己能力和价值的最好的机会，当你为客户尽心尽力办好一件事情，客户拉着你的手感谢你的时候，那是人生中最美妙的享受之一，比你整天坐在办公室看报纸要来得充实和有价值感。

其次，为客户服务是你帮助他人的途径。这可以培养医药营销人员的"天使心态"。人为什么需要他人帮助，因为他缺乏某些东西或资源，所以才需要别人服务和帮助。我们的员工为医药客户服务就是帮助医药客户，向有待别人协助的人伸出援助之手。我们帮助客户就是我们发扬新时代的雷锋精神。

再次，为医药客户服务是我们贡献社会的方式之一。鸟兽有反哺之情，作为社会的一员，每个企业要有回馈社会的责任，贡献社会的意识，而这些都是通过我们优秀的医药营销人员不断用自己的行动做出来的，这样才能树立良好的企业形象，培养忠诚的医药客户。

2. 医药营销人员通过不断学习来提高自己的服务方法和技巧，通过实践不断总结，有意识的培养自己的医药客户服务意识

世界潜能大师吉姆·罗恩这样讲："收集智慧，有两条途径，其一向自身的生活和工作学习。其二向他人的生活和工作学习。"向自身学习是一个不断反省自我、不断通过实践修正自己的过程，向他人生活和工作学习就是从别人成功的经验中学到知识，世界一流人才的优秀顾客服务技巧和方法是我们迈向成功的借鉴。现代社会崇尚学习型的组织，也非常青睐学习型的个人。学习型组织之父彼得·圣吉这样说："未来唯一持久的竞争优势，或许是具备比你的竞争对手学习的更快的能力。"投资学习，投资自我的成长，投资知识的更新永远是最好和最明智的投资。企业里每一个医药营销人员如果都是这样的心态，企业就会发挥群体智慧创造奇迹。

五、医药客户服务的具体内容

医药产品和其他商品相比是特殊商品，是关系着人们用药安全有效、防病治病、医疗保健的特殊商品，为顾客提供的服务应该体现医药产品经营的特色。医药产品的服务主要内容体现在以下几个方面：

1. 接待和拜访顾客

通过这样的形式可以及时了解医药顾客的需求及对产品和公司的意见，也是收集技术信息的主要渠道之一，通过接待顾客和拜访顾客这个过程可以及时了解产品和服务的不足，找到改进产品和改善服务质量的途径，从而把握住市场的脉搏，通过不断调整让企业健康的发展。

2. 非处方用药的指导

非处方用药就是不需要凭执业药师或执业助理医师处方即可自行诊断、购买和使用。但是毕竟是药品，不是所有大众都具备医学常识和用药知识的，这就需要医药销售人员运用各种专业知识为用户提供相关业务咨询服务，帮助医药消费者选购医药商品和相关用药知识。

3. 售中服务

售中服务体现在医生用药和零售药品的过程中，医药科技日新月异，新产品不断出现，作为医药销售人员不但要指导医生用药，而且还要在医药零售非处方用药过程中指导消费者能够安全用药，利用医药医疗知识为顾客解答各种问题。

4. 临床用药的检测

药品不良反应检测报告制度建立以后，对人们用药安全确实起到了良好的作用，作为医药销售人员更应该对自己经营的产品的不良反应密切观察，合理指导医生用药和零售药店的销售，及时报道有关不良反应的情况。

5. 医药产品质量服务保证

顾客在规定的适用范围内和医疗要求规定的使用条件下，出现医药质量问题和医药产品质量事故，医药企业都要负责退换医药产品并承担相应的经济责任，这也是 GSP 的规定。

6. 医药器械的现场服务

医药器械产品销售时的服务很重要，因为医疗器械大都是高精密度的，运输和安装专业化程度很高，这就需要专业服务人员跟进服务，到现场亲自指导安装和调试指导使用，另外对已经销售的产品还要做到跟进服务，定期检修等服务。

7. 医药技术的培训服务

医药产品（包括制剂和医疗器械）大都是高科技产品，尤其是新药和新的医疗器械销售给顾客后还要为用户培训新药应用知识和器械操作保养知识，以保证医药产品和医疗器械的正确使用和良性运转。

8. 特殊服务

社区服务宣传医药常识和指导合理用药；零售药店为消费者免费煎药和加工炮制一些中药等等。

9. 信用和信贷服务

常见的有贷款担保、租赁、往来账户赊账、分期付款等等。

第二节 医药客户管理技巧

一、医药客户的分类

（一）内部客户

内部客户主要指的是企业各职能部门之间的关系，这种管理也很重要，它们之间的协调配合能使企业物流、信息流畅通，很好的利用企业资源，使医药企业产生良性循环。

（二）外部客户

外部医药客户是我们服务的主要对象，对他们的资料管理得科学，才能很好的为他们服务，使企业的商流和信息流畅通，医药企业才能为消费者生产出物美价廉的适合消费的医药产品，才能得到顾客的信任和青睐。

1. 中间商

中间商包括：医药产品原材料供应商、医药产品经营商、医药产品零售商、医疗机构。对中间商的服务和直接消费者不同的是经过长期接触，买卖双方可以或已经建立起一种亲密无间的友好关系，相互之间非常熟悉，说起话来甚至完全可以开诚布公、直言不讳。其次是，向固定客户争取订单与向新买主推介产品，前者比后者要容易得多。不管销售员做不做工作，固定客户总有一定量的生意要跟你做。因此，销售员对中间商的服务只有这么两个任务：第一，保持现有的生意，把它巩固起来，防止竞争对手产品的侵入；第二，不断创造条件，利用一切可行的手段，发展和扩大原有的生意。怎么样才能服务好医药中间商呢？

（1）帮助中间商销售你的产品，以便巩固进货渠道：销售员因为常和很多中间商接触，有机会领教许多经营者的售货方法，如果某个经销商一旦制定一个特别有效的促销计划或掌握了某种销售技巧，销售员就可以把这些信息传授给其他经销商。经验表明，销售员的销售建议和帮助能够使绝大部分的经销商受益匪浅。

（2）培训中间商的导购员，以便利于销售你的产品：很多医药零售商特别是医药经销商手下的导购员通常没有什么销售技巧，离应达到的要求相差甚远。要想找到一个真正优秀的导购员十分困难。批发商的营销队伍也好不了多少。说得更准一点，他们很少会主动地大力推进某一厂家产品的销售，除非有一定的理由促使他们这样做。如果厂家希望零售商或批发商的营业人员大力推动自己产品的销售，那就必须做出不懈的努力来培训他们。因为：

①他们一般都不愿销售那些他们知之甚少的商品，而喜欢下工夫卖那些他们了如指掌的货物，他们之所以要避开不熟悉的东西是害怕在顾客面前显得无知。因此必须采取措施让他们获得必要的产品知识。

②经销商很少有时间向手下传授销售技巧，只要他们学会最基本的医药售货方法，就能为他创造利益。

③人人都乐意为朋友做事，只要厂家医药销售人员能和经销商的手下人员打成一片，他们在卖产品时自然会多下点功夫。所以笔者每次去见经销商的手下人员，从不空手，总是不忘带些小礼品。

（3）加快执行合同和发货速度：生意成交之后，顾客一般都希望货物能按约定的时间运到。但是订单在传递的过程中难免出些问题，生产遇到困难也会延迟发货，误了日期，这给顾客和销售员都会带来不愉快。如果医药客户是做批发的，时间是绝对不能拖延的，除非你永远不想跟这个客户合作。要是医药销售员注意到这些问题，学会对症下药，还可以稍稍加快一点合同的执行速度，为顾客赢得时间，为自己赢得信任。客户的订单肯定越来越多，越来越大。

（4）及时处理和排解差错：密切注意顾客的需要，不要等顾客提出抱怨再去为顾客服务。做什么生意都不会一帆风顺，干什么事都有可能出差错，做销售也是一样。比如发错了货、数量不对头、开错了发票或质量有毛病等，不管出了什么问题，解决这些问题一般都落在医药销售员身上。顾客都指望医药销售员采取令人满意的措施。

2. 直接医药消费者

对直接医药消费者服务，是指卖方通过向顾客或潜在顾客提供各种方便、优惠的服务，吸引顾客购买自己的产品，树立产品和企业的良好形象。从而达到赢得市场，获取长期稳定利润的目的。

根据现代市场营销学的观点，产品整体概念包含核心产品、有形产品、附加产品各层次。核心产品，指产品给消费者带来的利益和好处，即产品的基本功效；有形产品，指产品实体，商标品牌、外观和式样、包装等；而附加产品，正是指顾客购买有形产品时获得的全部附加服务的利益，也就是产品的售前、售中、售后服务以及这种服务给顾客带来的利益。服务是商品实体价值的延伸部分，商品等同于实体和服务的综合。如果商品实体功能相当，但随同提供的服务有差别时，在购买者看来，这就是两种不同的商品。也就是说，服务质量已成为消费者选择、决定是否购买一个商品的重要因素。在这种情况下，服务就成了厂商进行市场竞争的一个极其重要的方面，必须通过更好的服务来争取消费者。

对直接医药消费者的服务，可以分为售前、售中、售后服务三个阶段。这三个阶段又各有不同的要求和形式。

（1）售前服务：售前服务指买卖行为发生前，卖方向潜在顾客提供的各种服务。其目的在于把医药商品信息迅速、准确地传递给潜在顾客，消除其对医药产品的顾虑，刺激其购买欲望，促使其尽快购买。售前服务的形式有：

①对潜在顾客进行免费的医疗医药相关常识的教育或培训：典型的就是义诊，很多医药消费者对一些基本的医疗医药常识知之甚少，对自己的发病原因、生活习惯造成的伤害不了解，滥用药物造成的伤害等知道不多，义诊能很好地把这些医疗医药常识送到千家万户，到社区或农村为顾客进行免费的医疗医药常识教育培训，起到很好的效果。

②定点导购医疗医药咨询：典型的就是零售药店配备咨询医师和执业药师，指导非处方用药的用法，提供正确使用方面的咨询，帮助医药顾客迅速正确的选购医药商品。

③让产品直观化：典型的就是医院药房和零售药店的产品展示，让顾客简单明了地看到产品的分类，使顾客的目标清晰化，达成购买意向。另外医药销售人员的产品展示也很重要，要用简单明了、老百姓能听得懂的语言介绍产品，避免使用医疗医药专业化的语言。

④免费试用：把小分量的商品样品免费赠送给目标消费者试用，目的是使消费者在试用之后，亲身体验到这种品牌的商品在众多竞争品牌中，确实与众不同，具有明显的质量优势，从而购买这种产品。在顾客对商品犹豫不决的时候，我们常常采用这种办法。比如西安杨森的采乐洗剂就有这样的活动，小包装的采乐洗剂可以让患者免费使用，体验感觉，消费者就会放心购买。

⑤为潜在顾客提供方便或实惠：比如定期去社区为居民量血压、测血脂等。

（2）售中服务：售中服务是卖方向进入销售现场或已进入选购过程的顾客所提供的服务。售中服务的目的，一是要使顾客进一步了解医药商品的优点、功能和使用方法、服用禁忌；二是要通过礼貌、周到、热情的服务，使顾客在精神上感到满意，从而迅速购买。售中服务的形式有：

①商品功能的现场演示：在医药商品销售现场，卖方有时会对商品的功效和性能进行现场演示，使顾客立刻了解商品的优点，并且深信不疑，从而打动顾客购买。比如医药保健食品中常见的现场演示就是深海鱼油的演示，人们都相信自己眼睛看到的。

②医药商品的现场加工服务：实行现场加工服务的医药商品通常有中药材加工炮制、西药的碾粉、煎煮中药等。

（3）售后服务：售后服务是卖方向已经购买商品的顾客所提供的服务。售后服务的目的是解决顾客由于使用卖方医药商品而带来的一系列问题和麻烦，方便使用、放心使用、降低使用成本或风险、增加使用效益，使顾客成为回头客或成为卖方商品的宣传者。售后服务的形式有：

①免费送货上门、免费安装：免费送货上门、免费安装已成为众多行业企业的规定，大型医疗器械也不例外。零售药店也可以根据热线电话免费送货上门。

②用户免费热线电话：用户在使用医药商品和医疗器械时难免会出现一些问题，为了尽快帮助顾客解决问题，卖方设立用户免费热线电话，顾客不用出门就可以受到周到的服务。比如零售药店的 24 小时电话服务。

③售后技术跟踪服务：凡购买我们医药产品的客户，可以留下姓名、地址及通讯方式，以便医药器械技术指导人员跟踪服务，进行技术指导和工艺检查，保证医药器械产品的使用效果。

④建立产品质量监督档案，定期拜访用户，定期上门保养产品：为每个用户建立医药产品使用档案，每年上门保养产品一次，坚持用户访问制，通过走访、电话、信函与用户沟通。

医药产品是特殊商品，服务的人群千差万别，我们要利用一切可能为顾客提供优质服务。

二、建立医药顾客档案和数据库

（一）建立医药顾客档案和数据库的功能

1. 起到动态管理和查询的系统

动态管理就是利用数据库能够适时的了解顾客的基本情况和历史交易信息，并且还能在每次交易完了以后补充上新的内容以便更好地为顾客服务。另外现在都在发挥整合作用，医药企业的很多环节都有赖于医药顾客档案，比如生产、销售、社会调查等。

2. 建立顾客档案可以为新老顾客提供优惠活动和方便

常言说没有回头客的生意不叫生意，有了这些顾客档案资料，我们会及时为一些老顾客提供优惠活动的咨询，给老顾客提供特殊服务，吸引更多的新顾客。

3. 建立医药顾客档案是培养忠诚顾客的基础

在每次顾客交易时，给老顾客的服务区别于一般顾客，会使老顾客保持满意，加强他们的忠诚度。医药顾客数据库的一个重要作用就是在和顾客发生交易时能及时识别顾客的特殊身份，从而给予相应的商品和服务。

4. 建立医药客户档案可以对顾客流失起到警示作用

有了医药客户档案资料，我们可以经常通过数据库观察顾客购买周期和购买量的变化，对顾客潜在流失的迹象给予警示。帮助营销人员及时采取措施，避免受到严重损失。

5. 建立医药客户服务档案对顾客购买行为的变化具有系统参考作用

建立医药客户服务档案在我们为顾客提供服务时可以明了顾客的偏好和习惯的购买行为，这样可以为顾客提供更具个性化的服务。

（二）医药顾客档案管理技巧

1. 从医药顾客资信方面管理医药客户档案，这一般指集团购买（比如医院）和医药商业企业。

2. 从医药顾客购买可能性大小方面管理医药客户档案，这主要看经营的品种能否与医药客户的需求相一致。

3. 从医药客户购买力大小方面管理医药客户档案，现在一个很明显的现象是，新特药在城市销量大，普药在乡村市场大，这与人们的购买力息息相关。

三、医药客户服务给企业带来的好处

1. 顾客产生对企业的好感和信任，刺激他们重复购买，成为企业产品的忠实用户。

2. 好的服务不但能留住老顾客，还能吸引新顾客。对于潜在顾客而言，他们是否购买，受朋友、同事、邻居、熟人等对某种商品的评价影响很大。好的口碑比商家自卖自夸的宣传促销力要大得多，坏的口碑反而影响力更大。因为顾客往往把负面信息看得比正面信息更为重要。所以，要想有吸引潜在顾客购买的好口碑，企业必须向顾客提供令人满意的服务。从这个意义上可以说，真正的促销始于服务。

3. 好的服务使企业的声誉提高，产品知名度提高，这不但十分有利于产品的销售，还可以争取到政府主管部门的信任，可以赢得社会舆论和公众的支持，有利于吸引人才、资金。

4. 服务活动是买卖双方的双向沟通，买方可以通过服务向卖方反馈产品的各种信息，使企业能迅速准确地了解用户的意见和建议，不断改进和更新产品及服务内容。

四、医药客户服务技巧

1. 诚实地倾听客户的不满

从辩证的角度来看，客户的怨言也并不都是坏事，所以，医药营销人员应主动诚实地倾听客户的怨言。

医药营销人员千万不要躲避客户，要知道躲是躲不过的，越躲客户的抱怨就会越多，这不是时间可能清扫掉的。相反，客户的怨言往往是用钱买不到的商品情报。平常医药营销人员往往愿意花重金去收集所谓情报、信息，但殊不知，现在这信息已经到了门口，你却把它拒之门外。

医药营销人员应聆听整个情况，不要加入个人的主观意见，起码在客户没有说完之前千万不要加入，不然问题就会转入另一个方向——争论、争吵，这时客户就会有两个方面的抱怨：一是商品，二是争吵，问题就更难处理了。医药营销人员要冷静，不要为自己辩白。即使是医药营销人员有理时，也不要马上反驳，宁愿静下来，想一下，再分析。

医药营销人员要尊重客户的立场。这时医药营销人员不要指望扭转客户的立场，相反，这样说，可能效果更好："如果是我，我也会发火的。"稳住阵势，减缓冲撞，再分而治之。

推销不必急于下结论，但处理问题要迅速。俗话说："水到渠自成"，医药营销人员要在引水上多做工作，医药营销人员想下的结论（渠成）最好由客户来作，宁愿同客户一起多分析一下原因，也不要徒劳无功地去作所谓结论。为了表明处理问题的认真负责态度，医药营销人员最好用笔记簿记下怨言的要点，并请客户确认，这样会给客户留下好印象，也有利于进一步处理这些怨言。

2. 产生怨言的原因

医药营销人员应注意同本公司相关人员一道来分析，或与客户一起来分析，以便尽快找到问题的症结，不过在同客户一起进行分析时，要注意表现出完全站在客户的立场上来分析，而不是对立面。同时，要注意：一般来说，客户的怨言是像连珠炮似的杂乱无章，好像怨言一大堆，但许多是相同的或类似的。这时要求医药营销人员尽量从技术角度分类归纳，并向客户说明你的抱怨不外乎就是一个或有限的几个，千万不要展开分析；这样只会加重客户的抱怨，分类归纳后，医药营销人员应果断采取措施。

例如，某位女士买了台全自动洗衣机，在提货时，该机在商店时试运行合格。到家后，出现该洗衣机在完成第一次洗涤后不能进行再注水，该女士急急火火赶到商场找推销员，说话语气重了些，而且还说："我们拿工资吃饭的买台两千多的洗衣机不容易，一进家就坏了，你们的产品质量到底有没有谱呀？"这时，该推销员首先做的就是在顾客陈述完后，尽量稳定局势，而且还给了顾客一个定心丸："我可以到您家为您看看究竟是哪儿出了毛病。"结果，推销员发现了问题所在，不外乎两个操作失误。该女士在使用时为了看机内电脑控制平板，就未盖盖儿，这是操作所不允许的，第二点就是排水管高于排水阀，故排水不净，也就无法再注水。该推销员帮助顾客进行了售后服务后，该女士不仅十分感激，而且略带愧疚。

3. 应着重从公关广告效益上着眼

消除抱怨的任何措施都往往使推销员或公司在经济上有某种损失，这时，推销员应着重从公关、广告、宣传的效益上来考虑，不要纠缠在经济上的得失。

比如，青岛海尔的业务员在接到客户的抱怨信后，甘愿不惜成本，派人到千里之外的用户家登门检修（实际上还不是厂方的责任），不仅深深感动了用户，而且经新闻单位的报道，赢得了全国的消费者，这种投资真是太值得了。

4. 商讨清除怨言的对策

推销员应向客户说明怨言再多也无助于问题的解决，解决问题才是关键。消除怨言的措施，最好由推销员提出，但要注意采用"三择其一法"，即一定要给客户提出多个可供选择的解决问题的方法，请客户自己选择，千万不要"一择一法"，让客户没有选择的余地，这样做还有一个好处是表明推销员的真诚和让步。

5. 注意处理怨言后的服务

客户接受了处理意见，回去了，并不是说这事就算完了，还有下面的一些事要做：

（1）确认客户对处理方法是否满意。

（2）对产品的作用可提供追加性指导，这样做既可以给客户留下好印象，表明全心全意；同时也可以在行动上说明原来问题就出在你们的使用上，使客户心领神会。

（3）提供信息和创意，为长远销售服务。

（4）再主动征询意见，表明推销员的一贯精神。

（5）原则问题决不让步。

从推销角度上说，"客户总是正确的"，但是这并不是说推销员总是错误的。相反，如果客户是无理取闹，过分要求，应当据理力争，决不让步，这不但不会失去客户，还会赢得更公正的看法。现在，就给读者介绍一种"售后服务"拒绝法。

斩钉截铁地拒绝，会引起对方的不满，引发其攻击行为（如反唇相讥，寻找报复等等）。如果在表述了之所以拒绝的苦衷后，再搞好拒绝后的"售后服务"，就会在拒绝一个"朋友＋对手"的同时，保持与对方的友谊。

美国人际关系大师卡内基在拒绝一次于情于理都不应拒绝的讲演邀请时，就说："很遗憾，我实在排不出时间来"，紧接着推荐说："某某先生也讲得很好，说不定是比我更适当的人选哩！"这种带有"补偿"性质的"拒绝"，补偿了对方因遭拒绝而产生的不满、失望，把对方的情绪引导到那个替代物上去。上例中，若能在这时提供被推荐的代替讲演者的地址、个性、特长、联系方法则更好，若能立即打电话，亲自联系则更佳。

一银行主管在拒绝了一客户的贷款申请后，说："如果你能从亲友那里获得一些不动产或证券担保的话，我一定批准这笔贷款。"这个客户马上起身，去说服自己的亲友，如不成功，他只会把怨气发泄到自己亲友的头上，进一步说，亲友都不相信他，他还有资格埋怨银行的不信任吗？

所以，推销员只要认真对待每一件事，就可以好上加好，甚至，坏事也可以变成好事。

第三节　医药客户沟通技巧

一、沟通在客户服务工作中的作用

在公司或机关的管理工作中，"沟通"又扮演了一个什么样的角色呢？

所有的机构，不管其规模如何，性质怎样，都要靠沟通的过程来结合，也要靠沟通的过程来执行它的功能。"沟通，是领导人发挥影响力的渠道；是上级激励员工的手段；是促使一个机构完成其目标的群体活动工具。"

没有"沟通"，就不会有人与人之间的交互作用，不会有秩序、纪律，也不会有团体、社会、政府的存在，而混乱就将统治世界。

"沟通"是我们做任何一件事情的中心。大多数"人"的问题都可部分或全部地归因于缺乏沟通、沟通差误，或完全没有沟通。换句话说，人与人之间"交互作用"的成功或失败，都视我们"人际沟通"的能力而定。如此看来沟通是很重要的。

沟通是性命攸关的大事这种说法一点也没有夸大的意思。技术性的事务经常比较容易，而沟通往往决定事情的成败。对于能够掌握有效沟通要诀的人来说，他可以得到以下的优势。

以最快的速度取得正确信息；在同业与顾客间建立口碑；与他人建立更为紧密的关系；在有利的气氛下得到他人的忠诚支持；透过理念的激荡产生更多的创意；促进团队合作；减低问题的困难程度；建立决策所需要的共识；激发合作伙伴的工作意愿与效率；使会议进行得更有效率；节省时间精力，减少错误所导致的重复操作；透过明确的指示与决定提高生产效率；避免无谓的争执；克服足以坏事的愤怒情绪、恐惧心理与害羞的个性；针对旁人的反应与批评作出正确的回应；提出建设性的批评；提出及接纳有用的建议；通过谈判，在不损及旁人利益的情况下得到自己想要获得的条件；让旁人乐意自发自动地提供更多协助；在不冒犯他人的情形下坚守立场；给予和接受适当的赞美与责难；控制人我之间的冲突程度，避免升高到不可收拾的局面；在不引火上身的情况下为他人排难解纷。

二、建立双赢的客户关系

客户服务八大铁律：

（1）客户是你生命中的贵人。

（2）客户是你公司里最重要的人。

（3）客户不必依赖你，但你必须依赖客户。

（4）客户也是有感觉、有感情的，你想要别人对你好，你就要对他们更好。

（5）客户绝不是你去争辩或斗智逞能的对象。

（6）客户是你事业的命脉，是他们成就了你的事业。

（7）客户有权利得到所有最恳切、最周到、最专业的服务。

（8）你的职责是尽可能地满足甚至超越客户的需要、欲望以及期望。

只有做到这些，一方面我们的医药客户能得到优质的医药产品和良好的医疗医药服务，另一方面我们的企业就能获得经济效益和优良的社会效益。

三、高效客户沟通的步骤

凡是商业公司的经理，一定都知道有很多研究和金钱是花在有关商品包装的科学和艺术领域上的。商品的包装可以产生吸引顾客、提醒顾客、传播商品信息和推销商品的作用。制作精美的袋子、盒子或罐子等，基本上是商品的容器，但是，这些容器也就是顾客挑选商品的标准。顾客们挑选他们所喜欢的制作精美的包装而买下商品，顾客所接受的商品，也就是厂商所准备的商品，而在交易过程中，商品的内容是很少会发生减损或发生变化的。

但是当我们尝试"包装"或表达我们的意思时，会发生什么样的情形呢？我们都明白，传达信息、传达想法和传达感觉并不是一件简单的事。"沟通"是一种过程，而不是一个结果。沟通是一种流畅的、多变的、动态的现象，具有如水银般的流体特性，很难将它固定为一成不变。

当我们说话的时候，我们并不能把所说的意思像商品一样包装起来并递送给听话的人。所以在与人"沟通"时，我们只能经由谈话的言辞信号和视觉信号，以及对方的既知意义和既有经验来达到目的。可是由于每个人所具有的声音和讯号储存系统俱不相同，所以世界上绝对没有两个人能够完全相同地体会一项意思。因此，当一个人做一项沟通的时候，他发出的信息很可能会被对方误解。

四、克服沟通中的障碍

如何处理顾客的反对意见？

"销售是从拒绝开始的。"这句话一点都没错，因为世界上没有一桩销售是绝不会遭到拒绝的，不管你的产品品质是如何的好，不管你的产品介绍是如何的详尽到位，也不管你的推销技巧是如何的高明。顾客在决定购买之前都会有一个怀疑、犹豫不决的时期。

你要了解，顾客拒绝你的产品是因为你没有解释得很清楚，他对你的产品还不够了解。而且，假如你的顾客对你的产品不闻不问，坐在那里纹风不动，那他铁定不会要你的产品，这是一个更危险的讯息。

如果顾客拒绝你，不管拒绝是多么强烈，你不但不要被拒绝击倒，反而应该感到高兴；你的销售流程又向前迈进一步了。潜能大师博恩·崔西说："成功的销售所遇到的拒绝要比失败的销售所遇到的拒绝多出两倍。"

那么如何来应对拒绝呢？

（1）倾听：让顾客轻松地表达他的反对意见，然后你才有机会解除顾客的抗拒点。

（2）尊重、赞美顾客的拒绝："这是很好的问题，感谢您能提出来……"

（3）不要在意顾客的拒绝。

处理顾客反对意见的话术有：

（1）我能理解您的感受，开始我跟您一样有这样的感觉。

（2）您说得非常有道理。同时……

（3）请问，您为什么会有这样的感觉呢？

面对拒绝的5个态度：

（1）不把拒绝当作一种拒绝，而只是看作一个学习经验。

（2）不把拒绝当作一种拒绝，而只是看作改变方向所需要的有效回馈。

（3）不把拒绝当作一种拒绝，而只是看作讲了一个笑话。

（4）不把拒绝当作一种拒绝，而只是看作练习技巧及完善自我的机会。

（5）不把拒绝当作一种拒绝，而只是把它看作成交的一部分。

想象一下，当顾客拒绝你时，你怎么办？你的方式正确吗？

五、改善沟通的技巧——了解客户的需求

1. 对顾客永远抱有一颗感恩的心

在这个世界上有50亿人口，只有一小部分的人选择和你做生意，只有一小部分人成为了你的顾客。你是不是太应该珍惜这份缘分了呢？

没有人必须和你做生意，你永远不是唯一的卖主。顾客没有任何义务为你做事，但他们还是选择了你。你是不是必须对顾客抱有感激之情？

大凡事业有成的人益发谦虚为怀。他们绝不争功诿过，更不会嚣张跋扈，而是谦虚地把自己的成就归功别人。时时感谢员工的辛劳；感谢父母的栽培；感谢亲友的支助；感谢政府的照顾。而最该感谢的则是那一次次"捧场"的顾客！

就像歌星唱歌一般，如果没有听众的掌声，他（她）唱得下去吗，就像笔者感谢各位读者翻阅本书一般——因为读者尽可以抛在一边、不屑一顾。

同理推衍，当你买回一本书，展读之余，掩卷而思，只稍想一想，一本书要经过多少人的辛苦努力，作者在一盏孤灯之下搜索枯肠字斟句酌，打字人员要聚精会神敲敲打打，印刷工人要佝着身子检字印刷，还有切割、装订、搬运等等繁复的过程——有那么多人曾为你"效劳"，你能不心存感激吗？

我们的社会有许多富有爱心的企业家，长年累月在履仁行善，默默地做那些"取诸社会、用诸社会"的义举，我想也源于这种"感恩图报"的心。

成功学权威陈安之老师说："我觉得我在人生当中，最渴望成为的人就是一个感恩的人。一个成功的人，必定是一个感恩的人，一个感恩的人必定是一个成功的人。我每每想起我的老师安东尼·罗宾，我的眼泪就流下来了。"事实上，陈安之老师也是这样做的。他总想在最短的时间内帮助更多的人成功。在每一次课程结束时，他总会放一曲《感恩的心》："感恩的心，感谢有你……"

古谚云："感谢是爱心的第一步。"常怀感恩之心的人始能爱人，因为感激别人对你的恩惠，能使别人觉得自己更有价值。对于别人的帮助与恩惠固然要刻骨铭心，思图回报。就是大地赐予我们的阳光清水、春花鸟语，以及日常生活中的半丝半缕。一饭一粥，也要心生感谢。

懂得感谢的人是成熟的象征。一旦你懂得感谢，你就能温良谦逊而不会鲁莽傲慢。中国人"谢天谢地"的观念和"饮水思源"的想法，以及基督徒"凡事谢恩"的态度是很可取的人生哲学。朋友！在汲汲营营的生命旅程中，有多少时候，你曾反躬自问，并以一种满足的态度，对自己所拥有的一切心存感激？

拥有感恩的心是一个人最好的品质证明。一个心存感激的人会在他每天的生活当中看到美好的事物。当你确实对你所得到的心存感激，你就会得到更多值得感激的事物。在这个世界上，你所感谢的事情会越来越多，你所认为理所当然的事情会越来越少。

2. 顾客服务永远要抱有激情

做任何事情若是带着振奋和激情，它就会变得多姿多彩。客户服务也一样。你以饱满的激情去为顾客服务，顾客的心情就会随着你而激昂起来。

激情是可以传递的。你的心情是低落的，传递给顾客的心情也必定是低落的，你的心情是激昂的，传递给顾客的心情也必定是激昂的。可以想象这两种顾客服务的结果和品质绝对会不一样。激情是一种伟大的力量，人类借着激情的力量成就了许多难以想象的事情。

1915 年英国首相犹斯雷利曾经说过："一个人要想成为伟人，唯一之途便是做任何事都要抱有激情。"

要想使顾客对你的服务感兴趣，你必须首先激活自己的活力。没有人愿意与不健康或死气沉沉的人交往。顾客喜欢和那些积极、灵活、机敏、抱有激情的服务人员交往。"没有人喜欢与火鸡一起慢慢爬行，每个人都渴望与雄鹰一起高高飞翔。"

据有关方面研究，人只有在心情非常激昂，也就是巅峰状态下的购买欲望最强，做决定的速度也越快，对别人的错误也越容易宽容，对别人留下的印象也越深刻。所以，要使你的顾客对你满意，并让这位满意的顾客跟你买更多的产品或者给你提供更多的客户名单，你就要以饱满的激情去为顾客服务。

那么，如何使自己的心情激昂起来，并达到巅峰状态呢？

（1）决心激情，这就跟决心有关。有温情、有感恩和有好奇心一样。成功永远只有决心的问题。

（2）去为顾客服务之前，静坐冥想，放松自己，利用想象的力量使自己达到巅峰状态。

（3）听一些激励的歌曲，学跳激情的舞蹈，培养自己的动感。

（4）运动，做一些有氧运动，比如慢跑、游泳等。

3. 全方位服务顾客

你对你的客户服务愈周到，他们与你的合作关系就会愈长久。不管你销售的是什么，这个法则都不会改变。许多业务员在外奔走，他们的产品或服务与你大同小异。你唯一要让你的客户将你与其他业务员区隔开来的方法，就是提供他们更好的服务。你提供的服务越细致、越全面，顾客对你的印象就越深刻。

4. 真诚而坦率地赞美顾客

林肯曾经说过："每一个人都喜欢被赞美。"每当你看到客户所做的事或所得到的成就值得赞美时，一定要把它提出来，并且告诉他们，你非常羡慕他所拥有的成就。

每当你赞美客户的成就、特质、财产时，就会提高他的自我肯定，让他更得意。只要你的赞美是发自内心的，别人就会因你而得到正面肯定的影响，他们对你产生好感，就会增加对你的满意度。

你对顾客说一些赞美的话，这只需要花费几秒钟的时间，却能够增加人与人之间无限的善意。真心的赞美有以下几种：

（1）称赞顾客的衣着："我很喜欢你的领带！"或者是"你穿的毛衣很好看。"

（2）称赞顾客的小孩："你的儿子真是可爱！"或者是"你女儿好漂亮，她几岁？"

（3）称赞顾客的行为："对不起，让您久等了，您真有耐心。"或者是"我发现你刚刚正在检查……你真是个谨慎的消费者。"

（4）称赞顾客自己拥有的东西："我喜欢你的汽车，这辆车是哪一年出厂的？"或者是"我发现你戴着一只冠军戒指，你是这一队的球员吗？"

赞美时要注意以下细节：

（1）赞美要有实际内容：没有实际内容的赞美，顾客会认为你在嘲弄他。比如："您好伟大哟。"就显得有点酸溜溜的。

（2）赞美要从细节开始：比如："你这身衣服很好看，尤其是衣服的双肩特别笔挺，看起来特别舒服。"

（3）赞美要注意当时的环境：比如当时天气很热，顾客穿的衣服太多，感到很热。你就不能这么说："哇，您的衣服这么漂亮。"本来是一句善意的话，在顾客的耳中听起来就很不舒服。

让我建议你，如果你不能说些好听的，那就一句也别说。自己假想成顾客，当有人赞美你时，你是不是很高兴？

5. 多说"请"和"谢谢"

无论你感谢任何人所做的任何事，都会让客户的自我肯定度上升，你会让他觉得自己更有价值也更重要。同时，你自己也会得到好处，每次你向客户表达感谢时，你的自我肯定度也会随之提升，你会觉得更加快乐、觉得更有自信及有勇气，会觉得做事更有效率和效果，你对自己的命运更有把握。

一定要养成随时随地感谢他人所作所为的习惯。你对客户的礼貌一定要真诚。你是否有礼貌，别人一清二楚，你不仅要对客户有礼貌，多说"请"或"谢谢"，同时你也要对客户公司里上下每个人都保持礼貌。你的这种举止行为，让客户在公司同事面前觉得有面子。他会很高兴你这种做法。

或许过分的礼貌会让你觉得自己像是个小学生，或许这样看起来有些老套，而且顾客也未必像你一样有礼貌，但是你要了解，礼貌本来就不是顾客的职责。中国有句俗话："礼多人不怪。""请"和"谢谢"是与顾客建立密切关系以及提高顾客忠诚度的有力言辞，这些话不仅容易说出口，也非常值得努力去说。你与顾客的关系永远要和谐、融洽。创造一种互相愉悦的环境，多说"请"和"谢谢"就是一种非常好的方法。

杰·迪·沙林格曾说："私底下的我有点偏执，我总怀疑人们是不是因为某种诡计而取悦我。"

我们也不时会带着这样的态度看待与我们见面的人以及为我们提供服务的行销人员。其实这种观念是对营销人员的亵渎，有许多真正优秀的行销人员对顾客的取悦是绝对真诚的，是出自内心的善意。

有一些刚从事销售工作的朋友打电话来说："我们也知道取悦顾客的重要，但就是有许多顾客不能被取悦。"其实，顾客并不难取悦，大部分的顾客很容易感到愉悦，只有少数顾客是彻底不可能被取悦的，只要方法正确。每个人都有他的独特之处和人格魅力。我们要欣赏他们的各种不同之处。人际交往的最高原则就是求同存异。

为什么触摸顾客的手会使顾客产生亲切感？

人类处理资讯的方法主要有三种：视觉的、听觉的、触觉的。大约有35%的人是以视觉处理资讯，他们只相信看得到的事情，只有当资讯以视觉的方式出现时才能够被了解。

大约有30%的人是以听觉处理资讯的。他们依据听到的话来处理资讯，他们都是比较相信直觉的。

大约有35%的人是以触觉处理资讯的。他们喜欢用手指头去触摸东西，他们会对所接触的事情特别敏感。

握手无疑是一种最重要最普遍的接触方式，大部分的人在一开始就会依照握手的态度来衡量一个人的个性、诚意以及人际关系。握手应该坚定有力，眼神贯注，笑容满面，而不要伸出手来懒洋洋、羞答答的。要让你手的动作更加真诚，你可以使用"朵力·麦迪逊"方法：当你要握手的时候，同时用你自己的左手握住对方的右手。

六、有效聆听技巧——解决客户反对意见

做一个好的听者：为什么人长两只耳朵一张嘴；"画王"是如何推销出去的？

人之所以长两只耳朵一张嘴，就是让我们少说多听。真正的推销员必须是一个好的听者，我们在推销商品的时候，常常错误地认为对方的时间短，认为滔滔不绝才是推销。其实真正高明的推销员恰恰是多听。

不过，推销员的听绝不同于一般交往中的听。本来，是你在向人家推销产品，他人要听你的，你听什么？所以，推销员要善于诱导客户谈话，将其心中的想法、疑问、兴趣点都通通讲出来，你专心致志地听，并同时予以解答。这样不仅可以了解客户的心态，还能获得客户的好感。

怎样做一个好的听者？

（1）要求对方补充说明：建议对方把疑虑、不明白之处讲得更详细或补充说明一些情况。"请再说一下好吗"、"还有其他的吗?"、"这件事你觉得怎样?"这样的语言能引起对方的谈话兴趣，而把更多想法告诉你。

（2）提问：直接提问，了解客户的一些想法，是鼓励对方把话说下去的方法之一。它要求对方做更详尽的、更明确的、更清楚的阐述。

（3）提出共同的意见和感受：简述你过去的类似经验，或简要解释你的类似观点，借以强化共同感受。从而促使对方对你产生好感，并接受你的说服。有一个推销员向顾客推销 28 英寸大屏幕电视（所谓"画王"），对方本不打算买"画王"，而仅是准备买 21 寸的长虹彩电。原因是顾客认为自己屋子小不适合大屏幕。推销员问："你家客厅多少平方米?"顾客答："14 平方米。"推销员说："14 平方米的房子不买'画王'，那在什么房子里能看'画王'? 我 10 年前用的是 14 寸彩电，当时大家都是这个尺寸，大家觉得 21 寸太大了，房子不适宜，可现在谁还用 14 寸电视呢? 去年我买'画王'时也觉得房子不适合，当我买后，一点也不觉得距离近，我的房子只有 12 平方米。现在已时兴大屏幕，如果你现在买小电视，几年之后就过时了，买"画王"至少可以用上 10 年，一步到位，不是一种节约吗?"终于，顾客接受了推销员的意见，买了"画王"。

（4）变换答话：使用不同的回答，如"是的"、"明白了"、"继续谈吧"、"对"、"很好"、别老是"是、是、是"的毫无变化。

（5）回答明确：回答客户的问题要明确，不要含糊其辞，也不要模棱两可。

（6）给予肯定的回答：用"是的"、"我理解"、"我知道"等来回答，表示对对方的赞成。

如果你的确不同意对方的意见，你也可以先肯定他的想法是合理的，然后你再谈论你的观点和看法，让对方自己否定自己。

（7）避免沉默不语：当客户谈话时，你若一声不吭会被认为没积极听，或是只图推销产品根本不理解对方的感受，这就很糟糕。如果对方停止说话，你必须马上开始你的推销，否则一冷场就意味着你应该起身告辞，你必须不留空当，不给对方送客的机会。

（8）让对方把话说完：推销千万不能只顾自己滔滔不绝，而不愿听对方的任何意见。或对方一谈话，你就武断地打断他，不停地发表你的观点，这会留给对方一个豪强霸道的印象，尽管你的推销可以天花乱坠，对方也不会买你一分钱的商品。

（9）复述内容：复述对方关键的词、词组、观点以表示自己的理解。这种解释仅是为了完全理解对方，给对方以好感，而不是阐述自己的观点或表示不同意见。

（10）解释对方的意图：对方出于各种考虑，会在谈话时，语言十分臆讳，这时你可以用明白的语言解释出对方的意图，以确认对方的真实动机，也就是用你的话去代对方表达不想直接表示的意思。

除了上面所述的语言技巧外，做一个好的听者，还应注意下述的非语言技巧。

（1）利用身体反应：利用身体活动和手势来表示你对对方的理解，用摇头来表示你的否定，用手势来表明物体大小、比例等等。

（2）身体前倾：擅长听人说话的人身体常常微微前倾，这种姿势表示你对对方的尊敬和对话题的兴趣，能留下良好的印象。

（3）采用面对面的体位：不管是站还是坐，都应直接面向对方，采用面对面的体位最有利于听或观察对方的语言和非语言的信息。侧着身体，会留给对方你想离开的印象，这会迫使对方提早送客。

（4）采取轻松而灵活的姿势：没精打采表示你对自己的推销不认真，并不在乎对方是否接受；绷紧脸则说明你内心紧张，客户会误认为你的推销有诈；抱着臂，翘起"二郎腿"有凌驾于人之上和傲慢的印象。我们的姿态应轻松灵活，给对方一种亲切并寄予希望的感觉为最好。

（5）采取开放的姿势：出于习惯，抱臂和盘腿可能更为舒服，但这种封闭的姿势常常表示出一个人的心理是封闭的，为了尽可能表示你的坦诚，应采取开放的姿态。

（6）保持目光接触：说话人会从你的眼睛里看出你是否对他的话感兴趣，转移视线则表示你没有认真地听人说话。在客户看来，既然我说话你都没认真听，我又何必要礼貌地去听你滔滔不绝的推销呢？

（7）靠近对方：靠近对方有两个好处，一能听清对方的话，而且能减少外界干扰；二能向对方表明你的关注或者赞叹。如果你向客户推销，听客户谈话，却望到老远的地方，就给客户一种疏远感，而不愿同你多谈。

（8）利用声音的反应：回答时语调、速度、音量要有所变化。如果这种变化妥帖，回答的措辞也恰如其分，那么就能表明你在积极地听。相反的，如果回答是公式化，没一点变化，则表明你表面在听，而心里却在另打算盘。

七、有效的语言表达

1. 最有效的沟通语言系统

大家一定都旅行过，也都有到过语言不同的国家和地区的经验。如果，你不了解当地语言，可能不会很舒服——甚至会觉得有些胆怯。你还记得当你问陌生人如何回旅馆，而他却带着空洞的眼神看着你的经历吗？几乎在任何方面，你都是孤独的，完全的孤独。你没有办法被任何人了解。你还记得，当你在国外遇到说同一种语言的人时，你突然变得轻松起来，觉得松了一口气，脸上也出现一抹微笑？所以，如果你经历过像这样的状况，你就可以了解，以对方的语言和对方沟通是多么的重要。

人类的语言系统有三种：视觉型语言、听觉型语言、触觉型语言。有效地沟通就是要遵循顾客的语言系统。

（1）视觉型语言系统：目标、远见、观点、出现、细读、凝视、看、说明、想、俯身等。

如果你的顾客是视觉型的，那么他就会使用一些视觉型的字眼。所以你与他说话时就要使用视觉型的语言。视觉型的人说话时经常使用手势，同时多用图画、图表等工具。所以你与他说话的时候，也尽量多使用手势，同时多用图画、图表等工具。

（2）听觉型语言系统：喝彩、听、听见、讨论、询问、呼叫、呻吟、建议、谈论、协调、回声等。

如果你的顾客是听觉型的，你与他说话时，也要使用这些听觉型的语言。听觉型的人说话时声音悦耳，声音高低起伏。常喜欢用手托住下巴，多用押韵的词语。所以，你与他们沟通时，也要声音悦耳动听，声音高低起伏，用手托住下巴，与他的动作同步。

（3）感觉型的语言系统：感觉、心想、理解、希望、想到、察觉、经历、明白、欣赏、猜测等。如果你的顾客是感觉型的，你与他说话时也应使用感觉型的语言。感觉型的人说话时常作思考状，手势缓慢，头多倾下，呼吸慢而深。要与他沟通，也要以他的方式和他沟通。

2. 善于运用非语言来增进与人的亲和力

美国著名心理学家艾伯特·莫拉比安指出："非语言的讯息对我们所说的话，可能会背道而驰，也可能有加强作用。不论是哪种情况，这种非语言讯息在沟通上，比说话更具有潜力。"莫拉比安还说："的确，在感情的世界里，当我们的面部表情、姿势与说话背道而驰时，别人会不信任我们所说的话，他们几乎是依赖我们所做的事。"

莫拉比安提出一个合理的总结：当非语言的行为与说话内容冲突时，非语言的行为远比说话更具影响力。"换而言之，接触、姿势，手势以及面部表情，远比说话重要，并决定讯息传递的感觉。所以你在顾客面前一定要言行一致。"

据权威机构核实，面部表情占最大比例55%，语言的表达（声调）占38%，最后是说话占7%。假如面部表情与说话不一致，那么，面部表情所传递的喜好程度，将会主导并决定整体沟通的效果。这正应了那句：感觉永远比语言快十倍。

因此，当你在与别人沟通时，想要与对方迅速达成亲和力的话，就要了解说话和肢体语言是建立亲和关系的最重要因素。那么如何才能有效地运用肢体语言来增进与人的亲和感呢？

（1）模仿对方的动作：比如对方跷起二郎腿，你也跷起二郎腿。对方手中拿着一支笔，你也拿一支笔。

（2）同步对方的声音：比如对方说话的声音大，你也跟着声音大。对方不说话，你也不说话。就有这样一个例子：某公司老总，在批书面文件或是报账单时，特别是报账单时，总会看着窗外，一句话也不说，只是静静地看着。有许多部门经理不知道这位老总的习惯，也不知道这些非语言讯息沟通的技巧。看着老总不说话，心里着急，就催老总能不能快点。这样一催，这位老总更不高兴了，索性就不签。公司上下许多人都碰过钉子。而有些人就懂得非语言讯息沟通的技巧。当老总在看窗外的风景时，他也看窗外的风景，老总不说话，他也不说话，而且总是配合老总的动作，当老总回过头来看文件时，他马上递过去一支笔。这位老总几乎看都没看就签了。可见，懂得非语言沟通是非常重要的。

3. 使用顾客的语言或者顾客的行话

如果你想改变某人的行为，最好的方式是改变自己的行为。根据平衡法则，你的主动改变，通常会促使另一个人改变他们自己。别人所使用的词汇、语言以及肢体语言，是提供我们了解别人内心世界的重要讯息。借着呼应他人这方面的说话内容，就等于你告诉他们，你了解他们。让他觉得你对他非常信任。"我喜欢那个人，他在说我的语言"、"嘿！我喜欢他，他不错，和我很像，我可以信任他。"所以，当你与人谈话时，尽可能多的融入他们的词汇、语言和肢体语言。但在使用别人的语言时，要注意不要模仿别人的音调，或说一些你不精通的术语，这样做可能会自作自受。然而你应该要对他们的词汇和肢体语言程度敏感些，并适时地反映出来。要避免在自己谈话中，使用别人听不懂的术语。

如果你让他感到尴尬或使他感到犯过一种愚蠢的错误，他们会憎恨你。卖弄学问会阻碍亲和力的建立，所以除非别人能够分享你的专业，以及沟通的术语，否则避免卖弄学问。因此，当遇到别人抗拒你的想法时，并不是因为你的想法不好，而是他们不了解你的表达方式。有了多样化的方法，就有多种选择应付别人，尤其是那些行为模式与我们大相径庭之人。有多样化方法，便能避免有时因为不注意而排斥他人的行为产生。

具备使用别人熟悉的词汇、语言和肢体语言的能力是相当重要的。如果我们仔细倾听别人使用的语言，就能知道哪些是他们觉得亲切、熟悉的词汇、语词和肢体语言。

随着加入世贸组织，现在的地球变得愈来愈小，与说不同语言的商人接触会越来越多。大多数人能说一些英语，所以，你通常可能和别人在沟通技术上有点问题。但如果你尝试去学一些外国人的语言文学，将对你的人脉关系有所助益，这是一种受激赏的友好态度。

此外，肢体语言在沟通领域也是非常有用的。然而要注意的是有些肢体语言并非具有国际性，摇头在不同的文化中可以表示是或不是。

说别人的语言，你会发现他们会更正面地回应你，他们会激赏你的这份努力，同时也能增加别人对你的合作和支持的力度。

使用对方的语言，就能迅速的与对方建立亲和力。使用对方的语言是重要的，同时说一些有关顾客的行话，也是一种拉近与顾客感情距离的重要技巧。

4. 如何让对方不断地说出"YES"

我们的心理与生理一脉相连，一觉得羞愧时，脸色自然就会变红；一担心事情时，胃就会不舒服。

心理学家威廉·詹姆斯认为：行为可以间接控制人的感情。"不是因为悲伤而哭泣，而是因为哭泣而悲伤"。简单地说，当一个人手舞足蹈时，他就会变得快乐。当一个人垂头丧气时，他就会变得悲伤。有什么样的动作就有什么样的情绪。要改变一个人的情绪，就要改变他的动作。动作创造情绪。所以，和人交往时，就要展现出"跟你在一起很快乐"的神态，气氛很快就会变得愉快融洽。豁达快乐的要点，形之于表情就是面带笑容，诉诸于语言就是"YES"。人在说"NO"时，身体很自然地会变得僵硬，拳头紧握，表情也会紧张，心态也同时进入拒绝状况。相反的，如果说"YES"或接受的言语，身体会放松，拳头自然放开，表情和心态上是打心底里接受对方的。这种技术在辩论学上，称之为"苏格拉底"，行销学是说"YES"法则。

持续让对方说出"YES"，最好的方法就是用问问题的方式，懂得问一些好的问题，就可随心所欲地掌握对方的心。"是南方人吗?""是的。""今天是六月一日，好像开始换季了?""是的。""真的只有一个女儿吗?""是的，没错。"如此这般，被问的人只能回答简单的"YES"，连续回答几次后，身体便不知不觉地自然放松，变成接受的姿态，这种状况下，对方很难说出："NO"。

如果是销售人员，你问顾客这样的问题："这种颜色不是很好吗?""如果打算购买，您认为什么样的送货方式更好?"等销售语言，对方应该不会轻易的说出"NO"。

第二种方式就是配合对方的节奏，配合对方的动作，配合对方的呼吸。比如对方点冰咖啡，当然呼吸以"吸"为主，但如果自己点了热咖啡，呼吸就变成了"呼"了。那么，彼此的呼吸就无法配合，不妨你也配合对方点冰咖啡，让你和顾客彼此的呼吸一致。

同时配合对方的话题也很重要。比如对方说："下雨了！""是呀！""下雨做什么都没有那么方便。""我也觉得这样。"同意对方的说法，可以放松对方对你的警惕心理。

5. 如何成为说故事的高手

很久以来，很多心理学家、沟通专家就知道说故事是使人改变的有效工具。每个人都会说故事。我们销售人员更应该这样做。借由说故事，我们就能和别人沟通某些太敏感难以说出口的事情。我们使用说故事取代公然的语言，和别人沟通某些讯息。其实一直以来我们一直都这么做，只是没有察觉到。当你要解释你真正的意思时，有时候你会以这种方式来取代直接的表达。

"我曾经知道某人……"或者，"很久以前……"或是，"我曾经听过，有个家伙……"然后，就继续说故事，而事实上，这故事可能就发生在我们自己身上，或朋友身上的意外或经验，不是吗？嗯，我们就是利用故事，来说出我们不愿意直接开口的事情。我们很随意地说故事，目的是希望别人知道我们希望他知道的事情——但是不想直接表达出来。这或许是我们反击别人恶意对待，或者，可能是我们觉得某人应该约束自己。

不论是什么，这种方式不仅是适当无害的，而且透过这种方式，我们也不会冒着做错事的危险。另外，这也可以让我们保持亲切感——即使我们不同意别人的想法。

透过说故事来重播他人的策略，而达到亲和力，是沟通过程很自然的动力。它会奏效，是因为它充分利用了既有的传达工具。

我们会对说故事有反应，是因为它直接说出我们的意思。如果我们把有关沟通的新理论建立在这个观点上，我们将会得到非常具有力量的说服、影响及亲和感的机制。

6. 如何做到以柔制刚

不论何时，只要有人攻击你，攻击你的想法或任何与你有关的事，你要处理的第一件事并非对方攻击的内容，而是化解攻击者的怒气与敌意。

人们在遭受攻击时常犯的一个错误是，忙着要为自己、为自己的想法，或为自己相关的事物做防卫、做辩护。这种防卫是一种策略上的错误，因为如此一来往往很容易让对方认为是一种反击，这只会增加怒气与敌意，正如以下的对话：

顾客：你的价格太高了！你说：不高！顾客：就是高！你说：不高！顾客：高！你说：不高！最后结果就是你赢得了口才却失掉了生意，双方都不愉快。但是，如果你运用"以柔制刚"法则，结果就会不一样。

顾客：你的价格太高了。你说：或许你说对了，我原来的想法和你是一样的。我也认为太高，可是后来我使用过之后，发现它的品质非常好，原来它是物超所值的。

顾客：你说我礼拜四会收到货，可是现在都礼拜五了。你说：就这件事情，我能够了解你为什么生气。咱们来想想该怎么做，才能够让你尽快拿到你的货，同时也使这种情况不再发生。结果化解了顾客的怨气也解决了问题。

接下来，我们来概括性解释以柔制刚法则的运用步骤：

第一步，与他或她的立场站在同一条线上。

我们发现，只要你以诚恳、没有怨恨、讽刺，或是自我防备的态度，说出：也许你说对了。"你可能没错，"充满了神奇魔力的两句话，就能化解对方的怨气、敌意。记住，你这时该处理的第一件事是化解怨气、敌意，而非攻击的内容。

第二步，沉默、倾听。

如果顾客异常猛烈，根本不给你任何机会说话，只是不断以语言炮轰你呢？这里有个有效且实用的办法，那就是安静且冷静地听对方发泄一阵子，然后，等到对方稍微冷静下来时，再重新引导说话方向。以此简单的办法处理，可以化干戈为玉帛。

第三步，有效的引导。

"我要是站在你的立场，我也一定会和你有相同的反应……那么，你觉得接下来我应该怎么做呢？"

第四步，提出解决办法。

"我想，现在我们应该做的事就是如何使你的损失降到最低。"这样听起来像是在玩文学游戏，要语言诡计，但这样的文字游戏可以拯救你的工作、你的人脉关系，甚至于你日后的生活。将要成交的客户当爱人，将已成交的客户当家人。

7. 推销贩卖的就是话术

记得有一位销售训练大师曾经说过这样一句话："推销贩卖的就是话术。推销如果说错了一句话，顾客就不会买。"我想这句话是非常有道理的。因为语言深深地影响着人类的思想和行为。成交从一见面就开始了。同样，推销是从一开口说话就开始的。推销人员应该是个语言大师，懂得在什么情况下面对什么人说什么话。比如，你第一次与客户见面，这样的话术就比较好："今天是一个非常好的日子，是吗？今天我是第一次见到您，所以，今天对我也是个很特别的日子。您说是吗？"给顾客创造一个轻松、愉快的环境，有利于顾客作决定。

推销就是把话说出去，把钱收回来。但是，如果你把话说错了，钱就收不回来。

下面，我们举几个例子来说明话术的公式和运用。

（1）电话开发陌生客户："某某先生，您好，听朋友说您从事的是高科技的行业，是吧？这是个崇高同时又有着重大意义的行业。我感觉到您需要我们的产品，所以我给您打来电话，它会为您的工作带来许多意想不到的方便。"

（2）介绍产品："某某先生，您好，请给我几分钟的时间，让我向您介绍一下可以彻底改变您的工作和生活方式的产品，可以使您轻松工作的产品。"

（3）成交话术："高品质的产品只有像您这样的高品质的人才合适享用。您只需要投资一点点钱，就可以享受它给您带来的无穷乐趣。请问您是需要 2 个还是 3 个呢？"

（4）成交之后话术："某某先生，恭喜您作了一个明智的抉择，您拥有了一颗璀璨耀眼的钻石，它确实与众不同，您太太一定会很高兴。"

那么，如何才能拥有一流的推销话术呢？

（1）选对的句子：多看推销方面的书，复制成功者的推销话术。

（2）问对的问题：问问题永远是推销最有用的方法。

（3）设计一套环环相扣的话术公式：遵循起、承、转、合的原则。

八、微笑的魅力

微笑是世界上最美妙的语言。微笑往往给顾客一种舒服、自然的感觉，微笑会告诉顾客他们走对了地方，来到了一个友好的场所。

人与人之间再也没有比微笑更重要的了，笑可以拆除横在彼此之间的樊篱，笑可以建立双方互相信赖的关系。卡内基曾经说过："只要有办法使对方打开心扉笑出声来，彼此成为朋友的路就豁然开朗了。对方会陪你一起笑，正是多少喜欢上你的意思。"

世界上最崇高的笑是那些涌自个人诚实而生的笑，对千千万万的人的爱，源自于有意助人，为别人奉献，毫无虚假的笑。

笑有六大魅力：

（1）笑，可以使消沉的心复原，产生愉快的心情。

（2）笑，是对别人表示爱意最单纯、最伟大的捷径。

（3）笑，在人际关系上产生无可测定的价值。

（4）笑，不但使一个人的外表变得漂亮，也会唤起别人的好感。

（5）笑，是信赖之本。

（6）笑，增进了自己的健康。

笑是经由训练而变得美好的。日本八大名嘴之一，推销大师夏目志郎在拜访客户前总要在镜子前用手掙开嘴皮练习笑。

练习微笑的方法有：

（1）每天坚持做脸部运动，增强脸部肌肉的灵敏度。

（2）在你的客厅放一块大镜子，每天对着镜子笑。

（3）用心观察餐厅、宾馆等服务性行业专业礼仪人员的笑。

微笑，会给人一种亲切、友好的感觉，在零售业中，服务人员对顾客的每一次微笑都会让人感到善意、理解和支持。

山姆很早便意识到微笑的魅力有多么伟大。他对店员们说："让我们成为世界上最友好的服务员——露出表示欢迎的微笑，向所有进入我们商店的人提供帮助，提供更好的超越顾客期望的服务。你们是世界上最好的店员，最有爱心的店员，完全可以做到这一点。并且你们会比其他任何零售公司的店员都做得好，你们会超越顾客期望。如果你做到，那么他们就会一次又一次光临我们的商店。"

山姆总不断对店员叮咛微笑的重要性。例如在公司举行的某些仪式上，他要求员工宣誓："我保证今后对每位到我们面前的顾客微笑，用眼睛向他们致意，并问候他们。"公司特意在每家商店门口，安排一位年纪较大的店员，向每位进店的顾客问候，送上购物车和一张广告，并且一直面带微笑，对离去的顾客也微笑着说再见。

第四节　医药客户抱怨的处理

一、正确理解客户的抱怨

1. 客户的抱怨是你发现问题，解决问题的最好来源

从医药客户的抱怨中获取信息，当医药客户有什么问题时，要从顾客的投诉和抱怨中迅速确定客户的问题，这时候你要了解客户所处的困境，想方设法了解医药客户到底想要什么，需要什么，期望得到什么，如果是当面投诉，你还要认真仔细的听取顾客的看法，百分之百的倾听顾客在说什么，感叹什么，对哪方面提出强烈抗议，注视他的眼睛、不断点头、身体前倾，关注他的每一个动作，让他感觉你很重视他的感受，并且适时地提出一些疑问让他回答，以澄清顾客真实的意图并对他的回答予以恰当的回应，比如你告诉他你明白是什么惹得他如此不开心和不满意。

2. 客户的抱怨是你与顾客交流的契机

客户的抱怨是你与顾客交流最好的机会，你可以通过抱怨有机会和顾客面对面的交流，抱怨的顾客才是真正对你的产品和服务感兴趣的顾客，没有抱怨你就

没有机会知道到顾客真实的意图和需求，就不会知道怎么改善自己的服务赢得更多的顾客，就不会知道问题在哪里，怎么解决才会让客户很满意。

3. 满腔热情的解决客户抱怨的问题，会使你赢得忠实的客户

知道了顾客抱怨的原因还要积极地去处理这些问题，以德报怨，满腔热情地，满怀诚意地，耐心细致地解决问题，直至顾客满意为止，只有这样才使顾客感到自己被重视，赢得顾客的芳心，培养出自己的忠实顾客，常言说：没有回头客的生意不叫生意，对于企业来说，忠实顾客的培养就是从点点滴滴的顾客服务做起。

4. 如果你妥善的解决了客户的问题，那么客户就会把你介绍给别人

在医药顾客服务当中，顾客产生顾客是开发潜在顾客最好的方法，因此我们耐心细致的顾客服务让我们的顾客成为我们的宣传员，他们会把他们得到的良好服务的感觉分享给身边的朋友。因此良好的顾客服务是开发市场最好的方法。

5. 遵守公司的规定是应该的，但是告诉客户一个理由也同等重要

当客户来抱怨时，应根据实际情况解决问题，不能因为公司的规定而忽略了顾客的感受，在遵守公司规定的同时也要重视顾客的感受，因为顾客是上帝，公司的相关规定也是建立在顾客满意的基础上的，协调这种关系是很重要的。

二、医药顾客抱怨的类型

（一）医药销售代表与顾客关系处理不当引起顾客抱怨

常言说：我们销售产品95%左右是自我销售，5%才是产品销售。那么什么是自我销售？自我销售是指通过自身的努力使自己被人肯定、尊重、信任和接受的过程。那么怎么销售自我呢？销售的不当就会引起客户的不满和异议。首先要销售自己的信心和勇气，相信自己和肯定自我使人能发挥最大的潜能，信心从哪里来？同自信的人交往，尤其是经常与那些充满激情的业务员交往，因为自信具有感染作用、鼓励作用、示范作用，信心产生信心。其次经常自我反省，审视自我，不断清除信心垃圾让自信充满自我。最后当自己人际关系走入死胡同的时候换一个角度思考可能就海阔天空了，尤其在我们服务顾客的时候我们不仅要站在自己的角度看问题，当顾客产生异议的时候我们更要站在顾客的角度看问题。顾客和业务员出现关系问题引起顾客抱怨往往都是两者关系不协调原因造成的，可能价值观不同对事物的看法有分歧，或者业务员自身的素质问题，或者顾客的素质问题，无论怎么样，在现在这样一个买方市场情况下，顾客就是上帝。"丰田销售"原则之一就是要求业务员首先推销自己的才华、人品和有效的人际关系，从而创造一个能够亲密交流的气氛。当顾客产生抱怨时，有的时候是业务员的因素，有的业务员以攻击对手的产品来赢得客户的信任，往往适得其反，让顾客产生素质不够高的印象；有的时候是顾客的原因。无论什么原因我们都要不断的改善与客户的关系，进行良好的沟通，解除顾客的抱怨。

（二）医药产品质量问题引起顾客抱怨

医药产品质量问题是一个比较复杂的问题，处理不当会使顾客对产品性能产生异议和怀疑。在当今这个社会经济高速发展的情况下，竞争很激烈，选购产品认牌子已经成了许多消费者的购物原则，医药产品也不例外，消费者普遍认为名牌产品效果好，疗效确切，副作用小。因此质量优质、包装精美、广告新颖的产品成为顾客的首选，尤其是药品关系人们的身体健康，生命安全，一旦顾客在产品质量上面产生异议时，业务员一定要引起高度注意，仔细耐心的解释，然后要适时的总结分析上报给企业，及时更新和改进产品的质量。因医药产品质量问题引起顾客抱怨的原因有以下几个方面：

（1）医药产品确实存在（或者曾经出现过）质量问题。

（2）刚上市的新特药，因为顾客缺乏了解，对它的质量和品质提出异议。

（3）医药产品的质量与顾客的期望存在差距。

（4）顾客本身片面追求价格，低价认为质量不可靠产生异议造成销售困难。

（三）医药产品价格问题引起顾客抱怨

医药产品的价格往往是消费者最敏感的问题，常见的在医药价格上顾客产生异议都是因为顾客认为产品的价格与它所估计的产品的价值有较大出入，具体的讲，顾客对价格产生抱怨有这样几个原因：

（1）顾客把该产品的价格与同类产品进行比较，有时发现出入很大就会产生异议。

（2）顾客的收入水平决定了他们只能购买某档次的产品，与本公司销售的产品差距很大，就会产生异议。

（3）顾客在日常购物当中养成的一些习惯就是遇到什么产品就"砍价"，药品也不例外。

（4）对一些质优价廉的医药产品用错误的习惯认为"便宜没好货"而产生异议和抱怨。

（5）对一些不中意的产品又不愿意说出心里话，不想直接点出不好之处就以价格为借口进行推诿。

（四）医药产品服务不当引起顾客抱怨

医药客户对服务方面的抱怨主要是指医药客户对医药服务态度、医药服务质量、医药服务内容等附加医药产品方面提出的不满。

现代市场营销学特别强调产品的整体观念，整体观念认为产品有三个部分组成：核心产品、形式产品和附加产品，其中附加产品就是客户在购买药品时所获得的各种附加利益的总和。现在和未来的市场竞争越来越激烈，又由于医药科技的发展日新月异，核心产品和形式产品的差异会越来越小，因而竞争体现的焦点就在于医药企业为医药客户提供的售后服务和相应的附加利益。产生医药服务方面抱怨的原因有：

（1）医药销售人员和医药企业宣传力度不够，客户不了解购买产品时应该享受哪些服务并且不清楚购买医药产品时带来的附加利益有多大，与自己关系密切的程度。

（2）常言说好事不出门坏事传万里，医药客户道听途说了一些事情就会产生一些疑虑，有时为此而不愿意再了解这家企业和这个医药代表。

（3）医药销售代表和医药企业在医药服务方面确实存在一定的问题。

（4）医药销售代表和医药企业可能在以往的交易过程中没有提供医药客户应该得到的服务。

（5）医药销售代表和医药企业可能在以往的交易过程中出现过曾经承诺而没有兑现的事情，让顾客不相信这次是真的。

三、处理顾客抱怨的方法

（一）医药销售代表与顾客关系处理不当引起顾客抱怨具体处理方法

1. 建立良好的第一印象

树立良好的人际关系的关键是要有良好的第一印象，30秒～15分钟就可以建立第一印象，为什么要建立一个良好的第一印象呢？目的是建立一个和谐的气氛有利于继续谈下去；建立一个正面的处境，有利于交易的达成；制造兴趣，可以顺利的进入自己谈话的主题；可以弄清楚对方时间的安排不耽误客户的时间，快速的解释这次会面的目的。不管是别人对你还是你对别人都一样，如果"第一印象"不好的话，要挽回培养良好的人际关系就要付出很大的代价，有时会导致失败，那么怎么给顾客留下良好的第一印象呢？

（1）注意外表要穿着得体：试想如果一个穿着嬉皮士服装的推销人员向你推销营养保健食品，恐怕按照大部分人的价值观无论如何也不敢去买，他给你的感觉是：他是骗子吗？他卖的是兴奋剂吗？是卖假药的吗？很多怀疑的念头会在顾客脑中出现，结果可想而知。一个成功的医药推销人员在约见顾客之前一定要对镜整装，由于医药产品是高科技产品，作为医药销售人员更应该注意自己的形象，不管是西装还是休闲装，不管是套装套裙都要干净整洁，很讲卫生，女士尤其要注意，不要留很长的指甲容易藏灰纳垢，也不要涂上太鲜艳的指甲油等等，总而言之要注意整体形象，做好细节。一句话：名牌在于边角，成功在于细节。

（2）自我介绍要简洁清楚：抓住要领，注意语气和语调，面带微笑，让语言和肢体语言巧妙的结合在一起，比如：带着有亲和力的微笑递名片，采用正确的握手方法，让客户感到安全，行为举止大方得体，避免过于紧张、局促，目视顾客要专注而不要闪烁不定。

（3）时间观念要强：与客户第一次见面，一方面要守时，按时到达约见地点，不要迟到也不要太早去，有效的时机是比约见的时间提前5~10分钟。另一方面要把握好第一次会见的时间，少说不关紧要的话避免过多占用顾客的时间，尽快的进入正题，否则时间过长顾客就会厌烦，顾客就会有压力，对业务员的印象差了对产品的印象也就差了，结果就会导致失败。

总而言之，一个良好接触阶段的指导方针就是为拜访和开场做好准备。

2. 能够制造快乐和谐的气氛

医药代表与顾客第一次见面能制造快乐和谐的气氛是很重要的，因为快乐能够感染人，人人都喜欢和那些愉快的诙谐的人在一起，使人心情舒畅，谈话才能不知不觉的进行下去。那么怎样才能制造和谐快乐的气氛呢？首先是自信的笑容，世界上很多知名的营销专家说过：自信的笑容是销售的第一要求，要笑的大方，笑的自然，避免苦笑和僵硬局促的笑容；其次是恰如其分的问候，要以愉快的情绪去问候对方，感染客户的心情，这样才能在你与客户之间架起一座桥梁，满足客户的亲和心理。再次就是真诚的赞美我们的客户，一个优秀的医药营销人员都要有一个欣赏他人的心，只有会欣赏他人才能用心看到对方的优点，才能真诚地发自内心地赞美别人，虚伪而过分的恭维拍马屁只能导致失败。最后很重要的一个方面就是医药销售代表要具有幽默的能力，适当的幽默能活跃会面的气氛，起到很好的作用，但是玩笑一定不要开得过分，内容要健康有道德，态度一定要谦和友善，分清场合和对象，注意分寸。

3. 清楚地记住医药客户的名字和面孔

能够做到这一点会让顾客感觉到你很在意他，就拉近了彼此的距离，通过多次接触就会有亲密感，就会和医药客户形成良好的人际关系，否则的话就会在推销中形成阻力，使交易很难达成。

4. 和医药客户经常保持联络

（二）医药产品质量问题引起顾客抱怨的处理

1. 要熟悉和热爱自己的商品

要成为你所销售的药品方面的专家，只有这样你才会在销售过程中充满自信和热情，销售才会成功，否则在医药顾客服务当中一问三不知就会让我们的顾客产生疑虑和怀疑，这样顾客就会犹豫，达成交易就会困难，自己深爱自己的产品才能从内心深处描述它们，才能打动顾客的心，让他们放心的购买，顾客有时候不是购买产品本身，而是购买你的专业。常言说：敬业能打动人，而专业才能说服人。那么从哪些方面熟悉产品呢？作为医药销售人员要想服务好顾客就要熟悉产品，要熟悉产品就要不断参加公司的产品培训，掌握有关的药品知识和所销售产品资料知识和相关信息，临床用药情况信息，竞争医药产品的相关信息等。只有这样在顾客对产品产生异议时才能适时的解决顾客的异议，让顾客抱怨而来，满意而归。

2. 避免和顾客争论

往往在和顾客争论的同时赢得了嘴却也失去了顾客。作为一个优秀的医药营销人员要有耐心和爱心为我们的顾客服务，任何一个产品都不是十全十美的，尤其是药品这样一个高科技产品。随着经济和科技的发展，又由于药品耐药性的存在，药品更新换代是很快的，我们在服务医药顾客的时候用诱导的方法与顾客交流，把这些道理给他们阐述清楚，他们的疑虑就会消除，顾客也是通情达理的，只要我们充满耐心给予合理解释，顾客也会接受的。

3. 用恰当的方法和合理的工具展示自己的产品

顾客总是相信自己看到的，而不相信你说什么，要合理科学的展示自己的产品。

（三）医药产品价格问题引起顾客抱怨的处理

在处理医药产品价格障碍的工作之前，优秀的医药销售人员首先应该做的工作就是通过看、听加上正确的判断来看看顾客属于什么消费水平，处于什么样的购买心理、客户的真正需求是什么，只有这样才能很好的处理价格障碍。其次就是要了解你所销售医药产品的优势所在，在医药商品呈现的时候从不同的角度展示该产品与同类产品不同的地方来打动顾客。最后巧妙报价格，用好数学方法让顾客感觉便宜了许多，其实价格没有变动，报出来的价格不要轻易去变动，否则顾客以为里面还有水分就会砍价，要坚持自己的报价，自信自己的判断力，用更多的方法告诉顾客质优价高。

（四）医药产品服务不当引起顾客抱怨的处理

在医药产品服务当中产生的顾客抱怨很多，也是很重要的一个方面。21世纪的竞争就在于客户服务方面做得好坏，也是企业生存和发展的一个重要环节，所以有关医药产品服务的每一个环节都要细心做好。一般从这几个方面入手：

1. 医药代表和医药企业要加大宣传力度

医药营销人员应该对附加服务内容加大宣传力度，详细说明不要模棱两可。因为药品是特殊商品，医药客户很难清醒地认识到药品销售附加服务的必要性，更不好去体验和感受，因此在宣传医药产品的时候要特别强化顾客的体验和感受。比如采乐洗剂就在很多的大型药店做宣传，强调买一送一体验无头屑带来的快乐感受，送一就是为了让顾客体验产品。

2. 树立超强的医药客户服务意识，实实在在的行动起来

不管是以前的服务确实存在问题还是客户道听途说，作为销售人员都要清醒地认识到肯定是我们的服务不够好或者不够完善才引起客户的抱怨，唯一解决的办法就是采取实际行动，用实际行动去打消顾客的疑虑。

3. 真诚的道歉可以改变客户的态度

医药企业在不同的产品推广阶段都会提供不同的服务，但顾客往往不很了解就会产生一些想法，那么医药销售人员作为企业的代表一定要代表企业态度诚恳地向医药客户道歉和详细说明来化解紧张改善关系。耐心是治疗销售百病的良药，我们只有树立了很强的医药客户服务意识才能真正与顾客交上很好的朋友。

4. 树立全局意识，化小爱为大爱

医药销售人员在销售过程中要以大局为重不要因为个人的原因影响了大局的发展，做任何事情都要有长远发展的眼光不能因为一时的利益而失去了长久合作的机会。

5. 承诺的事情一定要兑现，否则将永远失去顾客

医药销售人员在自己的职责范围内对顾客作出承诺，切忌夸大其词。把牛皮吹破了但又兑现不了自己的承诺就会让顾客很失望，而自己失去了顾客的信任也就失去了市场。

总而言之，在医药顾客服务方面医药销售人员要事实求是的宣传自己的产品服务，真诚的与顾客交朋友，凡事要从公司的大局着眼，一切从实际出发，踏踏实实地为顾客提供良好的服务，信守承诺，才能稳定市场。

案例分析
案例一

1971 年，年轻的布伊诺刚从学校毕业完成医护训练，口袋里空空如也，但他却具备了企业家天生的特质——科研成果、果断且有敏锐的判断力，命中注定会成为名留千古的企业家。

布伊诺医师的事业生涯开始于一家位于杜奎德卡斯这个贫困城市的小医院，在这家仅有 35 张病床的医院里，有九成的病人是孕妇。事实上若以医院的标准来看，这家濒临破产边缘的医院，只不过是一间设置了一些简易的医疗器材的房舍罢了。而病人更是少得可怜，大约只有三位病人来医院做每周的产前检查。

面对这种惨淡经营，布伊诺忧心如焚。照这样下去，医院不久就会关门大吉，他不想做一个"关门院长"，于是他果断地作出以下决定：送顾客礼物。

医院的第一份礼物是免费为病人提供可乐。

这家医院的病人大多是非常贫困的，每月平均的收入约 60 美元左右；对他们而言，能够喝一罐可乐，就是个天大的享受。因此，布伊诺决定，凡是来医院做产前检查的孕妇，就可以免费得到一罐可乐。

医院的第二份礼物是免费为病人提供接送服务的专车。

医院原本有一辆只在下午供团体使用的厢型车，布伊诺决定在每天上午利用这辆车送新生儿及其母亲回家。这种极具关爱的行动，带给当地妇女很大的便利，立刻受到当地人的欢迎，进而得到了病人的感激。

医院的第三份礼物是免费讲授产妇育婴知识。

只要妇女参加这类预防疫病的课程，就可获得一些食物，并可参加抽奖。奖品有婴儿床、高脚椅、尿布等等，而且这一切都是免费的。

第四份礼物是免费提供儿童读物。

1902 年，布伊诺在医院设立了一个儿童俱乐部，只要父母带孩童加入，就可以得到一些小礼物以及一些教导小孩良好卫生习惯的儿童书刊，供病人及病人家属免费取阅。

第五份礼物是不分昼夜，随时都有专家医生的接待。

一般的医院，所谓的专家教授，接受患者的求诊，还得事先预约，摆足了架子。而在布伊诺所在的医院却随时都安排专家接诊。如果病人打电话进来，电话旁的医师便会告诉他应到哪栋楼哪一个科室。同时通知医护人员待命。因此，当病人送到，医护人员包括医疗专家早已在旁等候了。

第六份礼物是为边远地区的病人准备救护直升机以及救护车。

救护直升机和漆着"全方位关心"的救护车在机场随时待命。这不仅是光鲜亮丽的直升机及救护车而已，它代表机动的强力医疗救援体系，以科技来挽救生命，和死神赛跑。而这所有的一切都是免费的。

思考题

请问这家小医院采用的是什么样的服务方法？在你认为医院服务和医药产品销售服务的范围一样吗？有什么异同点？

案例二

在河北安国的一次交易会上，展出了很多厂家很多种类的心脑血管疾病方面的药物，中药制剂西药制剂都有，琳琅满目。马某是一家医药公司的销售代表，他热情、细心而又有耐心，并且具备医药医疗方面的专业知识。在这次交易会上他发挥自己的优势不断地向客户介绍自己公司的产品的用途和优势以及提供的服务，给每一个到他公司展台前的顾客一份资料，顾客也提出了很多问题，比如说："现在有关心脑血管的产品太多了"，"你公司的药品太贵了"，"现在大家都崇尚中药制剂，但工艺一直跟不上"，"贵公司在宣传方面够不够有力度"等等诸多问题，他是这样来说的："感谢大家对我公司产品的关心和提出的疑问。现在确实心脑血管方面的药品种类很多，大家也知道心脑血管疾病是危害人类健康的杀手之一，由于药物的副作用心脑血管患者的生活质量都不很高。中医中药是我国的国粹，我们公司出品的心脑血管药品是由十几种名贵中药材科学配方组成，采用现代化的中药制药技术精制而成，是经过严格的医药临床实验后由国家药品监督管理局批准生产的，虽然价钱有点贵但它效果持久，能够有效改善心脑血管疾病患者的生活质量，增加血管弹性，使心脑血管发病的时间间隔越来越长。这是本产品的有关资料，一部分是患者的感谢信和多家医院使用过后的临床结果报道。国家现在也推行中药现代化，我们公司的产品也是在这样的背景下研发出来的，所以该药品上市的时间不长，知名度不高，但我们公司已经在中央电视台的有关频道和一些省电视台以及一些报刊杂志发布广告了，相信该产品通过这样的大力宣传加上产品独特的利用现代技术提炼的中药制剂优势，知名度会大大提高。还有一个消息是该药品已经被国家批准为非处方用药，充分证明了该药品的安全性和有效性，患者可以不经医生处方就可以在各药房药店购买到。另外，我们公司还规定初次订货量达到5万元以上的不但送货上门而且在订货单位所在地开展一次宣传活动，并且视销售量的大小不断地给予产品宣传活动。还有价格也可以优惠，交款的时间也可以等到药品卖出去三分之一的时候再结算。"

思考题

1. 这个案例医药顾客在哪些方面产生了异议？小马处理的方法合适吗？如果是你你怎么来解答这些方面的异议？请你估计一下小马本次销售的业绩。

2. 课堂角色扮演练习。见习的时候参加一些公司的产品推广，真正体验一下并写出自己的真实感受。

第八章

非处方药营销技巧

第一节　非处方药概述

一、非处方药的概念

非处方药是相对处方药而言的概念。

处方药英语称 Prescription Drugs，Ethical Drug，是指必须经医生处方才能得到，并在医务人员指导下应用的药品。

非处方药英语称 Nonprescription Drugs，是指不需要医生处方可以在药房或药店买到，由患者根据病证的自我判断，参考药品说明书或标签而自我应用的药品，在美国又称之为"可在柜台上买到的药品"（Over The Counter），简称 OTC，这已成为全球通用的俗称。

我国的非处方药系指经国家药品监督管理部门批准，不需要凭执业医师或执业助理医师处方，即可自行判断并依据说明书或标签内容所示，购买、使用的安全、有效的药品。

二、非处方药的发展

（一）国外非处方药的发展

处方药与非处方药分类管理制度已是国际上通行的药品管理模式。目前世界许多国家和地区均采用了这一先进的药品管理模式。

20 世纪 50～60 年代，西方发达国家出于用药安全和对毒性、成瘾性药品销售、使用进行管理和控制的目的，将药品分为处方药和非处方药，并制定了相应的法规。美国处方药与非处方药分类管理制度始于 1951 年，英国始于 1968 年，日本始于 1967 年。世界卫生组织向发展中国家推荐这一管理模式，并于 1989 年建议各国将这一管理制度作为药品立法议题。由于各国的政治经济状况、政策法规、保险及报销制度不同，其分类方法也不尽相同，美国、日本、法国将药品分为处方药（RX）与非处方药（OTC）。RX 药品须凭医师处方；OTC 药品则可在药店及超级市场购买。英国、意大利、西班牙、新西兰等国将药品分为三类进行管理。RX 药品须凭医师处方；OTC 药品注册药只能在药房出售；OTC 药品普通药可在任何连锁的零售点（超市、杂货店、百货店）出售。

（二）我国非处方药的发展

20 世纪 80 年代末，我国医药管理部门开始注意到处方药与非处方药分类管理在加强药品管理中的作用。1988 年，成立了中国大众药品协会（1996 年更名为中国非处方药协会），在政府部门的支持下，从事非处方药领域的研究和探索，并加入了国际非处方药制药工业联合会。进入 90 年代后，我国医药管理部门及专业学会开始进行调研工作。1995 年初，正式开始了建立药品分类管理制度的推进工作。1995 年 5 月，原卫生部药政局正式将处方药与非处方药分类管理的政策研究及非处方药遴选的技术组织工作委托给中国药学会。1996 年 4 月，受国务院委托，由卫生部、原国家医药管理局、国家中医药管理局、总后卫生部、财政部组成"制定推行处方药与非处方药领导小组"，明确了"积极稳妥、慎重从严"的指导思想。此后，设置了国家非处方药领导小组办公室，成立了非处方药政策研究、药品审批、西药遴选、中药遴选、生产流通、广告宣传、教育培训七个专业组。各部门积极工作，在药品分类管理工作的许多方面进行了富有成效的探索，均取得了一定成果，为以后的工作奠定了良好基础。

1998 年组建国家药品监督管理局（以下简称 SFDA）后，立即着手进行对药品分类管理工作的研究、部署，认识到实行药品分类管理是党和国家将人民的利益视为至高无上地位的具体体现。这项制度的建立和实施将会给旧有的管理方式和思想观念，药品监督管理工作和药品研究、生产、经营、使用以及广大消费者带来一系列变化，也必然会牵动和促进医药事业、医药经济的调整优化与协调发展，同时对建立、完善新时期药品监督管理体系提出了新课题、新任务、新要求。

1999 年 7 月由国家药品监督管理局等五部、局颁布了《关于我国实施处方药与非处方药分类管理若干意见的通知》并公布了我国第一批非处方药目录。国家药品监督管理局于 1999 年 6 月 18 日以第 10 号局长令印发了《处方药与非处方药分类管理办法》（试行），并已于 2000 年 1 月 1 日起正式施行。这标志着创建具有中国特色的药品分类管理制度，与国际先进的药品管理制度接轨，更好地保障人民用药安全、有效，促进全民自我保健、自我医疗工作的全面开展。

三、非处方药的特点

（1）按照标签或说明书的指导使用非处方药，应当是安全有效的。

（2）非处方药的适应证限定在能够自我判断的轻微病证及经确诊后的慢性病。

（3）非处方药的疗效是确切的，能缓解或减轻病证。

（4）非处方药能够减轻轻微病证的症状，或已诊断明确的慢性病症状。

（5）非处方药不掩盖严重疾病，有些药品明确规定了使用期限。

（6）非处方药大多不会含有毒性或成瘾成分。

（7）非处方药不会在体内蓄积；不会诱发耐受性或抗药性；不会引起药物依赖性。

（8）非处方药不良反应较少，常见不良反应患者能忍耐，并为短暂即逝的。

（9）非处方药的剂型利于患者自己使用，即以内服、外用、吸入为主要剂型。

（10）非处方药便于携带、保管，在一般条件下，性质稳定。

（11）包装新颖，标签、说明书科学、严谨、通俗易懂。

四、非处方药的遴选原则

一般而言，被列为非处方药的产品，多为临床应用多年、疗效确切、安全可靠的老药及相关的各种制剂。但也绝非任何老药都可转化为非处方药，必须按照上述非处方药的特点制定遴选原则，作为遴选非处方药品种的依据。国家非处方药遴选原则确定如下：

1. 应用安全

（1）根据文献和长期临床使用证实安全性大的药品。

（2）药物无潜在毒性，不易引起蓄积中毒，中药中重金属限量不超过国内或国际公认标准。

（3）不良反应轻微、发生率低。

（4）不引起依赖性、无"三致"（致癌、致畸、致突变）作用。

（5）毒药、麻醉药、精神药不能列入，个别用于复方制剂者例外。

（6）组方合理，无不良相互作用。中成药组方中无十八反十九畏。

2. 疗效确切

（1）药物作用针对性强，功能主治明确。

（2）不需要经常调整剂量。

（3）连续应用不引起耐受性。

3. 质量稳定

（1）质量可控。

（2）在规定条件下，性质稳定。

4. 使用方便

（1）用药时不需作特殊检查和试验。

（2）以口服、外用、吸入等剂型为主。

五、非处方药甲类与乙类的划分

实施药品分类管理的原因之一是方便广大群众，一些小伤小病可以就近买药，及时用药，免去请假误工，去医院排队挂号、就诊、化验、取药等费时、费钱、费力之苦。为了使群众更为方便，根据药品的安全性，又将非处方药分为甲、乙两类。原则上是将非处方药中安全性更高的一些药品划为乙类，乙类非处方药除可以在药店出售外，还可以在经药品监督管理部门批准的超市、宾馆、百货商店等处销售。

处方药与非处方药的关系不是一成不变的。非处方药主要来自处方药。一般经临床实践 6~8 年，由医学专家评审遴选后由 SFDA 颁布；药品生产企业也可按 OTC 药物申报的要求，经 SFDA 管理部门审批颁布。处方药转换为非处方药后，适应证、剂量也会随之改变。且同一药物因剂型、剂量的不同，既可作为非处方药，也可作为处方药。如用于全身感染的硫酸庆大霉素注射剂、片剂为处方药，用于眼部感染的硫酸庆大霉素眼药水则为非处方药。非处方药也并非"终身制"，在一定条件下仍可转为处方药，甚至被淘汰。如含 PPA（苯丙醇胺）的药物，"盐酸苯丙醇胺复方制剂"为 1999 年公布的第一批非处方药物，因临床发现 PPA 严重的不良反应而于 2001 年 6 月被停用。

为使患者更及时、更方便地购用非处方药，参照国外经验，依据非处方药安全性的相对大小，将非处方药分成两大类：甲类和乙类。

甲类必须是在符合国家要求的社会药店（配备执业药师）销售。

乙类是一些安全性较高的非处方药，西药如对乙酰氨基酚，中成药如午时茶颗粒、清凉油等，这些药既可在社会药店进行销售，也可在经药监部门批准的其他商业企业销售。

六、关于非处方药专有标识物

（1）非处方药专有标识是用于已列入《国家非处方药目录》，并通过药品监督管理部门审核登记的非处方药药品标签、使用说明书、内包装、外包装的专有标签，也可用作经营非处方药药品的企业指南性标志。

（2）非处方药专有标识图案分为红色和绿色。红色专有标识用于甲类非处方药药品，绿色专有标识用于乙类非处方药药品。

（3）使用非处方药专有标识时，药品的使用说明书和大包装可以单色印刷，并必须在非处方药专有标识下方标示"甲类"或"乙类"字样。其他包装应按国家药品监督管理局公布的色标要求印刷。

（4）非处方药专有标识应与药品标签、使用说明书、内包装、外包装一体化印刷，其大小可根据实际需要设定，但必须醒目、清晰，并按国家药品监督管理局公布的坐标比例使用。

非处方药药品标签、使用说明书和每个销售单元包装印有中文药品通用名称（商品名称）的一面（侧），其右上角是非处方药专有标识的固定位置。

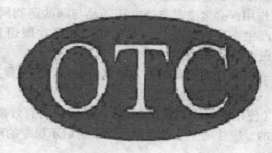

非处方药专有标识

七、关于非处方药药品使用说明书、标签和包装

1. 使用说明书中应包括以下内容

（1）药品名称：应在显著位置标明药品的通用名称、汉语拼音、英文名称、商品名称（如无商品名称，此项可省略）。

（2）药物组成：应注明药品中所有活性成分（中成药应标明处方全部组成）的通用名称及最小服用单位内的各成分含量和所有非活性成分的名称，如附加剂、赋形剂、着色剂等。

（3）药理作用：应注明此药品为××类（如感冒用药、暑湿类药）非处方药药品，对隶属分类的药品必须同时注明，并简述其药理作用。

（4）适应证（中成药为功能与主治）：描述必须清楚明确，注明该药适用于哪些轻微病证，常用"缓解"疼痛、"减轻"症状、"补充营养"以及"辅助"治疗等词句。

（5）用法与用量：使用说明书中必须清楚描述药品的用法与用量，用法如口服、外用、吸入。用量应以片、丸、粒、支等明确的单位表达。

（6）注意事项

①对《国家非处方药目录》中注明使用时间的药品，必须注明"如在××日内症状未缓解，请找医师咨询"；②必须注明"如服用过量，请立即向医务人员求助"等使用过量警告；③必须注明"当药品性状、外观发生改变时，禁止服用"；④必须注明"儿童必须在成人监护下使用"及"请将此药品放在儿童不能接触的地方"；⑤必须注明药品慎用的各种情况，及禁用情况；⑥如药品对各种实验室测定指标产生影响，必须注明。

（7）不良反应：应包括药品所有不良反应和潜在的不良反应。

必须注明药品对儿童、老人、孕妇及其他特殊人群的不良反应，如药品未注明对以上人员的安全性，必须在注意事项中说明。

（8）药物相互作用：必须注明非处方药药品与哪些药物同用时会产生药效加强或药效减低而产生不应有的反应，并注明"如还在服用其他处方药药品，使用本品前请咨询医师或药师"。

（9）贮藏条件：必须注明贮藏条件，如室温保存、遮光保存、冰箱（2℃~4℃）保存等条件，以保证药品性质稳定。

（10）存放期（使用期限或企业负责期）：必须注明有效期或使用期限，无有效期或使用期限的，应注明企业负责期；对开封后不稳定的药品，要注明保存条件和保存期限。

（11）规格：同一药品的不同规格分别写在各自使用说明书中。

（12）包装：药品包装应适合非处方药特点，不能随意扩大无用包装。

（13）批号或生产日期。

（14）有生产企业地址、电话、邮政编码，并注明"如有问题可与生产企业直接联系"。

2. 标签

标签内容必须包括药品名称、规格、批号或生产日期、非处方药专有标识等内容，如可写尺寸大小允许，还应尽可能包括适应证、用法用量、贮藏、有效期和药品说明书中其他内容。

3. 包装

包装内容必须包括药品名称，药物组成，规格，适应证，用法用量，批号，生产企业地址、电话、邮政编码和非处方药专有标识；并尽可能包括药品使用说明书规定的其他内容，并注明"注意事项、不良反应等详见使用说明书"。

第二节 OTC 分销渠道的选择与管理

一、OTC 分销渠道的模式

1. 多级渠道模式

多级渠道模式是指药品由生产厂家，经过总经销商，分销到各地市二、三级分销商，再销售到药店或医院等零售终端，由终端再卖给最终消费者的一种药品销售模式。其特点是中间商数量多，层次多。

生产厂家→总经销商→二、三级分销商→销售终端→最终消费者

2. 二级渠道模式

二级渠道模式是指药品由生产厂家，由区域一级经销商分销到药店或医院等零售终端，由终端卖给最终消费者的一种药品销售模式。其特点是在一个目标区域之内只有一个经销商。多级渠道和二级渠道模式可统称为经销模式。

生产厂家→一级分销商→销售终端→最终消费者

3. 一级渠道模式

一级渠道模式是指药品由生产厂家分销到药店或医院等零售终端，再由终端出售给最终消费者的一种药品销售模式。其特点是没有中间环节的经销商。一级渠道模式也称终端直营模式。

生产厂家→销售终端→最终消费者

4. 零级渠道模式

零级渠道模式是指药品由生产厂家直接销售给最终消费者的一种药品销售模式。其特点是没有销售渠道中的任何经销商和零售商。零级渠道模式也称直销模式。

生产厂家→最终消费者

可以看出，在 OTC 分销渠道模式中，零售终端对于绝大多数医药企业来说，是一个无法跳过的环节，这说明零售终端在 OTC 销售过程中的地位是无法替代的。因此，我们将在本章第三节专门探讨 OTC 销售终端的开发与管理。

二、OTC 商业客户选择与管理

OTC 商业客户通常是指进行医药批发和零售或代理的专业公司，它是联系生产企业和患者的中间环节。

（一）OTC 商业客户的选择

由于商业客户的好坏会直接影响产品在当地的销售量，所以，商业客户的选择很重要。选择 OTC 商业客户，需要考虑以下几个条件。

1. 商业信誉

商业公司信誉的好坏，可以从以下两方面判断：①其他商务代表对该公司的评价；②当地其他商业客户对它的看法。

2. 实力状况

实力状况可以从以下几方面判断：①该公司是哪些医药企业的特约经销商单位；②该公司是否代理过形象出众的或者销量大的 OTC 药品品种；③该商业公司在当地的实力和地位；④该公司三证是否齐全，是否具有独立二级法人资格，上级主管部门是谁，与上级主管部门是否签订过承包合同或合作协议，是属于医药行业内企业还是其他行业办医药。

3. 公司规模

任何商业客户都有重点销售的产品。大规模的商业公司资信良好，希望代理形象好、销售量大的品种；中、小规模的商业公司期望选择一些品牌一般、市场潜力大的产品进行重点推广。因此，选择适合自己的商业客户必须根据本公司产品的品牌和市场潜力大小，以及商业客户的具体情况多方面权衡。

4. 资信状况

信贷要求通常在合同中表现为资信限额和回款时间，这是选择商业客户必须考虑的问题。

判断商业公司的资信状况，可以从以下几方面考虑：①该公司年销售回款额，在外应收款数量；②该公司有无债务纠纷，有无问题贷款；③该公司给生产企业的回款期限；④会计师事务所有关审计报告；⑤银行信誉级别等。

在实际运作中，我们要及时对商业客户的信贷进行调整，以使之适应市场需要。

5. 销售网络

销售网络直接影响产品的市场占有率和销售额，同时销售网络的认证有利于我们对商业客户的布局作合理的调整。考察商业公司的销售网络，可以通过实地考查，也可以查阅其现有的客户，还可以向其他商务代表了解情况。要根据企业自身产品的网络需求，选择适合自己公司的商业网络，不要一味追求规模大的商业客户，否则只会事倍功半。

6. 社会背景

如果商业客户有良好的社会背景，产品将容易得到社会的认可和当地政府的支持。

（二）如何同商业客户打交道

与商业客户的关系好坏直接影响药品的销售和回款，因此能否处理好商业客户关系对药品的销售至关重要。处理好商业客户的关系应从以下三方面入手。

1. 人际关系

（1）找准关键人物：关键人物通常是指具有购货权和付款权等权利的人，对关键人物要经常沟通，善于发现需求并满足需求，利益共享。

（2）替他人着想：应站在对方的立场上思考问题，找出对方的利益点和需求点。

（3）以公司利益为重：在你的言谈举止中，如果时刻都能想到公司的利益，容易得到商业客户的认可和尊重。

（4）提高自身素质，有自己的观点：看问题时，有自己的想法并能提出合理解决问题的办法，比随声附和更容易受人尊重。当然，谦虚、踏实、认真等品格一般人都会喜欢。

2. 做事原则

（1）讲原则，守信誉：任何一个人都不会反对讲原则、守信誉的人，如果你每次都能做到这一点，别人会认为你很正直，信誉好，而倍加尊重。

（2）办事主动，有计划：这样不仅可以节约你自己的很多时间，而且在别人看来会觉得你办事井井有条，踏实可信。

（3）培养自身的应变力、耐受力和协调力：机智、应变是应付突发事件必备的能力，当然应变要以讲信誉为前提；耐受力很多年轻人都不具备，这是一个人修养的升华，有些人就因为一时冲动而影响商业客户对他的看法，这种看法一时很难改变，从而使他与商业客户的关系蒙上阴影；协调能力，我们要面对的不仅只是关键人物，因为商业客户还有很多人在为我们公司服务，在处理好同关键人物关系的同时，也要协调好同其他人的关系，当然协调能力还表现在工作的很多方面，是可以不断培养出来的。

3. 医药市场特殊商业客户的关系处理

医药市场特殊商业客户是指有些商业客户表面是医药公司或药材公司，实际大多为承包户、个体户，和他们打交道切记以下几点。

（1）结算要求现款现货。

（2）一个医药市场尽量选择两家商业客户代理。

（3）尽量限制供货，但保持不断货。

（三）商业客户的管理

对商业客户的管理分为硬管理和软管理。硬管理是指建立客户档案、目标管理；软管理是指同客户保持良好沟通、定期拜访等。通过这两种管理来发现和解决工作中存在的问题，并在此基础上逐步建立起与客户之间的友谊。

1. 硬管理

（1）建立必要的客户档案：客户档案是公司管理者对该商业客户作出判断的依据，因此必须真实、准确，并且，要根据商业变化及时修改档案。

①商业档案：包括基本情况，如地址、电话、税号、邮编、E-mail、总经理姓名等；该商业客户近年来每年销售回款的变化及公司的资信状况变化。掌握这些情况，可以让我们综合考虑，是否需要对选择客户进行调整。②人事档案：进入人事档案的人员应该是和业务有关的总经理、业务经理、购进部经理、财务部经理、出纳、仓库保管、零售店经理及该公司的部分销售员等。

（2）目标管理：对各商业客户的应收款、回款、目标任务等任务完成情况进行记录，这样可使管理者一目了然，从而根据实际情况作出正确的决策。

2. 软管理

（1）定期拜访：这是沟通的最高形式，通过定期拜访可以进一步探讨客户需求，并及时地尽可能满足需求。同时可以落实销售目标，解决近期出现的问题（如账目、发票、短少、破损等问题）。

（2）养成良好的沟通习惯：沟通不一定要登门拜访，商务代表（经理）平时要养成和商业客户通过电话、E-mail保持联系的习惯。通过联系相互问候，了解近况，这样长期下去，和商业客户关系会变得很近，客户的变化能了如指掌，同时也可增进同客户的友谊。

（3）积极回应突发事件：出现突发事件，商务经理（代表）要面对现实，分析事情的缘由和可能出现的后果，然后拿出解决问题的方案，对于不利于商业客户的突发事件最好及时解决，以弥补同商业客户的关系。商务经理（代表）解决不了的问题，要及时向直接上级汇报，以求得到公司的支持。

三、OTC分销渠道的选择

要选择一条切合企业实际的销售渠道，需要考虑以下几方面因素。

1. 明确公司的目标

每个药厂建立销售渠道前必须明确销售任务、药店覆盖率及地域覆盖率。销售总监必须根据产品定位，结合企业的任务和各市场的具体情况，选定待开发的目标市场，目标市场要有足可以完成任务的市场容量。

2. 选定目标

客户目标市场确定后，利用前面介绍的办法，确定商业客户，然后对每个商业客户进行任务的分配，对 OTC 药品来说，任务必须由两大块组成：①销售回款；②药店的覆盖率。

3. 调整商业客户

根据确定商业客户的网络能力，再进一步对商业客户进行调整。目前未进入的市场，在选择商业客户时，对他的能力往往难以估计准确。在运作过程中，我们要对每个客户的销售网络重新评价，能力强的公司要不断激励它；能力差的公司，覆盖不到的市场要找公司弥补；实在太差的商业客户要尽早调换。

4. 选定特殊的商业客户和代理商

假如某一目标市场的国营商业公司亏损严重，面临倒闭，而私有公司又不敢赊销。对于这种市场，我们可以在当地寻找代理商或者干脆是个体户，来弥补市场空洞。

5. 考虑影响销售渠道中的因素

不同销售渠道会产生不同的销售量和成本，因此在设计销售渠道时，要有前瞻性，我们一定考虑影响它存在和发展的因素，事先设定好解决办法，一旦出现这些影响时，处理起来能得心应手。

四、OTC 分销渠道的管理

作为一个商务经理（代表）不仅要懂得怎样去建设一条 OTC 分销渠道，更重要的还要知道如何去管理它，只有这样，你工作起来才会得心应手，下面，从五个方面探讨 OTC 分销渠道的管理。

1. 激励渠道成员

在 OTC 药品的商业客户成为我们的渠道成员时，我们就已经为他提供了若干的激励因素和一定的资源。在产品的销售过程中，商务经理（代表）有责任经常监督他完成任务指标，并尽量去了解商业客户的不同需求和欲望，共同探讨分销规则，要建立一整套的激励机制，力求和商业客户达成一种功能合作计划，从而结成长期的合作伙伴关系。

商业客户接受药厂年销售任务后，首先考虑的问题是分销计划。如果药厂能够帮助商业客户一起制定分销方案，在分销过程中，提出指导性的意见，帮助商业客户完成销售任务，这样商业客户会觉得药厂对它的支持很大，完成任务就更有信心。

OTC 药品的生产企业制定销售政策时，应考虑一定幅度的销售佣金。并且，通过多方面对商业客户进行激励，远比一次性让利效果好，这样不仅可提高各方面的积极性，而且有益于建立长期的伙伴关系。假定销售佣金为20%，不要把20%的销售佣金一次性付给商业客户，而是将20%分成若干份，比如，10%作为销售业绩的考核，4%作为回款时间的奖励，4%作为信息提供和与公司政策配合的考核，2%用于奖励公司销售回款位居前几位的特大商业客户。

2. 评价渠道成员

在OTC药品销售过程中，必须制定对商业客户的考评标准，从考评过程中发现渠道成员的成绩和问题，同时，还应尽可能和渠道成员一起解决问题。

通常从以下几方面评价渠道成员：月、年销售回款情况（完成任务情况）、回款时间、应收账款、辐射能力、与公司的合作情况等。

3. 渠道的改进

销售过程是一个动态的发展变化过程，它不仅随市场变化而变化，而且，同一品种在不同时期的销售渠道也不同，因此，应根据市场变化及产品生命周期不同阶段对销售渠道作调整。

当我们对渠道成员进行评价时，发现某些商业客户存在许多问题，并且，随时有退出渠道的可能，这时我们要提前选定一些预备客户，随时作好补充渠道成员的准备。另外，在产品生命周期的不同阶段，对销售渠道也应作相应的调整。

4. 渠道冲突的管理

在销售过程中，产生渠道冲突是不可避免的现象。一定的渠道冲突能产生建设性的作用，它可以使销售过程更好地适应市场环境的变化。但是，大多数的冲突会引起市场混乱。因此，我们认为：不仅要消除渠道冲突，更重要的是如何更好地管理它，变负面效应为促进作用。

管理渠道的办法通常有：①建立冲突方渠道成员共同发展的协议；②进一步明确冲突方销售市场；③对发生的问题进行调解；④必要时对销售渠道进行改进。

5. 对渠道方案的评估

销售渠道建成以后，为使销售渠道更适应市场的变化，通常每年要对渠道方案进行一次评估。如果渠道很协调，就要很好地维护它；相反，如果渠道方案和市场需求产生了偏差，要及时修正渠道。

第三节　OTC 销售终端的开发与管理

一、OTC 销售终端概述

（一）OTC 销售终端的定义与构成要素

终端是分销渠道中关键的神经末梢。广义的终端指商品从生产厂家到购买者手中的最后一个环节，它可以是商品的零售场所，还可以是人员直销、厂家直销、邮购、展览会等。狭义的终端指商品的零售场所，一般消费品的终端是商场、超市、专卖店、便利店等，OTC 的终端主要是零售药店。终端一般指狭义的终端。

根据终端的形式和内容，OTC 终端分为硬终端和软终端两类。

硬终端主要指终端的硬件建设，就是产品布货、产品陈列和终端 POP（Point of Purchase，即购买现场，也称为售点）、广告布设等用物质方式能达到的形式。如商品、包装、配件、附件、售卖形式、陈列、宣传品（说明书、POP、小报等）、促销物品、辅助展示物（展柜、专用货架等）、整洁度等。

软终端主要指终端软件，就是用感情沟通获得营业员对企业的认同、对产品的赞赏和对终端工作人员的友谊。如：人员着装、谈话方式、待客态度、对企业情况与产品知识的了解情况、忠诚度、产品的首推率、对行业及竞争品的了解、察言观色与随机应变的能力、与竞争品导购人员的区别等。

（二）OTC 终端营销的意义

关于终端营销的重要性，波士顿顾问公司认为："在整个供应系统上，零售点是最重要的一环，因为它与供应各环节都有联系：用户、推销员、采购员、分销商及宣传推广单位都与零售点相接，在咄咄逼人的竞争对手面前，有效的影响及控制零售点上的活动对于公司建立竞争优势极为重要。中外皆然，没有例外。"

终端连接着上游经销商和下游消费者，是销售的枢纽。终端就像"水龙头"，渠道做得再好，如果"水龙头"堵塞，产品在通路中就不能顺畅销售。好的终端不仅和它的上游渠道连接通畅，而且，它还可以使产品和服务迅速地流向下游消费者。对于公司来说，终端最终使产品销售出去，真正实现利润；对于消费者而言，在终端买到产品，满足需求。

良好的终端可以产生氛围推销的作用，刺激消费者随机购买。通过终端工作的开展，可以向消费者传递商品信息，可以展示企业文化与企业形象，使消费者对产品及企业产生信任感、安全感，争取到大量的购买者。虽然药品消费有其特殊性，消费者来药店时，大多已有目的性，但做好终端工作，也会使消费者受到销售现场各种因素，如：店内陈列、广告物品、厂家促销活动等影响而作出调整，刺激消费者随机购买。

二、OTC 终端建设

（一）硬终端建设

1. 硬终端建设的要求

（1）统一原则：包括终端设置形式统一、内容统一、环境统一以及管理布置的统一。

①形式统一：在设计时，包括款式、规格、比例、色彩、图案字体等要协调统一。例如印刷横幅、不干胶、路牌等，必须设计出同样一种字体，并且采用相同的色彩搭配。

②内容统一：宣传内容的统一是指各种终端所展示的内容要统一，不能相互矛盾。宣传的主要内容有：企业形象（品牌）、产品品牌、产品机理、成分、作用、服用方法、注意事项等。比如宣传产品的作用，这里宣传产品治肿瘤，那里却大肆宣传其保健功效。这样很容易造成混淆，引起消费者的怀疑，最终影响购买行为的发生。

③与环境统一：要求硬终端的建设既要考虑充分展示产品的独特性，又要了解当地的自然状况和需要布置的终端场所，使硬终端的设置与当地的具体环境有机结合，形成统一

④管理布置的统一：在终端操作上要统一管理布置，形成整体氛围。不能今天挂一个条幅，明天条幅坏了掉了，再布置一个展板。在管理上，要有专人负责，比如条幅、招贴画、挂旗等有污损时，应及时更换；宣传单应及时补充；音像设备、展板等要妥善保管。

（2）营造全方位、立体的宣传氛围：全方位、立体的宣传氛围可以从多角度刺激消费者的购买欲，特别对 50% 以上的非目标购买者，可以通过良好的终端促进其对产品的识别、了解、信赖、购买。例如：在繁华街道设置醒目的路牌，在汽车上布置车体广告，在药店外悬挂横幅，在门窗上安置遮阳篷或灯箱，在门口放置展示板，门两侧墙上张贴招贴画，橱窗内摆放放大的产品模型，室内天花板下挂有整齐的 POP 挂旗，室内有导购牌，柜台上放置台卡或价格表以及

宣传资料，货架上有排列美观的产品，在合适的位置放置录音机或电视录像，介绍产品。这样就会使人觉得是专营店，只要是我们的产品，定位人群就一定会购买，从而达到促销的目的。

（3）定期开展，计划实施：上述所举的事项不可能一夜之间全部落实，终端工作是长期的工作，要有计划地实施。当然，计划要根据市场的实际阶段来安排，在市场启动初期，应着重宣传产品的机理、效果，让人们知道产品的定位和诉求，可以多做条幅、宣传资料、展示板、音像，以充分展示产品的机理、效果。在市场快速增长期与成熟期，应注重宣传产品品牌，利用车体、路牌、遮阳篷等形式进行展示。通过这样有计划的实施，可以使终端逐步丰富，氛围越来越浓。

（4）突出特色：每一种终端都要突出特色，表达其独特的终端诉求。比如，通过形象的图案、鲜明的色彩、简洁的文字等直观、易捕捉、冲击力强的视点，突出产品名称、定位、诉求，使人们对产品特点与功效一目了然。

2. 硬终端的建设

（1）产品布货：根据企业人力、物力、产品情况确立产品布货规模，切忌贪大求全。对于大多数产品来讲，50%～70%的销量出在20%左右的重点药店中。产品布货可以按照以下三个阶段进行：①重点布货阶段：布货地点：销售额位居当地前几名的药店、知名的老字号药店、覆盖面广的连锁药店、特定小区及一定区域内最大的药店，其总量约占全部药店总数的15%～20%；②推广普及阶段：在达到一定的销量以后，可以增加布货药店。包括经营情况良好、门面较大的药店都可以布货，占药店总数可逐步上升至50%；③深化市场，遍地开花阶段：即市场占有率上升至50%～80%以上的阶段。规模上去以后，如果产品是常用药品，可以考虑遍地开花，价格较高的或者针对病情较特殊的则无必要。

（2）产品展示与陈列：终端的陈列空间有限，产品展示与陈列应力求做到：①占据最好位置：通常最好的位置是指消费者进药店第一眼看到的位置、柜台上层中间的位置、后柜视线平行的位置、店员容易拿到的位置；②系列产品集中陈列：其目的是增加系列商品的展示效果，使消费者能一目了然地看到公司系列产品，从而体现公司产品的丰富性。集中陈列还对新产品或销售弱势的产品有带动作用；③争取在客流较多的位置陈列。将产品尽量摆放在顾客经常走动的地段，如架尾位、走廊交汇处、靠近路口的转角处、收银台前位置等，有利于药品的销售。一般来说，看到产品的人越多，产品被购买的概率就越大，若放在偏僻的角落里，产品不易被顾客看到，销售自然就会受到很大影响；④经常注意卫生及补充：保持产品清洁，注意随时补充货源，更换损坏品、瑕疵品或过期品，让陈列商品以最好的面貌（整齐、清洁、新鲜）面对顾客，以维持产品的形象。

（3）药店 POP 广告布设：醒目的 POP 广告能使产品陈列抢眼夺目。因此，POP 广告被人们誉为"第二推销员"。

常见的 POP 广告形式有：①导购牌（展板）：导购牌的设计制作要求品牌突出、诉求重点突出、图文并茂、制作牢固，摆放于药店门口两侧或店内合适的位置；②招贴画：招贴画要选择店外两侧光洁墙面，店堂玻璃门或店内墙面上，粘贴牢固，排列张贴，视觉及宣传效果更佳；③台牌卡：台牌卡应放置在柜台的靠近产品摆放处，内装折页或小手册，便于目标购买者详细了解产品；④吊旗：吊旗应并排悬挂于进店 2.5m 高、正面柜台上方；⑤户内灯箱（由企划中心发放彩喷稿，依要求制作，必须做到统一性）：亦要选择临近产品上方摆放；⑥店招牌：店招牌造价低，档次较高，耐久性较强，条件允许，店方同意，可以适当多做一些。

其他 POP 广告形式还有：宣传册、购物袋、动态模型、仿实物模型、充气物、广告录像、产品包装空盒、促销广告衫、陈列架、海报、弹卡、赠品、宣传画、不干胶招贴等。

药店 POP 广告布设，就是要营造产品热销氛围。①终端宣传品的品种、数量要多，能营造出浓厚的市场气氛；②宣传品品牌醒目，主导诉求突出，设计制作要精美，色彩鲜明，对比强烈，视觉冲击力强；③宣传品的摆放位置要好，具体位置应根据人的视觉习惯而定，尽量靠近销售位置，并保持和产品形象协调，尽可能地让消费者看得见，看得清楚，看得美观；④宣传品制作要坚固，摆放要牢固，防止人为的破坏、挪动和丢失；⑤保持宣传品的整洁，及时更换破旧部分。

（二）软终端的建设

1. 人员促销

人员促销对快速提高单一产品的销量非常有帮助。选择客流量最大的终端售点布设促销人员，药店可安排坐堂医生，结合产品搞相关促销活动。对促销人员实施规范化管理，所有促销人员必须经过岗前培训（企业理念、产品知识、促销技巧、障碍训练等）。上岗人员统一着装、佩戴胸卡，医生要穿白大褂。要求上岗人员态度端正，服务主动热情周到，有耐心，同时，必须对促销人员进行检查及抽查。

2. 拜访、慰问

终端工作人员通过拜访和慰问，可直接与店经理、柜组长、营业员建立朋友般的感情。终端代表对营业员一定要尊重、有礼貌、讲信誉、常联络，投其所好，不时带点小礼物，帮助营业员做些力所能及的事情。总之，看上去是随意而言，实际上是有备而为，似无心，实有意。这样做，有利于顺利布货和回款；有利于店员对产品知识的掌握；有利于争取较好的产品摆放位置和宣传位置；可防止断货或脱销；便于及时掌握市场动态，尤其是竞争产品情况；更为重要的是能够促使营业员推荐自己的产品。

3. 培养良好的营业员口碑

首先企业要采取多种方式与营业员加强沟通，让营业员熟悉产品知识和产品卖点，把营业员培养成企业的荣誉员工、兼职促销员，营业员一开口就推荐本企业的产品，产品介绍不仅全面细致，还有明显诱导性，就像企业自己的专职推荐员一样。营业员这种宣传行为很大程度上是通过终端工作人员与之建立良好的人际关系而实现的。企业与营业员这种在感情上建立的相互信任协作的友谊关系，就是软终端。这是终端工作极为重要的一部分，因为了解产品卖点是推荐产品的前提，而营业员的有效推荐是产品的生命线。对营业员的培训应采取灵活多样的方式，如"联谊会"、"有奖征答"、"有奖竞猜"等，通过这些方式宣传产品知识，达到有效推荐产品，促进销售之目的。

4. 售后服务

企业应设立专家咨询热线，聘请退休专家、教授、医生为顾客解答疑难问题。同时，可成立"消费者爱心会"，发现并培养新老顾客成为"爱心会"会员，定期组织聚会或联谊活动。印制精美的会员卡，会员可享受免费健康检查、送货上门等待遇，树立良好的企业及产品形象。

三、药店代表的管理

药店代表是代表企业与药店和消费者联系的主要桥梁。

（一）药店代表的工作任务

一名药店代表，一般应完成以下工作：

（1）负责建立完善的药店档案，进行级别分类和管理，与客户保持良好的沟通。

（2）疏通进货渠道，负责工作区域内药店的产品布货及陈列。

（3）负责店员教育及有关知识的答疑，与店经理、柜组长、店员保持良好的沟通。

（4）每天按计划至少拜访15家药店，进行常规理货，及时掌握药店的销售情况和进货情况。

（5）力争使公司产品在柜台内醒目，主陈列面达到并超过竞争品牌。

（6）对所辖区域内零售店的总体销量负责，使其达到总指标，并对重点 A、

B 级药店的销量单独进行考核。

（7）掌握竞争产品的销售、价格、促销方式、人员拜访等信息，并及时向药店主管汇报。

（8）对宣传资料、促销品（礼品）的发放做到有的放矢。

（9）积极配合组织大型的促销或公关活动，做到：

①明确活动的主题、目标、方式、期限。

②及时准确上报参加活动的药店名称、数量、所需礼品、预计销量等情况。

③活动期间，保证货源的储备及渠道畅通，做好与店方的配合工作，并指导临时促销人员的工作。

④严格遵守礼品发放原则，严格执行活动计划。

⑤认真填写相关表格，及时、准确、完整地上报活动的有关数据。

⑥活动结束后配合药店主管做好汇报总结。

（10）定期查询并确保药店有足够合理的库存，避免断货现象发生。

（11）及时准确地完成各种报表。

（12）如果发生店方或消费者投诉产品质量等事宜，应立即向药店主管汇报。

（13）准时参加工作例会，并认真述职。

（二）药店代表的素质要求

1. 个人素质

由于药店代表必须经常与店员、消费者沟通和交流，所以，要求药店代表性格活泼开朗，善于与人相处、合作，言谈举止要诚实稳重，自信、有工作热情等；由于药店工作覆盖面广，一个城市的药店数量少则百家，多则上千家，不是单靠一个人能做好的，需要全体药店代表的齐心协力，所以药店代表是否具备团队合作精神，能否融于群体，这也是非常重要的；另外，鉴于工作的性质，从事此类工作的人必须身体健康，勤奋刻苦，能吃苦耐劳。

2. 工作经验

药店代表最好是有过药店工作经验的人员，稍作培训即可上手工作。对于企业来说，能挑选到具备一定药店工作经验的人员，能给企业节约成本和提高工作效率，进而更快地达到工作目标。

3. 工作技能

药店代表主要应具备和掌握的工作技能是药店基本工作技能（如布货、理货、产品陈列、宣传布置、促销活动等）和沟通交流的技巧（如拜访、慰问、建立客户档案等）。

4. 知识要求

主要包括以下三方面：

（1）企业概况和企业文化：药店代表对企业情况要有大致的了解。包括企业的历史、发展状况、经营目标、组织机构及相关的规章制度等，特别是与他们工作密切相关的各项制度和政策，如价格、折扣政策，布货要求和标准，客户档案的运用和管理，促销活动的安排和实施制度，宣传品和礼品的发放制度等。

（2）产品知识：①了解产品的主要情况：包括产品（药品）的处方成分、功能与主治情况等；②熟悉产品（药品）的使用方法：即产品（药品）的具体用法与用量情况，及成人与儿童的用量区别等；③熟知产品（药品）的使用期限和保养方法：即产品的储藏条件、有效使用期限等；④熟知产品（药品）的不同之处：即与同类产品比较，自己产品有何独特之处，包括产品本身的功能、疗效、价格、包装、产品定位、产品利益点等，都是吸引消费者购买的决定因素，也是自己产品战胜竞争品牌的独特卖点；⑤对生产工艺略知一二：在一定程度上可以更有效地说明问题，帮助客户或消费者解除对产品的疑虑。

（3）市场及行业知识：①了解药品的分类管理及基本概念；②了解市场上主要的 OTC 药品（如感冒药、胃肠药、维生素等）；③了解影响 OTC 市场发展的主要因素（如社保、消费者收入状况等）；④熟悉处方药与非处方药之间的区别；⑤熟知处方药与非处方药营销策略的差别；⑥了解药品和消费品在促销方法上有何不同。

5. 学历要求

药店代表所需求的是个人的交际能力和对工作的责任，并不需要高、精、尖的专业技术人员。当然，具备较高学历，个人素质好，工作勤奋刻苦者，为最佳人选。

四、零售药店终端拜访

零售药店终端拜访是终端工作的第一个环节，做好拜访工作，其他业务工作自然就水到渠成，容易多了。

（一）药店的分配

每个城市的药店分布情况都不同。有的是零星分散的，大中小各级药店各地区都有；有的是集中的，或集中在市区内，或集中于郊区。这样，在安排药店代表管辖区域时，就会出现药店级别区域分布不均匀。有的区域大药店过多，按照正常拜访频率，工作强度相对较大；而有的区域大药店不多，所以日常拜访工作相对轻松。因此，在给药店代表进行划区管理的同时，要充分考虑到药店分布的客观情况，让所有药店代表都有一个公平的市场和工作量，并得到同等的薪酬待遇。一般来说，对药店代表进行药店分配时，应注意以下几点。

（1）先划分区域，按地理位置将整个市场划分为几个片区进行管理。

（2）分析每个片区的药店情况，主要了解各片区内的 A 级药店有多少、B 级药店有多少、C 级药店有多少，它们的地理位置和分布情况如何。

（3）按照公平客观的原则，为每一个药店代表合理分配药店。辖区药店级别分布不均匀的，应适当调配，保证每一个药店代表工作量和工作效率。

（二）拜访路线的制定

1. 拜访路线制定的原则

一条合理的拜访路线，能够有效地帮助药店代表在既定的时间范围和地域范围内，完成目标工作任务，使药店代表节省一定的行程距离和时间，提高工作效率。所以拜访路线的制定在药店工作中起着非常重要的作用，一般应掌握以下几点原则。

（1）保证药店的覆盖率：一个地区的所有药店都是我们的目标对象，在制定拜访路线的时候，一定要保证药店的覆盖率，不能遗漏每一个目标对象。

（2）保证各级药店的拜访频率：合理考虑各级药店的拜访频率，不能因为距离近，就多拜访几次，距离远，就少拜访几次。

（3）保证时间的合理性：对药店代表来说，能合理有效地运用好时间，至关重要。每一天，药店代表要拜访 10 ~ 15 家药店，拜访路线的有效制定，能很好地节约时间，提高工作效率。

（4）有利于药店代表的自我掌握：拜访路线一旦确定，就要形成工作规律，不能一天一个样。

（5）要有利于考核评估：拜访路线的确定一方面有利于药店代表的自行管理，另一方面也要有利于检查人员对他们工作的考核评估，否则既浪费检查人员的工作时间，也无法使考核评估工作合理客观。

2. 拜访路线制定的步骤

一般来说，在某一区域范围内制定一条合理的拜访路线，需要一个月左右的时间，主要包括以下几个步骤。

（1）第一周，完成"扫街"工作，即将辖区内的所有药店都熟悉一遍，了解本辖区内所有药店的数量，了解目标药店的基本情况，包括药店的地址、规模、单位性质、主要负责人、配货情况等，建立相应的药店档案。

（2）第二周，对目标药店进行 A、B、C 级分类。分类的依据可根据药店的地理位置、营业面积、营业额、客流量、营业员数量、仓储能力等指标，按照各市场的具体情况，分别制定 A、B、C 级药店的客观标准，达到哪一层次，就属于哪一级别的药店。

（3）第三周、第四周，初步制定拜访路线，然后按路线进行拜访，把合理的线路固定下来，不合理的线路进行修改，最终确定辖区内药店的规律拜访路线，同时建立目标药店的合作关系，以进一步完善药店档案。

3. 拜访路线制定的几种形式

（1）直线式：药店代表从起点出发，沿途拜访所有的客户，然后按原路线或其他路线返回。

（2）跳跃式：药店代表从离起点最远的客户出发，然后由远到近，在返回的路途中对客户逐一拜访。

（3）循环式：药店代表从起点出发，按圆圈形式访问一圈。

（4）片区式：药店代表将所辖区域进行再次细分，每次访问一个小片区。

（三）拜访方法

1. 开门见山

一进药店，就说明本次拜访的目的，并表明你合作的诚意。向对方介绍自己是哪个药品的生产家（代理商）；是来谈布货事宜，还是来查销量；需要药店提供哪些方面的配合和支持等。如果没有这一番道明来意的介绍，药店则很可能将我们当成一名寻常的消费者，而尽其百般周到的服务。当他们为推荐药品、介绍功效、提醒禁忌事项等而大费口舌时，我们如果再突然来一句"我是某某厂家的，不是来买药……"，营业员有一种强烈的被欺骗的感觉，马上就会产生反感情绪。这时，要想顺利开展下一步工作就难了。

2. 赢得注目

有时，我们经常去某一药店，却很少有人知道我们是哪个厂家的，做哪些品种的业务。我们必须想办法突出自己，引起关注。

（1）借用名片吸引对方：每次去药店时，给相关人员发放一张名片。发放名片时，可以出奇制胜。比如，将名片的反面朝上，先以经营的品种来吸引药店工作人员，因为药店真正关心的不是谁在与之交往，而是与之交往的人能给什么样的盈利品种。将名片多次发放，直到药店工作人员记住你的名字和你正在做的品种为止。

（2）发放产品目录或其他宣传资料时：在显眼处写上自己的姓名、联系方式，以不同色彩的笔迹标出，并对药店工作人员强调说：只要您打个电话，随时都可以为您服务。

（3）以开发成功的代理品种的名牌效应引起关注：某产品做得这么成功，

就是我公司独家代理的。

（4）表现出与店堂经理等关键人物的关系非常之好：如当着营业员的面与经理称兄弟、开玩笑等。经理的好朋友，店员肯定不敢轻易得罪。

3. 把握时机

我们踏入药店营销时，常常会碰到这样一种情况，店员不耐烦、态度生硬地对我们说"我现在正忙着呢！你下次再来吧。"店员说这些话时，一般有两种情形：一是正在接待其他顾客，二是他正在与其他同事进行娱乐活动，如打牌、打麻将、看足球赛或正在聊热门话题。当然，第一种情形之下，我们必须耐心等待，并帮店员做些什么。比如当消费者购买行为举棋不定、犹豫不决时，我们可以在一旁帮店员推荐；在第二种情形下，我们可以加入他们的谈话，以独到的见解，引起共鸣，或者是将我们随身携带的礼品，如扑克牌等送给他们，作为娱乐的工具。这时，要有能与之融为一体、打成一片的能力和无所不知、知无不尽的见识。

4. 找准对象

如果我们多次拜访一家药店，但是，要进的货总是谈不妥，我们就要反思是否找对人了。要搞清谁是药店经理、柜长、财务主管、一般营业员、厂家促销员。不同的事找不同职位（职务）的人，比如，向药店推荐新品种，找经理；需要结款，找财务主管；要加大产品的推荐力度，找一线的营业员。

5. 宣传优势

商人重"利"，可以简单地把这个"利"字理解为"好处"。只要能给药店带来某种好处，就一定能为药店所接受。这就要求我们必须有较强的介绍技巧，能将公司品种齐全、价格适中、服务周到、质量可靠、经营规范等能给药店带来暂时的或长远的利益，向药店全盘托出，让他感觉到与我公司做生意，既放心又舒心。

6. 重点突破

找一个重点突破对象。比如，找一个年纪稍长在药店有威信的人，根据他的喜好，开展相应的行动，如给他正在上学的孩子送一本复习资料，然后再用这个人在药店里的威信、口碑、推荐来感染说服药店其他人。

7. 适时跟进

药店的拜访工作是一场几率战，很少一次成功。我们不能害怕失败，每家药店多去一次，每次多聊几句、多听几句、多看几眼，看产品的陈列有无缺货现象，认真听取药店的要求、建议和市场反馈信息；把工作做细做好，就会成功。

（四）终端拜访的程序

1. 拜访前的准备

（1）上次拜访情况回顾：上次拜访中的遗留问题（终端老板提出的问题、疑问）。

（2）销售目标回顾：这个月销量和上个月销量相比有什么变化，调查、分析其原因。

（3）确定行程：联系客户并确定行程。

（4）资料准备：准备客户信息维护表和访问报告。

2. 店内检查

（1）店内整体观察：①观察竞争对手情况，销量占整个药店前三名的同类产品。②观察货架陈列、特殊陈列、客流量情况、各类活动情况（如促销、大型主题活动）。尤其是其中的：a. 陈列外观吸引人的程度，包括我们的陈列、竞争对手陈列；b. 价格变动的幅度，时刻关心我们产品的价格、价格变动的原因是我方主动降价还是别人降价等等；c. 消费者对这些活动的反应。

（2）分销的情况：①店中是否有我们每一规格的产品单品；②是否达到该类型商店的分销标准。

（3）产品摆放的位置：具体细节按产品位置摆放要求标准执行。如是否在显眼处，是否为人流比较多的位置。产品摆放位置不理想的，要及时调整。

（4）价格检查：①顾客能否容易找到每种产品的价格标签（有无价格签、价格签是否更改过或者价格签上有几个价格）；②产品的价格是否在公司的价格变动幅度之中（检查分销商、直供批发商的出货价格以及终端零售价格）。

（5）库存检查：①每个规格是否有足够的货架库存（根据销量确定安全库存）；②有没有过期或者快过期产品（帮助经销商检查库存，生产日期长的产品建议先发货）。

（6）生动化陈列工具检查：展板、宣传海报、挂旗、灯箱等。

（7）促销检查：①该有的促销活动是否在店中出现；②促销的产品是否在该店中有分销；③促销的产品是否有足够的库存；④促销产品是否按规定进行货架陈列，促销产品是否在要求的范围之内；⑤促销产品的价格是否在规定的范围之内；⑥促销的资源（如赠品、费用）是否充足；⑦促销人员是否按照要求影响消费者，是否将促销信息传达给消费者。

五、零售药店店员教育

由于药品是一种特殊的商品，具有一定的功效、作用和适用范围，在用法和用量等方面也有明确的规定，这就要求药店店员熟悉并掌握这些产品知识，从而准确解答消费者的询问并能将产品正确推荐给消费者。店员对某产品的特点和宣传要点则主要是通过店员教育来认知的，店员教育成为店员获取产品知识的重要途径，可见药店店员教育是药品重要的药店促销工作。

（一）店员教育的重要性

1. 硬终端越来越难做

以 POP 为例，当药店只有一个或两个厂家的 POP 时，会抓住顾客的眼球。但是，如果有十几个厂家的 POP，没有几个厂家的终端宣传品能给顾客留下很深的印象。同时，由于竞争的激烈，药店，特别是一些重点终端，变成了寸土寸金，能开发的地方都开发了，因此，硬终端越来越难做。

2. 店员推荐在软终端中扮演着重要角色

在 OTC 营销中，除了广告、促销的作用之外，终端店员经常扮演着一锤定音的角色。店员教育的目的是为了融洽公司与零售药店的关系，使店员熟悉产品的知识，以提高产品的店员推荐率。现在，消费者越来越理性，受广告和促销的影响来到药店时，他的心态是半信半疑的，他明白哪个厂家都会说自己的产品好，在某种程度上，他需要有个"有力的证据"来坚定他购买的决心。这个"有力的证据"一方面来自其他消费者，即所谓的口碑宣传；另一方面来自药店的营业员，因为在消费者眼里，营业员是"专业人士"，营业员简单的一句话就可以改变消费者的想法。消费者进药店前准备购买某种品牌的产品，在店员的热情推荐下，很可能改变原来的购买决定。尤其是在新产品上市的初期，品牌概念尚未建立，消费习惯尚未形成，此时店员的推荐比广告、产品陈列等对消费者的影响更大。店员推荐对药店销售影响甚大，已成为衡量药店促销成效的一个重要指标。

（二）店员教育的方式

1. 小型店员教育

小型店员教育包括"一对一"的店员教育和小型店员教育会议。

（1）"一对一"的店员教育：通常是药店的目标柜组中出现新店员时进行。新店员对所在柜组的产品不太熟悉，比较乐意接受外界带来的产品信息，此时如果能及时对他们进行店员教育效果比较理想。"一对一"的店员教育要避开营业的高峰时间，选择店员比较空闲的时候进行。地点可以选在药店的一角或柜台前。介绍完产品知识后，留下书面资料并请对方有空时阅读。最后致谢并送礼品，给新店员留下良好的第一印象。

（2）小型店员教育会议：当发现本公司产品在某一药店的销量与该药店所处的环境、药店的规模、实力明显不符，或该产品在此药店中销量明显低于竞争产品，而产品在品牌、陈列、宣传力度和价格等方面都不比竞争品种逊色时，原因可能是店员推荐方面有问题，及时召开小型店员教育会是解决这一问题的正确途径。

召开小型店员教育会议需要征得药店经理或柜组长（班长）的同意，并与他们商定会议的时间、地点、参加的人员等。①时间：大多数药店实行两班工作制，小型店员教育的时间可选择在两班店员交接班时，约好接班的店员提前20分钟到达，先对这一批店员进行店员教育，然后换另一班，如果能协调好两班的工作，一并进行更好；②地点：地点由药店经理或柜组长（班长）安排，通常安排在药店经理办公室或药店会议室；③参加的人员：包括店经理、柜组长（班长）、目标店员，如有药店导购员、采购员、坐堂医生也可邀请参加；④程序：一般是欢迎致谢后，介绍产品知识，然后安排一些有奖抢答或趣味游戏等活动，目的是加深店员对所介绍的产品知识的印象，最后发放资料和纪念品，并请店员朋友多推荐该产品。

2. 店员集中教育

新产品上市的初期，力争在较短的时间使同一城市绝大多数店员了解产品，可以采取电影招待会和店员联谊会（或店员答谢会）的形式对店员进行集中教育。

电影招待会是以电影和纪念品吸引店员到电影院，电影放映之前开展店员教育。以电影招待会的形式开展店员集中教育的优点是：实施难度较小、现场容易控制、准备的时间短。缺点是：店员上座率低（与电视的普及和电视节目的丰富有关）。

店员联谊会（或店员答谢会）是在节假日、喜庆日邀请店员参加联谊会，活动中主持人巧妙地将产品知识穿插于节目之中，从而达到店员教育的目的。如：关于产品知识的有奖猜谜、有奖竞答、专家现场答疑等。以店员联谊会（或店员答谢会）形式开展店员集中教育的优点是：能较好地增进药店代表与店员之间的感情、融洽公司与药店的关系，同时又对店员开展一次别开生面的店员集中教育。缺点是：实施难度较大，节目的制作与编排、会场的布置与设计、主持人的经验与水平的要求都比较高，稍有疏漏都可能影响到会议的效果，甚至出现场面混乱而难以控制。

店员集中教育方案：主要包括目的、形式、时间、参加对象、会议程序安排、费用预算、考评办法等。店员集中教育的目标主要从店员受教育的人数和效果两方面作规定。形式可视情况选择电影招待会或店员联谊会。时间应连续安排两天或两次，以保证每班店员都能有时间参加。场地应考虑大多数店员的方便，多在城市中心地段选择，尽量选靠近公共汽车站点、有足够的自行车停车位的影院或宾馆，内部设施要求完备，工作人员配合度高，会场布置要求亲切、大方。参加的对象应包括：店经理、柜组长（班长）、店员、导购员、药店坐堂医生，如果以店员联谊会的形式，条件还可适当放宽。电影招待会费用应包括：影院租金、饮料、场地布置、纪念品、奖品等。店员联谊会费用应包括：场租、会场布置、礼品、饮料、节目制作费等。店员受教育面的评估可从会议实到人数方面作评判，店员教育的效果可通过对店员推荐率的调查作评价，如评估结果不理想，一般通过药店代表进行小型店员教育加以弥补。

3. 有奖问卷

有奖问卷是指将产品知识以问卷的形式请店员问答并给予奖励的一种常用而且简单易行的店员教育方式。有奖问卷可以选择一家药店单独进行，也可以选择数家或数十家或更多的药店在同一时期较大范围地进行，还可以配合"一对一"的店员教育、小型店员教育会、电影招待会、店员联谊会、店员答谢会等店员教育形式一并进行。

（1）有奖问卷的内容：通常是将产品知识印在正面，围绕产品知识及提醒店员推荐的产品宣传要点归纳成 4～5 个小问题（如同时介绍 2 个或 2 个以上的产品则加倍），并将问题印在背面。问题的答案要明确、简捷、易记，可以设计成选择题供店员选择。问题一般包括产品的品牌、作用、特点、用法等方面的知识。问卷中还可以根据需要作一些销量、广告效果、价格意见等方面的调查。还应将奖励规则、奖品名称印在问卷的醒目位置。

根据产品情况，可以设计以下几个问题（供参考）：

（1）您知道"××"产品是哪个厂家生产的？——有利于塑造企业的知名度。

（2）"××"产品的主要作用是什么？——让营业员了解产品的功能、作用。

（3）"××"产品与同类产品相比，有哪些优点、特点？——让营业员记住并明白同类产品中它是最好的。

（4）怎样服用"××"产品？——正确服用，有利于疗效的提高。

（5）"××"产品的价格优势？——如果产品价位低，强调质优价廉；如果产品价位高，则通过疗程、品牌、疗效及疾病的危害，打消消费者的价格顾虑。

（2）设计奖项、奖品：根据企业的情况及市场规模，一般情况可分设一、二、三等奖及纪念奖，全部答对为优秀（一等奖），答对 4 个为良好（二等奖），答对 3 个为及格（三等奖），其余为纪念奖。3 个月为一个周期，要求营业员对产品的了解达到优秀良好的占 30% 以上，达到及格的占 80% 以上，知道本产品的营业员达 100%。

选择的奖品要实惠、美观。首选日常生活消费品，如食用油等；其次为洗涤、化妆品，如洗发水、洗面奶等；再次为印有自己企业或产品名称标志的纪念品。

（3）问卷的发放及奖品的兑现：由终端药店代表将印有问题标准答案、奖励规则和奖品名称的宣传资料发放给销售该企业产品的营业员，并设计好表格让收到宣传资料的营业员签名（以单个药店为单位），确保发放到位率高于 95%。告知营业员一个星期后来人考核，顺便请营业员将产品位置调得醒目一点。

一个星期后，由单位上一级主管或指定人员，两人一组进行抽查，其中每个药店，每次抽查一人，重点药店可一星期拜访两次。纪念品可随身携带，其他奖项发放可到办事处领取或到指定营业网点兑现。

六、零售药店终端推广会

终端推广会是指为了让终端了解企业和产品，树立企业和产品在终端良好的品牌形象，使企业产品的铺货率及上柜率迅速提高，而开展的一系列宣传推广活动。

（一）组织终端推广会的时机

1. 开拓新的渠道

首先企业要找到渠道的盲点（比如农村非处方药市场），和经销商一起确定召开推广会的对象，与经销商共同合作，组织对新客户召开推广会，挖掘潜力，拓宽渠道。

2. 处理库存货物

这里的库存货物指厂家或经销商仓库中存有已停止生产或即将到有效期的产品。这种情况下，可以召开分散式的推广会，主要对象为区域内销售量较大的零售终端。推广会对库存货物给予一定的优惠政策，并将优惠政策由厂家或经销商的业务员带给每一个零售终端，以求快速处理库存货物。

3. 与竞争产品抢占市场

当得知竞争产品即将进入某市场的信息后，为阻击竞争产品抢占该市场份额，可以针对单一品种及时召开促销推广会。

4. 新产品上市

新产品上市初期，为了让渠道成员了解并接受新产品，使新产品迅速打入市场，可以组织开展推广会。

5. 季节产品旺季来临时

季节产品旺季来临时，为快速进入销售终端，可以组织对季节产品召开推广会。

（二）终端推广会的类型

1. 按会议规模分

（1）小型：针对县级城市范围内的终端客户，费用在 1 万元以内。

（2）中型：针对市级城市范围内的终端客户，费用在 2 万元以内。

（3）大型：针对省级市场范围内的终端客户，费用在 2 万元以上。

2. 按主办方式分

（1）独办式：由单个厂家（或经销商）针对目标药店召开促销推广会。优点是品牌宣传力度大，订货量大，缺点是费用高。

（2）联办式：由几个厂家（或经销商）联办一个针对目标药店的促销推广会。优点是费用相对较少，缺点是由于多家联办，与会者较多，品牌宣传力度不大，订货量不大。注意联办厂家的产品不可类似。

（3）搭车式：由某一厂家牵头主办，其他厂家出少量会议资金顺便搭车。优点是费用很少，缺点是达不到品牌宣传的效果，订货量也会很小。

3. 按会议方式分

（1）集中式推广：以经销商的名义把区域内的零售商召集起来，集中召开推广会。

（2）分散式推广：经销商属下的区域业务负责人，把厂家举办的促销政策带给区域内的零售商，让零售商享受促销优惠政策订货。

（三）终端推广会的时间考虑

推广会要给足业务洽谈和订货时间。一般推广会安排一天时间（包括报到），小型会议安排半天。

推广会可根据季节需求变化，确定推广品种；根据药店资金流动性强弱，确定药店对产品的进货能力；根据药店工作的时间繁忙度，考虑到会人员的数量。

对同一药店、同一区域市场的终端推广会，可参照以下时间间隔召开：①"春节"后开展一次；②"五一"前开展一次；③"端午节"前开展一次；④"中秋"、"国庆"期间或者节前开展一次；⑤"元旦"前后开展一次；⑥新产品上市或需要消化库存时开展。

（四）终端推广会的对象

终端推广会的对象按进货量大小可以分为两类：

A类客户包括大型连锁药店、平价大卖场、药店超市。A类客户进货量较大，是各厂家召开推广会的主要对象，推广会的费用相对较高。

B类客户包括单体药店、社区药店。B类客户进货量小，所以较少被厂家邀请，一旦被邀，就会感到很高兴，对礼品、住宿、餐饮等质量标准要求也不会过高，推广会的费用相对较少。

A、B两类客户同时参会，会造成会议上的促销奖励政策失去平衡。定高了，进货小的B类客户很难达到标准，失去订货的积极性。定低了，却降低了A类客户的标准，A类客户的进货量不大。所以，为保证推广会的效果，务必统一推广会的对象。

（五）终端推广会的促销方式

1. 有奖销售

要有一个递增的奖励政策，促使客户购买。比如，购一定金额产品可以得到一份奖品，再加一定金额就可以得到更好的奖品。

2. 购货特别奖

购一定金额的老产品再购一定金额的新产品，就可以得到一份特别的奖励。

3. 幸运抽奖

首先要有一个递增，其次抽奖的奖品要有吸引力，让人人都想要一等奖。比如，凡现场购货达到一定金额者可得到奖券一张，再达到一定金额者，又可以得到一张奖券。

4. 购货最高奖

设立购货最高奖，对本次会议重点推出的产品统计最高购货量，并予以公布奖励。

（六）促销推广会运作步骤

1. 前期准备

主要完成以下工作：①根据药店分布情况，选择合作的经销商。确定经销商参会人员及厂家参会人员，并就推广会上的工作内容进行分工；②确定促销对象人员（姓名、单位名称、年龄、性别、人数等），以便购置礼品；③邀约促销推广对象。要把活动方式、赠品名称、奖励内容、产品名称、产品价格（包括优惠价格）及活动时间、地点说清楚。电话、上门邀约一般提前3~4天为宜，书信邀约一般提前 5~7 天；④活动主持人的确定、礼仪小姐的确定；⑤提前购置相关礼品；⑥提前一天布置活动场景、进行设备调试。包括：条幅、吊旗的悬挂，会场四周、楼道贴上公司的宣传海报，将公司简介及相关资料（价目表、优惠政策、订货单、名片、产品三折页等）放在座位席，将公司产品陈列在会场里的入口处，奖品陈列在主席台醒目的地方。VCD、电视机、投影仪、音响、话筒、电源、摸奖箱等相关设施的准备、调试等。

2. 实际操作

以下为会议操作流程的一个建议，操作时可根据实际情况具体安排调整。①循环播放企业宣传片；②对参会人员进行登记、建档（姓名、电话、职务等），并带入会场；③会议开始，领导人致词；④宣布本次会议的优惠政策；⑤播放公司产品简介，参观展品，办事处人员与邀约对象进行分组座谈；⑥填订购单、发放促销物品和抽奖券；⑦根据游戏、有奖问答等方式抽出四、三、二等奖；⑧根据订货量产生一等奖和特等奖；⑨发放纪念品；⑩就餐。

3. 后续跟进

根据邀约对象的档案，定期进行回访，及时了解客户需求，及时处理售后问题，树立公司形象，加深感情。回访方式有：电话、信函、上门拜访等。

七、零售药店终端促销

零售药店终端促销是指以零售药店现场销售气氛为依托，综合病情诊断、病理知识咨询、赠品派送、礼品刺激等手段，针对目标消费者而开展的以促进非处方药品销售为目的的一系列相关活动。

（一）零售药店终端促销的作用

1. 终端促销是一种现场感染力极强的促销方式

因为其一系列活动都是在终端里进行的，而终端卖场恰恰又是众多药品集中销售的场所，在这种场所上开展的活动，很自然地联想到药品的买与卖；再加上其他药品在现场销售中所体现的那种氛围，必定感染消费者，使其产生冲动性的购买。

2. 终端促销将药品的卖点和消费者的需求准确对应，对消费者的购买具有指导意义

通过产品专员对药品功效、特点、用法用量等相关知识的宣传讲解，以及医生针对患者病情病理咨询所作的解答，很快会让消费者知道我们"要卖的"是否正是他"要买的"。

3. 终端促销通过宣传产品、凝聚人气，增加了零售商（药店）对该药品的信心

药品供应商在药品卖场做促销活动，实际是在做一个"帮零售商卖"的工作，零售商看到供应商出人力、财力、物力来推动自己经营的药品的销售，便会主动将其产品列入"首推"品种目录，让营业员重点推荐。

（二）终端促销的流程

1. 确定目标药店

（1）筛选符合下列条件的目标药店：地理位置好，交通方便；人流量多，有较多的销售机会；店堂的综合销售情况较佳，在当地有较好信誉和较强的影响力。

（2）全方位地赢得药店的支持和配合：说服店堂负责人提供场地、促销工具，制定出促销活动期间药品的优惠零售价，并储备足够的药品。

2. 挑选、训练促销人员

促销人员挑选至关重要，他们是促销活动成功与否的关键。比如，坐堂医生必须是相关领域的专家或是这一领域有较深造诣的学者，而且，有良好的医德；产品专员要求交际沟通能力强，口齿清晰，表达流利，并且能应付突发事件。

开展活动之前，明确每个参与者的分工，同时强调团队协作精神。最好做一次模拟性的活动，促销人员最好穿统一的工作服，以显示正规，还可以增加活动的可信度。

3. 明确活动时段、促销形式以及目标销量

明确本次促销活动的具体时段，活动时段一般确定在人流高峰期和药品的销售旺季为佳；针对药品的具体情况确定促销形式；将目标销量平均细分到每一天。

4. 促销卖场的布置

（1）拉挂条幅，突出本次活动的主题：条幅格式一般为"生产厂家＋药名＋店名＋活动方式＋活动时段"。

（2）放置充足的药品宣传标牌及精美印刷资料，以备消费者查阅或带走。

（3）摆放样品，将药品直观、生动地展现在消费者面前。

5. 促销活动的实施

坐堂医生和产品专员等促销人员对患者进行病情诊断及产品知识和病理知识的讲解；店堂对应柜台的营业员负责推荐性的售卖；其他人员负责发药、收款、发放赠品和礼品。

6. 填写档案表

劝说患者填写基本信息档案表，记录患者的姓名、联系方式、用药前的病证、本次买药的数量等信息，以便跟踪访问，及时了解患者对药品的反馈意见。注意访问次数不宜过多，一般以不超过 2 次为宜。

（三）终端促销的形式

1. 服务促销

在活动期间，聘请执业医师，在店堂内进行义诊，让进店的目标顾客在药店里不花钱挂号同样可以和在医院一样得到医生的会诊，通过医生对患者的病情诊断、咨询解答，让患者在明确自身病证的情况下，结合医生的指导，再去选购药品。通过这种服务，一方面可以使患者做到"安全、对症用药"；另一方面可以降低患者的用药成本，这无疑会深受广大消费者欢迎。

2. 卖点促销

产品专员以现场讲解、发放宣传资料等方式，宣传介绍药品卖点（剂型、功效、成分、价格等），以该药品独特的卖点吸引消费者。消费者获取了有关信息后，将该药品与同类产品进行综合比较，如果所销售的药品确有优势，消费者自然会毫不犹豫地购买。

3. 利诱促销

利诱促销是指在消费者以正常的价格获得药品的使用价值时，又免费赠送另一种相关的使用价值，让其感觉到在这种时候买这种药品"物超所值"。这种促销形式具体包括：配发赠品。赠品是产品的变身（很多赠品是在产品上加印"赠品"字而成的），它变相地让消费者不用花钱获取了产品；派送礼品。礼品是和出售的药品有不同的、但相关的使用价值物品，比如促销减肥类药品时，派送可以称体重的称作为礼品。这种形式对居家旅行日常必备药品的促销较为适合，因为消费者购买此类药品时，常有很大程度的"备用"性质，不是因为急于治病才买药，可以早买，也可以晚买，受时间限制程度较小。

案例分析：

仲景六味地黄丸 OTC 销售终端开发与管理

河南省宛西制药股份有限公司是一家现代化的大型中成药制药企业，连续多年名列中国中药企业五十强，是目前国内最大的六味地黄丸生产企业，也是目前亚洲最大的浓缩丸生产基地和国内最大的中成药大型生产基地之一。由于六味地黄丸的特性决定了它的主要销售份额来自大众零售渠道，所以这个一直以医院临床工作为重点的企业开始向 OTC 市场转型。本案例讲述的就是该企业生产的仲景六味地黄丸是如何进行 OTC 销售终端开发与管理的。

在"局部试点、再推全国"的市场思路指导下，该企业首先选择了邻近河南的西安作为突破口。他们将西安市场划分为四大区域，对近 500 家终端药店进行筛选和分类管理，为各个级别的终端制定了不同的政策和相应的倾斜政策，分三阶段、三方面建设起仲景六味地黄丸西安市场的营销网络。

第一阶段市场导入期。主要工作是架设 OTC 市场骨架网。从 4 月开始在实际市场操作中发现，操作终端发生了很多问题。首先是卖场的超市化和药店的连锁化增加了终端工作的困难。以平价药房为主的超市化药店在 2002 年底介入西安市场并引发了药品低价效应，最具代表性的是来自湖南的老百姓连锁平价药店，买药的消费者排到了大街上，火暴的场面让人惊讶不已。与此同时，西安本地的平价药店如怡康医药连锁店等也纷纷出现。这种新兴的医药零售渠道如同家电业的国美、苏宁一样，很快将一些中小型药店挤垮，而公司却仍然依照常规的方法对药店进行等级划分，这无疑会导致成本的增加。好在公司很快发现了这些问题，马上将中小药店的各种不必要费用撤掉，集中力量主攻大型零售平价药店，很快扭转了销售总量迟迟不能上去的局面。

第二阶段市场增长期。这个阶段主要把老字号店的维护和进入作为重点工作主抓。西安是一个文化古城，长期的历史沉积留下了各种老字号店铺，这些老店依靠诚信敬业的态度赢得了人们的信任和赞誉。尤其是一些中老年人，非常认同这种从爷爷辈就开始买药的药店，突出的消费心理是因为相信店铺来买药，而不是相信药来买药。在西安，这种老字号店铺不下几十个，大都在居民区附近，对于六味地黄丸这种低价值的传统中药产品，这些店铺的店员推荐取向尤为重要。因此，营销部门用将近一周的时间专门对这类特殊终端开展理货工作。在后期，当借助此类终端为促销平台进行联合活动时取得了极好的市场效果。

第三阶段市场快速成长期。中小终端也不能放弃，六味地黄丸的低价值定位决定了其通路策略必须宽短化。大超市的消费者是主动有意识购买，而中小终端消费者的购买随意性较大。所以，在第一阶段的大型平价超市网络建设基本结束后，第二阶段的工作重点是将中型药店扩充到 130 家左右，基本完成仲景六味地黄丸西安市场营销网络的建设。进入第三阶段后，为弥补小药店零散销量的流失必须加强小药店的建设。由于小店的信誉较差，所以我们采用了现款现货的方式，同时在广告上轮换对小店进行一定的知名度宣传，从而使得现款策略的实施较为顺利，基本将仲景六味地黄丸的网络漏洞补充齐全。随着销售网络的健全，仲景六味地黄丸的销量从此前的每天不到百瓶一跃上升至 300 多瓶（日销量），基本实现了我们的预期目标。

　　市场营销网络的健全使终端工作逐渐成为一个迫在眉睫的重要问题。由于长期以来形成的消费习惯以及陕西人的偏见习俗，在零售终端工作中出现了营业员对仲景六味地黄丸不宣传、不讲解、不推荐甚至有意贬低的现象，造成终端工作进展缓慢。针对这种情况，加强与营业员的沟通和改变营业员的观念就成为当务之急。销售提成无疑是解决这一问题的一剂猛药，但对价格不到10元的普药而言，单纯的销售提成显然不适合，于是营销部门决定从感情和奖励两方面入手解决这个问题。

　　感情方面无外乎就是以联谊会和送小礼品为引子，将仲景六味地黄丸的特点和差异化特点直接归纳为6句话，使营业员在短时间内很快了解并熟记于心；奖励方面则将物质提成改为销售奖励，针对普药对营业员的提成难题，将200家终端分为大型类、中型类、小型类三类店，分类评选金牌1名、银牌5名、铜牌10名以及销售冠亚军，基本涵盖了各个重点和非重点终端。奖品为手机、微波炉、高压锅等貌似贵重的物品，实际上将促销费用平摊后反而大大降低了销售的成本，形成了强力的心理刺激和吸引力。随着终端工作的明显改观，市场反应是，终端第一推荐率大幅度上升，而且，堆头陈列位置明显醒目化。

　　在得到营业员大力配合的情况下，为进一步拉动消费者主动购买，公司又在终端推出了刮刮乐活动。内容是制作万张刮刮卡，消费者在购买仲景六味地黄丸时不限数量，只要买就送一张刮刮卡，现场刮卡，百分百中奖。奖品为各种纪念品和小礼品，特等奖是免费的伏牛山旅游，参观药材基地。由于中奖百分百的承诺和现场兑现的变现感，消费者兴趣大增，冲动性消费心理得到全面体现。活动推出一周后市场销量增长近一倍，成功地拦截了终端消费者。

　　在终端工作稳定了一段时间后，开始全力推进终端陈列专柜化和标准化的系统工作。为此，营销部门吸取可口可乐等快速消费品堆头陈列的做法，设立适合仲景六味地黄丸的标准化堆头，为日后持久的市场增长打下了坚实的基础。

　　西安六味地黄丸市场的现状表明，单纯依赖营销网络的齐全和终端的完善并不能达到预想的目的，特别是这种低价值的产品。在消费心理根深蒂固的市场上，扎扎实实的面对面沟通更为重要。为此，公司专门成立了直接销售部，推行与中小药店的联合销售。所谓联合销售就是指在第一阶段（社区家属区）的工作结束后，为了从二线、三线药店拦截同类产品，与各个社区药店、二三类地段的药店联合举办促销推广活动，也就是所谓的遍地开花式销售模式——以药店的信任来赢得消费者的信任，向社区派发通知单吸引消费者来药店，通过免费体检、现场沟通、售后回访等一系列工作使中小药店的销量得到大幅度提升。原来每天销售在14瓶的店，通过反复的活动基本达到每天销售15~20瓶，成功地在二线、三线药店压制了同类产品。

随着仲景六味地黄丸市场的持续上扬，各种品牌的六味地黄丸纷纷进入西安市场，在仲景六味地黄丸进入后的两个月内已经达到了 17 家，激烈的竞争程度可想而知。尤其是价格只有 3~4 元的低价品的纷纷入市，使各个终端店的销量呈现出下滑局面。究其原因，一是消费者大多认为六味地黄丸的质量是一样的，二是低价品促销人员的恶意误导，如"价格高的产品是因为广告费用高"等，这使得相当一部分消费者对仲景六味地黄丸产生了不信任心理。

针对这种局面，部分促销人员产生了急躁心理，为了更大限度地拦截消费者，有的不惜对同类产品（厂家）进行诋毁，强行介绍仲景六味地黄丸，结果却招致消费者的反感和拒绝。针对低价位和高价位共存的情况，将所有消费者都抓住是不现实的，理性的做法是根据本品的品质和价位确立属于自己的消费群体。于是公司加强了对促销和市场人员的培训，规定不准诋毁和攻击同类产品，主抓的消费主体应该是注重疗效的有辨别力的消费者，通过正宗、地道、疗效的特点抓住他们。

通过一段时间的努力，终端工作得到了改观。促销人员由过去不分青红皂白的拦截转为有目的的沟通和建议性的促销，从而有时间与目标消费者耐心沟通，对顽固消费者则放弃讲解，不花费不必要的时间。促销人员的反映是针对性的沟通使他们节省了大量的时间和精力，成交比率大幅增加，相比过去苦口婆心地劝说消费者最终买一两瓶的现象，现在一次购买 10 瓶、20 瓶的大宗消费者明显增多。

市场的持续发展导致另一个突出问题渐渐出现，典型现象就是在一些大型平价药店、超市化药店中，仲景六味地黄丸的销量增长到一个平台后迟迟无法增加，基本达到兰佛的一半销量后就陷入了停滞。并且，经过一段时间的促销、有奖销售等活动，市场仍然没有起色，总是在原有量上徘徊。为寻找病源，营销人员经过一周左右的调研，问题症结终于找到了——消费主体的开发方面存在问题。

如果把消费者按结构区分，10% 属于冲动性消费，他们愿意尝试各种新品牌；20% 消费者属于摇摆型，他们的消费习惯随厂家广告和促销方式而改变；50% 属于习惯型的理性从众消费者，对新品牌的认识必须经过知晓、兴趣、了解、信任、购买这五大传统消费心理环节，特别是这类常年服用传统中药产品的消费者，其消费习惯和消费心理较难改变；剩余的 20% 的消费群体则属于顽固型，是属于放弃的群体。活动前期，随着仲景六味地黄丸的市场进入，产生前期销量的主要是前面所说的 30% 的群体，而 50% 的消费主体还没有真正启动，因此导致产品销量无法持续增长。

为此，公司针对占 50% 消费主体的消费者开展了一个以增强信任和了解为目的，请消费者派代表到仲景六味地黄丸的生产厂和八百里伏牛山药材基地参观,"同游医圣故里、见证千古六味基地"的大型见证活动。

分批组织消费者代表前往宛西总部和药材基地医圣仲景祠参观,通过对医圣祠的参观加深他们对六味地黄丸正宗的认可。对伏牛山规范化的种植基地,和现代化的全自动生产线的参观确实使这些消费者彻底改变了认识,对药材的好坏与地道有了感性的认知。同时,公司还请电视台记者一路跟随,将参观活动整体拍摄剪辑,随后在电视台播放,市场反响极其热烈,尤其是几位长期服用其他品牌的消费者,更是一连用几个"想不到"来表达对宛西制药的仲景六味地黄丸及其系列产品的信任和惊叹。

通过此次活动,消费者亲身感受了仲景六味地黄丸正宗、地道、疗效三大特点,加强了消费者的口碑宣传效应,活动非常成功,基本达到了让事实说话以改变习惯的目的。市场的反应也从第二批消费者的介入开始呈现大幅度增加的喜人局面。

分析:仲景六味地黄丸是如何进行 OTC 销售终端开发与管理的?

思考题

1. 什么是 OTC?请简述 OTC 的发展。
2. 什么是 OTC 销售终端?实际参与一次 OTC 硬终端建设。
3. 药店代表的工作任务有哪些?具备哪些素质才能做好一名药店代表?
4. OTC 分销渠道有哪几种形式?如何选择 OTC 商业客户?
5. 怎样做好 OTC 终端拜访工作?模拟做一次 OTC 终端拜访工作。
6. 讨论怎样才能做好店员教育。
7. 请模拟组织一次终端促销,或实际参与一次终端促销。
8. 请模拟组织一次终端推广会,或实际参与一次终端推广会。

第九章
电子商务

电子商务（Electronic Commerce，Electronic Business，简写为 EC 或 EB）是利用现代信息网络进行商务活动的一种先进手段，它将传统的商务流程数字化、电子化，让传统的商务流程转化为电子流，突破了时间、空间的局限，提高了商业运作的效率和准确性，而且电子商务具有完备的双向信息沟通、灵活的交易手段和快速的交货方式，是传统商务无法比拟的。电子商务的应用可大幅度促进社会生产力的提高，加速整个社会的商品流通；电子商务有助于企业降低成本，提高竞争力，尤其是能使中小企业以更低的成本进入国际市场参与竞争；电子商务为消费者提供了更多的消费选择，使消费者得到更多的实惠。

电子商务使散布在各地的信息资源汇集在一起，并对这些信息加以开发和利用，使之成为生产力、竞争力、综合国力。人类社会正在从工业经济向信息经济转移，以电子商务为代表的信息生产力对于利润的创造和增进作用在于，它为从根本上克服生产的盲目性提供了技术可能，使人类行为提高了目标实现的成功率。信息社会中的利润来源已经不仅仅依靠资本投入的多少，而且需要依靠信息，信息的快速传播将带来巨额的利润。

电子商务是一场人类社会经济发展史上的深刻革命，改变着社会经济的运作方式和经济结构，改变着传统的市场模式和商务活动，促进人类从间接经济向直接经济、从工业经济向信息经济的转变，电子商务是推动未来经济增长的关键动力，将要而且已经使人类的经济生活产生巨大而深远的影响。

第一节　电子商务概述

电子商务是在计算机技术、网络通讯技术的互动发展中逐步产生和不断完善的，是以 Internet（国际互联网）为依托，并随着 Internet 的广泛应用而迅速发展起来的。本节将对电子商务的起源、基本概念、分类、特性、优点以及对当今社会的影响等若干问题进行概括性的介绍，使大家对电子商务有一个初步的了解。

一、电子商务的起源

电子商务是一个新名词，但并不是一个新事物。其实，并非计算机技术及网络技术产生之后才有电子商务。客观的说，自从有了电子通信手段就有了电子商务活动，实际上早在 1839 年，当电报刚出现的时候，人们就开始运用电子手段进行商务活动，就有了电子商务的萌芽。随着电话、传真、电视等电子工具的诞生，商务活动可应用的电子工具进一步得到扩充，长期以来，广泛流行于西方发达国家的电话购物，电视直销，信用卡支付等商品交易行为就是电子商务的最初表现形式之一。

电子商务第一次大发展始于 20 世纪 60 年代美国运输业，其结果产生了 EDI（Electronic Data Interchange，电子数据交换），原因是运输业流通量大，货物和单证的交接次数多，可是单证的交接速度常常赶不上货物的运输速度，而且人们在使用计算机处理各类文件时发现，由人工输入到一台计算机中的数据 70% 来源于另一台计算机输出的文件，过多的人为因素，影响了数据的准确性和工作效率的提高，人们开始尝试在贸易伙伴之间的计算机上使数据能够自动交换，EDI应运而生，这就是电子商务的雏形。通过 EDI，交易双方可以将交易过程中产生的各种单据按照规定的标准格式在双方的计算机系统上进行端对端的数据传送。应用 EDI 可以使企业实现"无纸贸易"，能够大大地提高工作效率，降低交易成本，可以最大程度地减少甚至消除人为因素的介入和信息录入工作，减少由于人工操作失误带来的损失，加强贸易伙伴之间的合作关系，因此在运输物流、国际贸易、海关业务、金融领域、航空公司、连锁店、制造业等得到了大量的使用。但是，EDI 电子商务都是建立在大量功能单一、价格昂贵的专用软硬件设施的基础上，同时 EDI 必须租用 EDI 网络上的专线，即通过购买增值网（Value Added Networks，VAN）服务才能实现，费用较高；此外由于需要专业的 EDI 操作人员，需要贸易伙伴也使用 EDI，因而阻碍了 EDI 的广泛使用。因此 EDI 电子商务仅局限在先进国家和地区以及大型的企业范围内应用，得不到广泛地普及和发展。大多数的中小型企业难以应用 EDI 开展电子商务活动。

电子商务第二次大发展在 90 年代，随着国际互联网的出现和迅速走向普及化而发展，当电子商务和 Internet 结合以后，电子商务的形式、功能、范围都发生了质的飞跃，产生本文论述的现代电子商务。Internet 作为全球独一无二的最大网络，逐步地从大学、科研机构走向企业和普通家庭，其功能也已从信息共享演变为一种大众化的信息传播工具。Internet 在地域上包含了一百多个国家和地区，成千上万的子网，并拥有数以亿计的网民。同时，Internet 又是一个发展最快的网络，它无时无刻不在扩充，资源每时每刻都在增加。基于 Internet 的电子商务之所以备受青睐的原因就在于它架起了一座通向外界的桥梁，联网意味着信息和服务的共享。商务活动的准确性、快捷性和动态性等要求均在 Internet 中得到极大满足。同 EDI 相比，Internet 电子商务，成本和技术要求更低、范围更广；同传统商务活动相比 Internet 电子商务打破了在空间上、时间上的制约，实现了商务信息在全球范围内的快速交换，彻底地改变了传统商务活动模式。Internet 电子商务为企业在全球范围内从事商务活动提供了最便捷、最有效、最节约的手段。

未来的电子商务模式将以买方市场为导向，以用户需求为中心，以业务竞标为手段，依托快捷的物流布局，向全球化高速发展。企业和商家可以在这个运用国际互联网构筑的"虚拟世界"中建立覆盖全球的商业营销网，从而获得全球性、无限的商务空间。

二、电子商务的定义

人们所提及的电子商务多指在网络上开展的商务活动，即通过企业内部网（Intranet）、外部网（Extranet）和 Internet 进行的商务活动就是电子商务。然而，在电子商务的起源中已经阐述过，电子商务还有广义的定义，即一切利用电子通信技术和电子工具进行的商务活动，都可以称为电子商务。国际上对电子商务尚无统一的定义，许多国际组织和企业乃至个人都提出了自己的观点。其中有一些较为系统和全面，具有一定的代表性，列举如下：

1. 国际商会（1997 世界电子商务会议）对电子商务的定义

电子商务就是实现整个贸易过程中各阶段的贸易活动的电子化。从涵盖范围方面可以定义为：交易各方以电子交易方式而不是通过当面交换或直接面谈方式进行的任何形式的商业交易；从技术方面可以定义为：电子商务是一种多技术的集合体，包括交换数据（如电子数据交换、电子邮件）、获得数据（共享数据库、电子公告牌）以及自动捕获数据（条形码）等。电子商务涵盖的业务包括：信息交换、售前售后服务（提供产品和服务的细节、产品使用技术指南、回答顾客意见）、销售、电子支付（使用电子资金转账、信用卡、电子支票、电子现金）、运输（包括商品的发送管理和运输跟踪，以及可以电子化传送的产品的实际发送）、组建虚拟企业（组建一个物理上不存在的企业。集中一批独立的中小公司的权限，提供比任何单独公司多的产品和服务）、公司和贸易伙伴可以共同拥有和运营共享的商业方法等。

2. 全球信息基础设施委员会（GIIC）电子商务工作委员会对电子商务的定义

电子商务是运用电子通信作为手段的经济活动，通过这种方式人们可以对带有经济价值的产品和服务进行宣传、购买和结算。这种交易的方式不受地理位置、资金多少或零售渠道所有权的影响，公有和私有企业、公司、政府组织、各种社会团体、一般公民、企业家都能自由地参加广泛的经济活动，其中包括农业、林业、渔业、工业、私营和政府的服务业。电子商务能使产品在世界范围内交易并向消费者提供多种多样的选择。

3. 联合国经济合作和发展组织（OECD）对电子商务的定义

电子商务是发生在开放网络上的包含企业之间（Business to Business，简称 B to B），企业和消费者之间（Business to Customer 既简称 B to C）的商业交易。

尽管人们从不同的角度提出不同的定义，其阐述也不尽相同，但可以这样认为：电子商务的组成要素必须包括两方面：一是商务活动，商务是行为，就是人们的交易活动；二是电子方式，电子是技术，是实现行为的手段。电子商务即必须利用电子方式或电子信息技术来进行商务活动，其目的是充分提高商务活动的效率。因此，我们总结所谓的电子商务，就是通过电子信息技术、网络互联技术和现代通信技术使得交易涉及的各方当事人借助电子方式，而无须依靠当面交换或直接面谈方式实现整个交易过程。电子商务主体是指商务活动的各方，包括企业、商店、消费者、金融机构、信息公司、证券公司以及政府等。由于对于每个交易主体来说、他所面对的是一个电子市场，他必须通过电子市场选择交易的内容和对象。因此，电子商务的概念模型可以抽象地描述为每个交易主体和电子市场之间的交易事务关系。

三、电子商务分类

电子商务有许多分类方法，例如：按照商务活动的内容分类，电子商务主要包括两类商业活动：一是间接电子商务（有形货物的电子订货），它仍然需要利用传统渠道如邮政服务和物流公司送货；二是直接电子商务（无形货物和服务），如计算机软件、电子音像产品或者是全球规模的信息服务。根据使用网络类型的不同，电子商务目前主要有三种形式：第一种形式是 EDI 商务；第二种形式是 Internet 商务；第三种形式是 Intranet（内联网）商务。

但其中最基本的方法是按电子商务的交易对象来分类：企业 – 企业；企业 – 消费者；政府 – 企业；政府 – 消费者。

1. 企业对消费者的电子商务（Business to Consumer，简称为 B to C 模式）

企业对消费者的电子商务是以 Internet 为媒介，为公众消费提供服务，并保证与其相关的付款方式的电子化，它属于电子商务的零售范围，简单地说基本上就是网上购物，这是人们最熟悉的一种商务类型，以至许多人错误地认为电子商务就只有这样一种模式。事实上，这缩小了电子商务的范围，错误地将电子商与网上购物等同起来。目前，在互联网上有大量的网上商店，提供多种类型的商品和服务。消费者在家中通过与互联网相连的计算机，便可以在网上选购自己所需要的商品和服务，而不必亲自到商场去购买。由于这种模式能够超越时间和空间的界限，直接联结买卖双方，实时地进行数字化的信息交流，大大提高了交易效率，节省了各类不必要的开支，不仅有利于最终消费者，而且可以大大提高厂家的销售利润，还有利于提高售后服务质量和用户的反馈速度。因而，这类模式得到了人们的认同，获得了迅速的发展。例如，亚马逊书店（www. amazon. com）是目前世界上最大的虚拟书店，它没有固定的店面，其营业额超过了美国最老牌的书店 Bames & Noble。

从长远来看，企业对消费者的电子商务将会快速发展，并将最终在电子商务领域中占据重要地位。

2. 企业对企业的电子商务（Business to Business，简称为 B to B 模式）

即供求企业或协作企业之间利用互联网和其他网络方式进行电子商务活动，包括谈判、订货、签约、发货、付款以及售后服务等，按类型可分为生产企业对生产企业、生产企业对商业企业、商业企业对商业企业。B to B 的特点在于，它是电子商务中历史最长、发展最完善的商业模式，它能迅速带来利润和回报。企业与企业之间的电子商务市场远远大于企业与消费者的电子商务市场。有统计数字表明，目前通过 E－mail、EDI、Internet－EDI、Internet 所进行的生产企业与生产企业、生产企业与商业企业、商业企业对商业企业之间的交易额是消费者网上在线购物的 100 倍，占全部电子商务交易额的 80% 以上。因此，企业间的电子商务是电子商务四种模式中最值得关注和探讨的，虽然网上企业直接面向消费者的消费方式发展强劲，但在现实物理世界中，企业间的商务贸易额远大于消费者直接购买额，企业间的电子商务活动以三倍于 B to C（企业－消费者）间电子商务的速度发展，所以 B to B 方式是电子商务应用中最重要、最具有发展潜力的形式。

3. 政府对企业的电子商务（Government to Business，简称为 G to B 模式）

这种电子商务活动可以覆盖企业、公司与政府组织间的各种事务，包括政府采购和招标、商检、税收、企业与政府之间各种手续的报批、政府对企业的管理条例的发布等等。GtoB 最重要的内涵，是运用信息及通信技术打破行政机关的组织界限，构建一个电子化的虚拟政府，使得企业可以从不同的渠道取用政府的信息及服务，而不是传统的要经过层层关卡书面审核的作业方式，而各政府机关之间及政府与社会各界之间也可以经由各种电子化渠道进行相互沟通，并依据企业的需求、企业可以使用的形式、企业要求的时间及地点提供各种不同的服务选择。另外，政府和其他企业一样是电子交易的一员，如政府采购。

虽然电子商务在 G to B 方面应用还比较少，但各国政府对电子商务的重视及身体力行带头利用电子商务技术，这类业务将会迅速增长。

4. 政府对消费者（Government to Consumer，简称为 G to C 模式）

主要运作方式是政府上网，政府上网后，可以在网上发布政府部门的名称、职能、机构组成、工作章程以及各种资料、文档等，并公开政府部门的各项活动，增加了办事执法的透明度，为公众与政府打交道提供方便，同时也接受公众的民主监督，提高公众的参政议政意识。政府可通过电子商务处理政府各种社会福利作业，直接将政府的各种社会福利支付、交付受益人。

四、电子商务的特性和优点

电子商务现已成为席卷世界的潮流。它是人类社会商务活动的一次伟大创新。其内在本质特征为：电子商务是依托于计算机网络的一种商务活动；它的运行基础不是现实的物理世界，而是虚幻的网络世界，电子化工具与网络技术深入到商务活动的各个环节，改变着商务的运行过程。电子商务是一种与传统商务有着本质不同的特殊的商务形式，特性鲜明、优势明显。

（一）电子商务的特性

1. 虚拟性

电子商务的运作空间是电子虚拟市场，是在网络上以数字方式进行的交互式商业活动，是传统实物市场的虚拟形态。贸易双方从贸易磋商、签订合同到支付等，无需当面进行，均通过计算机互联网络完成，整个交易完全虚拟化。对卖方来说，可以到网络管理机构申请域名，制作自己的主页，组织产品信息上网。而虚拟现实、网上聊天等新技术的发展使买方能够根据自己的需求选择广告，并将信息反馈给卖方。通过信息的推拉互动，签订电子合同，完成交易并进行电子支付。整个交易都在网络这个虚拟的环境中进行。同传统市场的不同之处，就在于网络中反映出来的市场主体、市场客体、市场活动的实现形式已电子化、数字化、虚拟化了，也就是说网上任何一种产品都是不可能触摸到的。

诚然电子商务并不是要将所有的市场主体、客体的活动及其价值链都采用在线经营，也不是所有的主、客体都采取网络虚拟化的形式。但是，电子商务进展的过程就是市场的虚拟化过程，电子商务的优势也是在虚拟化中体现出来的。

2. 互动性

同传统商务不同，通过 Internet 电子商务可实现交易双方的真正的实时的双向信息交换，来实现电子商务的互动性。

通过互联网，企业可以展示商品目录，链接资料库，快速准确地将企业商品信息传送到消费者，可以和顾客进行互动沟通，收集市场情报，进行产品测试与消费者满意调查等，是设计产品、提供商品信息以及服务的最佳工具。电子商务的这一特性有助于加强企业与顾客间的联系，有助于企业及时地满足顾客的个性化需求，把握市场信息以引导消费潮流。

3. 规范性

电子商务的特征和特长在于交易规范化、标准化。同传统商务不同，电子商务使交易的各个环节电子化，商品查阅、订购、支付、服务等都变成规范的可通过网络传递的电子化信息。交易规范化、标准化的发展使得企业之间无须采用人员接触的方式，而只要通过网络传递一些格式化的数据就可以达成交易。交易的规范化、标准化必然会引起交易行为增加。工业革命形成了大量生产的体制，大量生产必然需要大量销售作为支撑，大量销售需要规范化、标准化的交易程序，这都是人类行为经济性的必然。电子商务的发展为标准化的交易奠定了重要的基础。

（二）电子商务的优点

1. 方便

同传统商务活动相比，电子商务的方便性是显而易见的。在传统商务活动中受时间和空间限制，供方必须通过电视、报纸、户外媒体等各种广告形式，并调动大量的营销人员宣传并发布自己商品的信息；而需方则必须尽可能的利用现有的一切渠道来查询、匹配。在电子商务环境中，供需双方足不出户通过 Internet 即可实时的完成商品信息的发布、查询与匹配，利用网络，信息的传递快速、准确，寻找和购买稀有商品时，电子商务体现的便利性更加明显。

电子购物使消费者的购物方式发生了根本性的变化，最大的变化之一就是方便。坐在家里的电脑前，我们可以走进世界上任何一家网络商店，不仅能浏览、购买物理产品，还能试听、试用、购买数字产品，还可以获得在线服务，网上的搜索功能可方便地使顾客货比多家。消费者选择想要购买的商品后，在计算机上输入订货单，电子商务服务器会立即应答，并提示消费者所购商品、单价、应汇款数及交货等信息，消费者确认后，用电子钱包支付，将电子钱包装入系统、单击电子钱包的相应项，打开电子钱包后，输入自保密口令，消费者击键确认该钱包属于自己并从中取出电子信用卡付款，至此购物完成。再也不用考虑是步行还是乘车到商店去购物，也不用奔波于各个商店，开票、付款、取货、拿回家，也不用担心时间太晚商店要关门，消费者只需要拥有一个银行账号，坐在家中电脑前轻击鼠标，就可以在任何时间、任何一家网上商店，购买自己所需要的商品，网上购物是足不出户，看遍世界。

2. 高效

由于互联网络将贸易中的商业报文标准化，使商业报文能在世界各地瞬间完成传递与计算机自动处理，将原料采购、产品生产、需求与销售、银行汇兑、保险、货物托运及申报等过程无须人员干预在最短的时间内完成。传统贸易方式中，用信件、电话和传真传递信息，必须有人的参与，每个环节都要花不少时间。有时由于人员合作和工作时间的问题，会延误传输时间，失去最佳商机。电子商务克服传统贸易方式费用高、易出错、处理速度慢等缺点，极大地缩短了交易时间，使整个交易非常快捷与高效。

3. 成本低

电子商务使得买卖双方的交易成本大大降低，具体表现在：

（1）距离越远，网络上进行信息传递的成本相对于信件、电话、传真的成本而言就越低。另外，电子商务缩短信息传递时间及减少重复的数据录入，从而显著降低了信息成本。

（2）企业通过电脑网络的商务活动，可以加强与主要供应商之间的协作关系，将原材料的采购与产品的制造过程有机地结合起来，形成一体化的信息传递和信息处理体系，降低了采购成本。

（3）网上销售，无须实体店铺和销售人员，并可应用电子结算方式，大大降低了销售成本。

（4）互联网使买卖双方即时沟通供需信息，使无库存生产和无库存销售成为可能，从而明显降低了库存成本。

（5）企业利用内部网可实现无纸办公，提高内部信息传递的效率、节省时间，降低了管理成本。尤其当企业不断发展壮大时，企业管理成本降低的幅度就更为明显。

（6）买卖双方通过网络进行商务活动，无需中介者参与，减少了交易的有关环节，降低了产品的价格。

3. 范围广、信息量大

电子商务是无国界的。由于电子商务是以互联网作为交易媒体，从而可以使国内的用户到国外的网上商店购物；国外的用户也可以到国内的网上商店购物。消费与服务已无国界，世界变成了地球村，这是电子商务的主要优势之一。任何一个商家，只要用很小的投资进入电子商务世界，就可以将其客户群迅速扩展到全世界。

电子商务可以仅用极小的投资就将无限量种类和数目的商品搬上网络商店，如美国 AMAZON 网上书店可以将 250 万种图书上网出售，而与此相比，世界上最大的书店也只能提供 7.5 万种图书而已，由此带来的成本效益是任何商家都不敢小视的。

无论是产品销售还是在线服务，电子商务能让你的公司的信息加上声音、图片和视频短片，并可以同顾客进行实时的互动沟通，通过 Internet 提供的产品和服务的信息量是其他传统媒体无法比拟的。

4. 服务好

可以轻易实现一年 365 天、每天 24 小时全天候的优质服务，从而免去了这一项以往困扰企业的难题，也使用户得到最大利益。电子商务具有"即时互动、跨越时空和多媒体展示"等特性，可为顾客选用商品提供更好的售前服务、售中服务、售后服务。这样使企业的市场营销能形成一个封闭的回路。网上服务不仅响应快、质量高、费用低，而且可以大大减低服务人员的工作强度。

5. 交易透明化

买卖双方从交易的洽谈、签约以及货款的支付、交货通知等整个交易过程都在网络上进行。通畅、快捷的信息传输可以保证各种信息之间互相核对，可以防止伪造信息的流通。通过电子信息网络，还可以进一步实现商品的生产、销售、消费跟踪，调查、检验、打击假冒伪劣商品，保护商品产权等等行为。例如，在典型的许可证 EDI 系统中，由于加强了发证单位和验证单位的通信、核对，所以假的许可证就不易漏网。海关 EDI 也帮助杜绝边境的假出口、兜圈子、骗退税等行径。总之，交易的透明化有利于市场行为的规范，有利于从技术上防止营销腐败和政府对交易行为的审计、监督。

第二节　实施电子商务对医药企业的意义

电子商务是基于互联网的一种商务活动，互联网本身具有开放性全球性的特点，电子商务可为医药企业提供开展各种商业活动所需要的丰富的信息资源，电子商务可为企业进行全球性、针对性的广告宣传和促销；电子商务可为企业提供良好的网上交易洽谈环境，从而为企业创造更多商业机会。电子商务简化了企业与企业，企业与个人之间的流通环节，最大限度地降低了流通成本，能有效地提高医药企业在现代商业活动中的竞争力。电子商务可以为现代医药企业参与国际、国内经济贸易活动带来机遇。与此同时，电子商务的应用使医疗企业面临着一个全新的经营模式的挑战。

一、电子商务的影响与我国的现状

21 世纪是一个以数字化、网络化与信息化为特征，以网络通信为核心的信息时代。电子商务作为信息时代的一种创新的商贸形式，影响远远超过商业领域渗透到社会生活的各个角落，对社会的生产和管理、人们的生活和就业、政府职能、法律制度以及文化教育等各个领域产生了巨大的影响，并且从多方面促使人们的思想观念，思维方式和相互交往方式的转变，电子商务给我们这个时代带来了一场革命。

（一）电子商务对当今社会的影响

电子商务是计算机网络、信息技术和传统商务活动的结合，旨在通过电子手段建立一种新的经济秩序。它不仅涉及消费者、企业及商业贸易本身，而且涉及到金融、税务、法律和教育等各个社会层面。

1. 电子商务对社会经济的影响

电子商务在宏观、微观经济活动中都具有重要的地位。它形成了新的生产力，是经济的发动机，是经济调控的重要工具。电子商务对社会经济的影响具体表现在以下几个方面：

（1）促进全球经济的发展：电子商务使贸易的范围空前扩大，从而引起全球贸易活动的大幅度增加。利用电子商务方式，企业可以构筑覆盖全球的商业营销体系，实施全球化经营战略，加强全球范围内行业的合作，因而增强全球性竞争能力，从而提高交易量和收益。促使全球范围内的经济有个良好的发展趋势。

（2）促进知识经济的发展：知识经济有着大量的无形资本和高附加值，信息产业是知识经济的核心和最主要的推动力，而电子商务又站在信息产业的最前列，因此电子商务的发展必将直接或间接推动知识经济的发展。知识经济的发展会带来高增长速度、高就业率、低通货膨胀率。

（3）促进形成社会经济新的增长点：在电子商务环境下，传统的商务模式发生了根本性的变化，社会分工将重新组合，因而会产生许多新兴行业来配合电子商务的顺利运转。例如 Internet 服务提供商（ISP, Internet Service Provider）、Internet 内容提供商（ICP, Internet Content Provider）、网上商店、网络银行和各种类型的网上搜索引擎，电子商务将替代许多传统的销售和服务形式，形成巨大的信息服务业市场。还有，随着网上消费的增多使得送货上门成为一项极为重要的服务业务，导致出现快递公司、物流公司等专门从事送、配货业务的行业。这些新的行业需要大量的信息技术和管理人才，因此电子商务为社会创造了更多的就业机会和社会财富。

2. 电子商务对政府的影响

政府承担着大量的社会、经济、文化的管理和服务的功能，尤其作为"看得见的手"，在调节市场经济运行，防止市场失灵带来的不足方面有着很大的作用。在电子商务时代，当企业应用电子商务进行生产经营，银行实行金融电子化，以及消费者实现网上消费的同时，将同样对政府管理行为提出新的要求，电子政务，将随着电子商务发展而成为一个重要的社会角色。

（1）政府机构的业务转型：电子商务的发展也需要一些相关的政府部门介入到企业的商务交易活动中，政府部门在这个加入过程中存在着相应的业务转型。例如，工商管理部门在电子商务环境下需对各类企业的经营活动进行管理，由于被管理对象已经集成到电子商务系统中，工商管理部门无法像从前一样来监督企业活动，就必须加入到企业的电子商务交易活动中才能完成相关的工作；同样，国家税务部门也必须在电子商务环境下进行相关的业务转型，才能完成对电子商务交易活动的征税工作。管理者加入电子商务可以更及时准确地获得企业信息，更严密地监督企业活动，并且可以采用相应的技术手段进行执法，维护正常的经济秩序。

（2）政府机构在安全认证中的权威作用：传统的商务活动中企业或个人的信誉是至关重要的，一笔生意是否成功往往在于能否取得对方的信任。在电子商务活动中，一切商务活动均在网上进行，交易的双方都无法确认对方的身份，如何取得对方的信任和保证电子交易的安全则是电子商务中最关键的问题。如何在网上确定对方的身份一般采用第三方认证的方法。认证机构 CA （Certificate Authority） 就是这样的第三方，它是一个权威机构，专门验证交易双方的身份。这一角色应该由政府承担或指定相关部门机构来担当，它必须具备法律效力和权威性，才能进行电子商务活动的仲裁和各方信誉的保证。

3. 电子商务对个人的影响

电子商务除了对社会经济、政府和企业产生巨大的影响之外，还改变着人们生活、工作和学习的方式。

（1）生活方面：随着电子商务的发展，在互联网上已形成了一个没有国界的虚拟社会，人们在这个虚拟社会中可以做许许多多从未想过的事情。人们可以在网上购物消费。在网上人们可以更广泛的交流，获得更多、更具体的信息。人们可以通过互联网与世界各地的人民交朋友，足不出户与朋友们一起聊天，不受时间、地点的限制。与传统传媒方式（电视、广播、报纸、杂志等）相比，网上传播新闻和信息，不仅快捷，时效性好，而且还具有双向性（交互性），人们可以根据自己的需要来获取新闻信息，并可以提出疑问、发表自己的观点和意见。网上娱乐方式也更加丰富多彩。

总之，电子商务给我们带来更多的选择和更多的便利，改变着人们的生活方式、消费观念和娱乐形式，使我们的生活质量得到空前的提高，使人的个性得到充分的发挥。

（2）工作方面：由于网络通信的快捷、安全和广域性，因此在电子商务环境下办公的方式是灵活的。对于营销人员来说，整个交易过程都可以在网上进行；对于企业的老板来说，可以通过网络了解企业的生产和销售情况，传递对各级管理人员的指令或计划，远程监控企业的正常运营。借助电子商务很多行业可真正实现家庭办公，既符合人性（在北美，55%以上的白领族倾向于每周到公司上班一天），又节省了建、租办公室的高昂费用和相关消耗性开支，交通阻塞、环境污染等问题也将大大缓解。因此，电子商务的发展将改变人们的工作方式、工作方法。

（3）学习方面：随着互联网的广泛应用，促使教育的内容和形式发生变化，产生了一种崭新的教育方式——电子商务时代的远程教育。它以计算机技术和网络通信技术为依托，采用远程双向交互式的多媒体现代化教学手段，实时传送声音、图像、电子课件和教师板书，使身处两地的师生能像在现场教学一样，进行双向视听问答。这种交互式的、多媒体式的教育方式优势明显，首先学生的学习可以跨国界、跨地区，并可即时提问、即时得到回答；其次远程教学一次上课可能容纳成千甚至上万的人，可以最好地发挥好教师、好教材的优势；再有课程时间表灵活性，教学内容很丰富，设有不同的课程、不同的程度，兼顾不同层次的要求，同一课程有时还安排不同的教师，学生可以有很大的选择余地；最后其商业效果也十分明显，不需要宿舍，不需要庞大的管理机构和后勤辅助机构，远程教学是低投入、高产出。

（二）我国的现状

对我国来说，电子商务的应用有利于形成全国统一的大市场、大流通、大贸易；有利于规范商品贸易行为，形成新的贸易机制；有利于形成集中约束的贸易管理体制，利用电子化信息对商品的描述、买卖，进而实现交易规范化。电子商务将缩小工农差别、城乡差别，实现生产要素的最佳配置和极大地节约物质、能源资源等等，从而提高整个社会的效益，并将形成新的经济增长点，带动电子工业软、硬件和信息资源产业的极大发展。因此，我国政府非常重视国民经济信息化及电子商务对我国市场经济持续发展的巨大推动作用。

1. 中国电子商务的基础设施建设情况

我国政府从 1993 年开始布置国民信息化工作，相继实施了"金桥"、"金卡"、"金关"、"金税"等一系列重大信息工程。1996 年 2 月，成立了中国国际电子商务中心，负责研究、建设和运营中国国际电子商务工程。1998 年 10 月，国家经贸委和信息产业部又正式启动了"金贸"工程，金贸工程充分利用我国已经建立的"金关"、"金卡"、"金税"和人民银行电子支付系统等电子信息工程的有利条件，建立起完整的国家电子商务体系。八届人大会议通过的《中国经济和社会发展"九五"计划和2010远景目标纲要》中明确提出了"加快国民经济信息产业化进程"、"促进信息产业发展"的任务。并成立了国务院信息化工作领导小组，全面负责我国信息化发展工作。在政府部门的关心和组织下，1997年8月，在苏州举办了全国首届中国电子商务大会；1998年6月，在北京举办了第二届中国电子商务应用与市场研讨会；1999年我国政府又将这一年定为"政府上网年"，政府上网工程全面启动；2000年外经贸部规定进出口企业必须通过中国国际电子商务网，以电子方式申领配额许可证，否则将失去经营配额许可证商品的权利。1998年7月8日在北京正式投入使用的"中国商品交易市场"，被称为永不闭幕的"广交会"，已经成为外商采购中国产品的基地，多家中国企业和商品集中在这一网上虚拟市场常年展示。同年实行中国企业上网工程，该工程是在国家经贸委、信息产业部指导下，由中国电信通信集团联合国家经贸委经济信息中心、大型国有企业、各行业协会共同发起，由中国电信数据通信局、国家经贸委经济信息中心承办的系统工程，该工程广泛联合ISP/ICP、软硬件厂商、系统集成商为广大企业上网创造良好的网络环境、商业环境和社会服务环境，共同推动企业在中国电信各级电子商务平台上建立主站点，建成21世纪的网上企业园区，并广泛深入开展电子商务应用。中国企业上网工程的主题为"新竞争战略"，口号是"上网提高竞争力"。我国的电子证券交易网络已经覆盖全国，有力地保证了我国证券市场的发展。我国的电子金融结算系统覆盖了全国所有地级以上的城市，大大地缩短了资金在途时间，提高了转汇效率。我国已在20世纪90年代中期，建成为全国所有用户提供Internet接入服务的中国Internet骨干网（CHINANET），并正在致力于开发国内各种信息资源。中国公用分组交换网（CHINAPAC）自1993年年底投入试运行以来，已覆盖全国主要城市、通达全球主要国家及地区，CHINAPAC与公用电话网、用户电报网、DDN网、VAST系统、各省市的地区网、各大企事业单位的计算机局域网、中国公用Internet网均可互联，这样国内的任何一台计算机都可通过CHINAPAC与国际间进行数据通信。

上述种种显示了我国的电子商务已经初具规模，中国电子商务的基础设施建设已取得了较大程度的发展。

2. 中国电子商务应用现状

与美国等先进国家相比，我国的电子商务才刚刚起步，在很多方面还不尽如人意。这主要表现在，我国各行各业信息化程度还不够高，网络基础设施建设缓慢、滞后，网络通信不畅；电子支付和电子转账业务实现困难；电子商务安全亟待解决；物流体系不健全滞后网上购物发展；同时在观念上，我国消费者在购物时还习惯于对商品进行物理接触和现金付款，对于在网上购物和信用卡支付尚有一个观念转变的过程。更重要的是，作为电子商务主力军的企业和商家并没有真正热起来，企业计算机应用水平落后、网络意识淡薄，电子商务领域的营销意识薄弱，电子商务的应用也远没有达到人们想象的那样实用和方便，特别是先期开展电子商务的企业有许多并没有取得预期的效益。今后应积极开展以下几方面的工作，加强电子商务网络基础设施建设；制定相应的投资、税收、收费政策和法律制度进一步规范电子商务；加强宣传教育，普及电子商务常识；积极推进电子政府的建设；多层次、多领域的培养电子商务人才；鼓励、扶持、引导企业开展电子商务。

总之，我国电子商务发展虽然较为落后，随着 Internet 在我国的普及，网络基础设施的不断完善，全国上网人数不断增加，各行各业电子商务发展已初具规模。中国发展电子商务有政府的大力支持，国内企业和广大民众的热情投入，相信在不久的将来，在全社会的参与和努力下一定会得到突飞猛进的发展。我们可以通过我国制定的《全国商业电子信息技术开发应用"九五"规划要求与中长期发展纲要》展望一下我国电子商务的未来，此《纲要》要求，到 2010 年，全国商业企业基本实现信息管理电子化、自动化、网络化；基本建成覆盖全国大中城市的商业增值网络，主要行业和沿海大城市商业自动化、信息化水平接近或达到国际同行业信息技术的应用水平。

二、实施电子商务对医药企业的意义

在中国，随着加入 WTO 的实现，经济日趋全球一体化，传统医药企业面临着前所未有的竞争压力：从价格竞争到质量竞争，从信息竞争到客户竞争，最终是效率和利润的竞争。而且传统医药企业也越来越不适应现代社会的快节奏运作，主要表现在，传统运作模式效率低、成本过高；对市场的反应速度较慢；客户服务水平不易提高；市场覆盖面有局限性，无法实现跨地区经营。Internet 的出现使医药企业拥有了一个商机无限的网络发展空间。医药企业通过一个由 Internet 支撑的网上平台，整合信息和资源，突破了传统企业生产、批发、零售从进、销、存、调的流转程序与营销模式，有效地加快信息的流转速度、减少中间流通环节、避免了商品的无效搬运、加快决策速度、提高生产率，真正实现了少投入、低成本、零库存、高效率，从而实现了企业高效运转和成本的最大节余。

1. 电子商务革新了医药企业的营销方式

电子商务这种交易方式，一方面降低了交易成本，提高了交易效率；另一方面，也增加了竞争的强度。展现在人们面前的，将是全球性的、全方位的竞争。

全球性的竞争，意味着企业必须将产品质量与网络营销技术恰当地结合起来，才有可能取得市场营销的成功，否则，必将被激烈的新型市场竞争所淘汰。

当一家医药企业建立了自己的电子商务系统并开展网上业务时，就会发现自己面对的是一个全新的世界，以往的批零方式将被网络代替，人们将直接从网络上采购，传统的人员推销将会失去大部分市场，甚至企业原有的规模、资产、地理位置优势也全都不存在了。因为，在互联网上不论企业大小都站在同一起跑线上，所有的商家都变成客户浏览器中的一张张主页。Internet 上，企业没有大小之分，顾客查阅的是产品，考虑的是价格、质量和信用。电子商务的交易中，客户将在网上与供货商联系，利用网络进行洽谈、签合同和结算支付等，企业从过去的生产面向库存转向生产面向订货，由于客户在网上选择的余地空前扩展，谁能够给客户提供更多的选择、更完善的服务和更低廉的价格，谁就能吸引客户，留住客户。在电子商务中，商品销售都在网上进行，广告宣传将为适应新的传播媒体而改变，管理界对目标市场的选择和定位，将更加依赖上网者的资料以及对网络的充分利用。企业的市场调研、产品组合和分销等一系列营销管理活动将会因电子商务而发生改变，越来越多的企业开始运用网络与传统营销的组合方式进行管理，效果显著，营销费用明显降低，营销预算更加方便、准确。

2. 电子商务革新了医药企业的生产管理和组织结构

现代医药企业的管理模式一般都采用层次型指令控制结构，即使应用计算机辅助管理信息系统的企业也基本如此，大致上可分为，最高决策层、中间管理层和业务处理层。各级管理者通过各种指令控制和管理整个企业的信息流、资金流和物流，使企业内部的工作形成一个整体，来提高劳动生产率，创造价值和利润。可这种结构使企业与外界缺乏足够的联系，因为企业之间的 MIS（信息管理系统，Management Information System）基本上是独立的，企业与企业之间、企业与消费者之间存在批发商、代理商、零售商等环节，企业与企业之间、企业与消费者之间无法直接沟通，使企业与整个市场处于一定的脱节状态。电子商务的引入将从根本上改变企业内部的管理机制，企业将从层次型的结构转变为基于信息的扁平化结构，原来起上传下达重要作用的中层组织逐渐消失，高层决策者可以与基层执行者直接联系，基层执行者也可以根据实际情况及时进行决策。电子商务将在一个广泛的领域中建立从消费者到企业以及整个贸易过程中所有相关角色之间的协同组合，把生产、采购、销售、广告、洽谈、成交、支付、税收等所有的过程都集成在一个系统中，这样使企业可以缩短生产周期、降低成本、减少库存和产品的积压，同时通过与消费者和客户的直接沟通，及时了解市场动向，创造更多的销售机会，从而形成流通市场的良性循环。

第三节　医药企业电子商务发展战略

电子商务具有完备的双向信息沟通、灵活的交易手段和快速的交货方式，通过增加信息传递速度，改善服务质量，降低交易费用，有助于企业减少成本、增加价值、提高效率、扩展市场、提高竞争力，企业可以用更低的成本进入国际市场竞争，企业不论大小提供均等的商机和发展空间。网上商店无需营业员，无需实体店铺，可以为企业节省大量的开销，并可以提供全天候的服务，提高销售量，提高客户满意度和企业的知名度；企业的电子商务系统还可以记录下客户每次访问、购买的情况以及客户对产品的偏爱，这样通过统计就可以获知客户最想购买的产品是什么，从而为新产品的开发、生产提供有效的信息等等。因此，医药企业信息化建设或者说电子商务的运用，不是可有可无的一件事，而是或早或晚，非用不可。

一、医药企业网络经营总体进入战略

（一）创建医药电子商务企业的准备

由传统企业向电子商务企业转型或创建新兴电子商务企业一般要进行创建准备。这一准备过程可划分为：

（1）进行可行性分析，包括网上产品及目标市场定位调研、企业内部环境分析、企业外部环境分析、成本效益分析、Internet 站点分析、Intranet 运作分析等等。

（2）确定电子商务实现战略，组成开发小组，制定创建计划。

（二）创建电子商务企业的四个阶段

电子商务的创建是一个过程，按照信息应用水平创建电子商务企业大致分为四个阶段：信息接入阶段，建立网站、发布动态信息阶段，建立客户数据库、实现客户管理阶段以及建立虚拟企业阶段。

1. 信息接入阶段

信息接入就是企业用户向一个网络服务商（ISP）申请一个账号上网，然后使用电子邮件（E-mail）和电子公告板（BBS）发布信息和搜集客户信息；使用浏览器浏览和查询网上信息，它可以帮助企业完成内部或外部沟通，打造有竞争力的团队，开辟新的商机。这个阶段是电子商务最基本的应用方式（如发布产品信息、做网上广告、做主页等），投资不大，比较适合于小企业或刚开始进行网上营销的企业。

2. 建立企业网站、发布动态信息阶段

在 Internet 注册独立域名，建立 Web 网站，在网上宣传自己，是信息化社会里企业的必须选择，一个企业的网址也会像企业名称、标志一样成为企业的标识。网站具有传统媒体无法比拟的优势，互联网上的站点使企业拥有了一个属于自己而又面向广大上网者的网上空间。这是一个高效率、低成本、生动而且具有互动效果的媒体。建立网站更便于企业进行上网宣传以及利用 Web 页面开展网上业务。企业网站信息由企业定制，没有传统媒体的时间、版面等限制，并且随着企业的发展而不断更新；同时企业网站还可以应用虚拟现实等多媒体手段吸引客户并与访问者双向交流；及时有效地传递信息并获取相关信息。因此，企业在市场中能够获得先机，更具竞争力。

在条件允许的情况下，企业应该建立内联网，并与互联网相接，拥有自己独立的 www 等服务器和 IP 地址。将企业要发布的信息组织在数据库中，并且把网上发布的信息由静态变为动态，使用户可以及时、准确地获得最新信息，最终实现信息的动态管理。

3. 建立客户数据库、实现客户管理阶段

客户关系管理（CRM）是一种"以客户为中心"的经营理念，它借助于信息技术在企业的市场、销售、技术支持、客户服务等各个环节的应用，以改善和增进企业与客户的关系，实现以更优质、更快捷、更富个性化的服务，保持和吸引更多客户的目标，并通过全面优化面向客户的业务流程，使保留老客户和获取新客户的成本达到最低化，最终使企业的市场适应能力和竞争实力有一个质的提高。

构建完善、可靠的数据库是实现客户关系管理的重要条件，企业应将合作伙伴或客户的静态基础数据和动态交易数据不断地存储到企业数据库中，并使用专门的统计分析软件进行处理，以此作为企业经营决策的重要依据。这可以使企业的电子商务上升到新的、更高的、更科学的阶段。

4. 建立虚拟企业阶段

虚拟企业就是由不同企业或组织共同参与，并通过计算机网络联结起来的，旨在共享资源优势，以便更好、更迅速地对市场需求做出回应的一种完全新型的企业组织形式。这种虚拟企业打破了企业之间、产业之间、地区之间的界限，把现有资源组合成为一种没有围墙、超越时空约束、利用电子手段联系、统一指挥的跨职能的经营实体，使资源的配置真正实现最优化。

二、医药企业网络经营下的竞争战略

营销的目的就是努力营造出一种适合于本企业开拓市场的氛围，创造企业的竞争优势。在网络化社会里，市场的运作机制、环境条件和技术基础都发生了深刻的变化，这时的企业应当怎样开展营销，怎样开拓市场，创造竞争优势呢？

（一）信息优势战略

信息优势战略指企业首先建立信息优势，研究充分利用信息优势来重组企业的组织机构和商务运作过程，这种信息优势直接转化为竞争优势或利润。

信息优势是企业在未来市场竞争中的生存和立足之本。所谓信息优势并不是指企业拥有信息量的多少，而是指企业拥有多大的获取有关市场分析、经营状况、决策支持以及新产品开发信息的能力。这些信息可以从不同的角度得到，因此企业的信息优势也可以从不同的角度来建立。也就是说，企业可以从某一个（或几个）方面建立相对于竞争对手的信息优势，也可以全面地建立相对于竞争对手的信息优势。

（二）速度优势战略

由于全球竞争对手达到或超过一种竞争优势的速度非常快，企业必须把精力投入到每天创新上，每天重新设计自己，建立速度优势。采用快速的后勤战略；后勤是指物流及产品服务分配的方法，它包容了公司几乎所有的商务关系，对公司顺畅的、智能化的组织管理提供支持，从而使公司能够最大限度地利用每一次现实机遇，简化商务运作，提高效率、反应速度和可靠性。公司必须为顾客设计满足顾客特有的时间和交付要求的服务。不论是对产品和服务的需要，还是对客户的抱怨，企业都要加快回应速度。

（三）差别化战略

将传统营销4P与以顾客为中心4C的有机结合实行差别化战略。

1. 企业产品（Product）与顾客欲望（Customer's Wants and Needs）的结合

企业，尤其是市场竞争中的卓越企业都努力把顾客的需求放在首位，并借此获得利润。企业要根据顾客的选择和要求及时进行生产并提供及时服务，实现企业产品与顾客欲望的有机结合。

2. 公司价格（Price）与顾客成本（Cost）的有机结合

它要求企业努力扬弃以前那种以生产成本为基准的定价思路，而改为以顾客能接受的成本定价的做法。企业要根据顾客所认为或所希望的成本定价。

3. 产品渠道（Place）与顾客方便（Convenience）的有机结合

现代营销的产品渠道的形式有多种，但比较典型的是生产者—批发者—零售商—消费者。它强调商品流转中的快速高效，从企业角度考虑总使企业选择了环节多、速度慢的长渠道。但想取得竞争优势，要求企业先忘掉现有的比较熟悉的渠道系统，着重考虑怎样方便地满足顾客购物需要。

4. 企业促销（Promotion）与顾客沟通（Communication）的有机结合

现代企业的促销方式很多，也强调以顾客可以接受的方式进行促销。但这种以企业为主体，以及功利性很强的广告促销给广大消费者留下了很深的强迫性印象。在这种情况下，顾客缺乏与企业的直接沟通、联系，很被动地接受企业的宣传，同时公司的促销成本也很高。企业要改变以往那种压迫式保证销售的做法，使企业促销具有良好的顾客沟通特点。

（四）顾客忠诚与关系营销战略

所有网上企业的销售都是由两个顾客群体组成，即新顾客和重复购买的老顾客。赢得顾客战略比保持老顾客战略花费要大得多。要争取一位顾客所投入的营销成本，大约是留住老顾客所投入营销成本的 3~5 倍。"忠诚"的老顾客会给供应商提供 3 倍的回报，不仅会重复购买，还会向其亲朋好友推荐企业的产品和服务，他们不太注意其他竞争性品牌，而是经常购买该产品或服务扩展出来的新产品或服务，培养顾客的忠诚所节省的最大的成本就是挽回老顾客要投入的成本。

实现由一般顾客到忠诚顾客的过程，是企业对顾客进行关系营销，并使顾客得到不断满足的过程。关系营销的定义是：一个企业怎样有效地吸引、维护和增进与顾客的关系，建立企业与顾客的双向忠诚，并借此更长久地体现企业盈利目标的科学与艺术。关系营销与以往的交易营销有着很大的区别，其核心体现在企业对顾客的态度与行为。过程中首先要实现承诺，即在满足顾客需要的过程中，实现在产品质量、服务、价格等方面的承诺，其次要尽可能的进行一对一营销，与顾客保持长期密切的联系，为他们提供个性化服务，关系营销不仅仅是有效地驾驭顾客行为，而且要善于驾驭顾客的心态，它意味着企业在长期业务中对顾客的一贯忠诚，关系营销应渗入到企业战略规划的所有层次中。

（五）人才战略

电子商务企业应制定并实施一整套与战略规划实施要求相适应的人事战略、政策与制度，有利于企业选聘合格人员；有利于人员积极性的提高与忠诚性的培育；有利于为企业不断发展而进行人事准备。人才资本的投入是为了形成企业的生产力。这种投入，不应看作是一种费用，而应视之为网络经济时代最具价值的投资。

人才战略的具体实施应注意以下几点，首先是保护人才，建立灵活的户籍管理和保险就业制度以及创造良好的工作环境和生活环境，同时加大科研投入使人才水平得以真正发挥，留住有用之才；其次是引进人才，高层次人才的争夺是电子商务企业人事战略的重点；再次是做好人才的合作开发，除了人才资本的合作投入外，还可进行人才在不同企业之间的调剂，解决企业同时存在着人才资源缺乏与过剩的问题；最后要注意自己培育人才，使更多的在职人员得到经常性的教育。

三、医药企业网络经营的战略管理过程

（一）供应链管理

供应链管理（SCM，Supply Cline Management）的含义是沿着供应链的计划、组织、协调和控制。利用供应链管理技术，整合企业的上下游产业，利用 Internet，以中心制造厂商为核心，将产业上游原料和零配件供应商、产业下游经销商、物流运输商、产品服务商，以及往来银行结合为一体，构成一个面向最终顾客的完整电子商务供应链。

在商品社会化、全球化的今天，企业面临着残酷的竞争压力，竞争不再是企业对企业，而是供应链对供应链，因此供应链管理的重要性愈加突出。供应链管理的目的是为了加快从产品到市场的时间，减低企业采购成本和物流成本，降低库存水平，减少总的费用，提高企业对市场和最终顾客需求的响应速度，保证顾客服务和顾客满意度，从而提高企业产品的市场竞争力。

而要有效满足当前供应链管理的要求，企业应注意以下方面。

1. 市场分析与生产计划

由于电子商务环境比传统商务环境更容易收集到客户信息，也有更多的市场调研途径和方法，因此电子商务更有进行市场分析的条件。而电子商务中市场竞争更加激烈，客户有更多的主动权，需求变化很大，一般强调当前的市场需求，要求生产计划和市场分析的结合愈加紧密。

2. 采购过程与供应商选择

采购是企业与其供应商联系的基本活动。因此采购管理是供应链管理的重要内容。电子商务中出现的一个研究领域就是电子采购。采购的前提是理解采购要求在电子商务环境下，可利用 Internet 让企业内其他部门通过 Web 主动表达采购需求。

采购的下一个任务就是确定所有可能的供应商。在电子商务环境中，生产和采购都是需求拉动，顾客服务日益重要，顾客要求的交付期越短越好，因此要求企业实现高效地采购，要求采购周期短、质量高、成本低。如果每次都在大量供应商中严格筛选最佳供应商，很难按时完成采购。实现高效采购的关键方法是开发"供应商关系"。通过建立"供应商关系"，让供应商了解企业的产品设计和质量要求、参与质量控制，保证商品质量。建立"供应商关系"往往意味着与供应商结盟，从而完成保质保量而又低价地采购，而且结盟本身也为企业带来优势。其实伙伴关系和结盟概念不仅仅局限于采购过程，而是贯穿于整个供应链。由于和企业保持伙伴关系的供应商对企业有非常深入的了解和不可忽视的影响，因此一开始对供应商的选择显得越发重要，应该严格考虑各种因素。

3. 配送与第三方物流

在电子商务环境下，由于顾客可以从网上订货，那么"送货上门"可以说是一个基本服务，而且配送任务迅速膨胀。把成品从厂家交到顾客手中的物流配送过程变成了电子商务中最后一个环节，同时也是影响电子商务能否成功的重要环节。建立一个社会化的配送网络投资相当巨大，如果每个公司都组织和管理自己的整个配送网络，不仅很困难，而且没有规模效应，可能得不偿失，因此一种方法是将多个企业的配送网络联合，或者将配送业务交给专门的物流企业。这些物流企业对于供货方和购货方来说属于"第三方"，因此常被称为"第三方物流"（Third - partylogistics，TPL）。随着近年来的物流一体化管理，要求第三方物流也能提供一体化的物流服务，能结合管理仓储、运输、搬运、配送等业务。在电子商务环境中，随着商业竞争的激烈，许多公司都不得不把主要精力放在核心业务上，而更多地依赖于第三方物流。

（二）客户关系管理

供应链管理注重协调企业内外的商业运作过程，但电子商务环境中的供应链往往是顾客需求驱动的"拉式"供应链，因此企业关注的焦点越来越集中在客户上，要求企业运作以客户为中心。而要吸引、取悦和保留客户，就必须了解客户，必须提供客户真正需要和满意的产品与服务，必须进行客户关系管理（Customer Relationship Management，CRM）。尤其在电子商务中，市场和竞争全球化，客户有更多的选择机会，很容易流失，更需要客户关系管理。客户关系管理是指通过有效管理客户信息资源，提供客户满意的产品和服务，和客户建立起长期、稳定、相互信任的密切关系，为企业吸引新客户，锁定老客户，提供效益和竞争优势。商务活动逐渐从原来的关注个别买卖关系到现在的关注长期的买卖关系。CRM 正是适应这种情况的市场营销思想，关心一个顾客的整个价值周期。实现优秀的 CRM 要注意以下问题。

1. 客户联系渠道集成，在线服务

在电子商务环境下，Intranet 技术为企业内部沟通创建了条件，Internet 和 Web 为客户和企业的沟通提供了廉价和方便的渠道，电子商务中可通过联系中心（Contact Centre）将各种客户联系渠道（包括 Web 方式，E－mail 方式，传统电话、邮件、传真、面谈等）集成，为客户提供在线服务，还能在客户服务的同时收集客户信息，从而为客户提供个性化服务，建立和培养企业与客户的关系，从而提高客户的满意度和忠诚度。

2. 销售队伍自动化

在电子商务中，由于企业上网之后可以接触到非常多的潜在顾客，同时由于每个潜在顾客在电子商务环境下有非常多的商家可以选择，因此从潜在顾客变成真正顾客的机会并不多，需要加倍的努力。现在顾客有更多的选择机会，也就会有更多的要求和期望，而且这些要求千差万别。基于以上的情况，在电子商务中如果企业没能为销售人员提供有效的辅助，再努力的销售人员也难以有效完成销售任务，因此电子商务企业需要实行销售队伍自动化（Sales Force Automatic，SFA）。

SFA 的基本功能是支持销售人员的工作效率，帮助销售人员了解客户特点，同时能及时准确地回答客户所关心的问题。由此可以看出，SFA 的前提是企业中客户信息的集中管理和分析，还有企业供应链活动的信息集成。销售是企业与客户接触的前台，既要利用客户信息，又要收集客户信息。

3. 客户信息管理和利用

企业的商业集成和数据集成是 CRM 实现的关键。一个 CRM 的方案必须协调企业内的所有流程，当客户提出一个要求，或者企业发现一个商业机会时，可以自动激活一个相应的客户处理过程，进行事务操作，同时要跟踪每个处理流程的执行情况，在必要的时候再触发新的商业处理。在商业流程集成的同时，商业数据也在各流程中充分共享，CRM 需要从中收集所有与客户有关的数据，进行整理和分析。

第四节　电子商务营销技术

电子商务是利用互联网进行的各种商务活动的总和，网络营销属于电子商务的一部分。计算机网络时代给传统市场营销带来了发展的契机。计算机信息处理系统广泛用于市场环境分析、营销情报检索、物流管理和对市场营销各要素的计算机辅助决策，使市场营销的效率和效能得以大幅度提高，也为后来的网络营销奠定了基础。从 80 年代中期起，网络和通信技术得以长足的发展，并随着各国信息高速公路的建设，迎来了网络时代。网络技术成为继传统农业经济和工业经济之后新兴的"知识经济"的基础，而使营销本身及其环境发生根本的变革，以 Internet 为核心支撑的网络营销正在发展成为现代市场营销的主流。

网络营销是企业以现代营销理论为基础，利用互联网（也包括企业内部网和外部网）技术和功能，最大限度地满足客户需求，以达到开拓市场、增加赢利为目标的经营过程。它是营销的最新形式，是由互联网替代了传统媒介，其实质是利用互联网对产品的销前、销中、售后各环节进行跟踪服务，它自始至终贯穿在企业经营的全过程，包括市场调查、客户分析、产品开发、销售策略、反馈信息等方面。简单地说，网络营销就是以互联网作为传播手段，满足消费者需求和商家需求的过程。网络营销的最大特点在于以消费者为主导。消费者将拥有比过去更大的选择自由。网络营销有很多种，这里主要介绍 E-mail 营销、互联网广告营销。

一、E-mail 营销策略

电子邮件是互联网上使用最多的服务之一。据中国互联网信息中心（CNNIC）最新的调查，我国网上用户平均拥有电子邮件账号为 2.2 个。用户平均每周收到 6 封电子邮件，发出 6.8 封电子邮件，一些国际著名的咨询公司的研究报告 E-mail 营销的反馈率高达 5%～15%，不仅高于网络广告的点击率，而且也高于传统直邮广告的回应率，网络营销人员也对此深信不疑，E-mail 营销已成为最常用的网络营销手段之一。电子邮件用得好，可以成为你吸引潜在顾客的出色助手；如果用不好，也能让你迅速流失潜在顾客。本节介绍电子邮件的特点，以及在营销实践中如何充分发挥出它的作用。

（一）E-mail 的特点与优势

电子邮件，是互联网最基本的功能之一。说它给人类通讯方式带来革命也不为过，因为它的快捷、灵活、高效、廉价以及回应的方便，实在是传统通讯方式所望尘莫及的。

1. 速度快

与传统信函相比，电子函件最大的优势是速度快。例如发一份电子函件给上海的一位商业客户，按正常的速度，几分钟之内就能收到，即使线路忙，也不会超过几个小时。如果选用传统信函，特快专递需要一两天，发一封挂号信需要一个星期。

2. 价格便宜

与传统信函相比，电子函件的费用比传统信函要便宜得多。

3. 多功能

与传统信函相比，电子函件具有传统信函所没有的附加功能。如带声音、图像的附件，信件群发等。

（二）E – mail 营销所遵循的原则

1. 快速回复

起码得在 24 小时之内回复客户的询问，复杂的问题需要较多的时间准备，但至少得立刻通知客户已收到来信。

2. 以礼相待

假如某企业的员工情绪不佳。客户来函询问一个小问题，该员工的回复语调生硬，结果会怎样？"流长蜚短"在网上的传播效率非常高，因为客户可以到 BBS、新闻讨论组、聊天室去发表看法。网上的"口碑相传"，与现实世界一样，同样具有比广告大得多的影响力。一封语调生硬的回函，可能使该企业失去 50 ~100 位潜在顾客。因此，电子邮件里永远要以礼相待，千万不要出言不逊！

3. 内容言简意赅

客户时间宝贵，所以信件要言之有物，让客户觉得读后没浪费时间。

4. 避免重复

若促销渠道包括媒体、电子邮件、电话和其他多种方式等，务必要事先协调，以免同一个客户重复收到相同的促销信息。

5. 尊重隐私权

征得客户首肯前，不得转售或出租收信人名单与客户背景。

6. 人性化

若碰到客户生日或结婚周年等别忘了做些表示，如附赠折价券等，信件寄出之前一定要请人过目一遍，并附上电话号码，以免消费者需要协助时，不知如何联络，让客户倍觉关心。

（三）E – mail 营销的技巧

2002 年 10 月初，Nielsen Norman Group（NNG）发表了一份有关电子刊物有效性的调查报告，调查表明，电子刊物的网络营销价值非常显著，甚至超过了网站本身，订阅了电子刊物的用户不需要每天浏览网站，便可以了解到企业的有关信息，对于企业品牌形象和增进顾客关系都具有重要价值。但是，即使是用户自愿订阅的邮件列表，也不可能达到 100% 的阅读率，有些用户虽然还在列表上，对于收到的邮件也不一定阅读。该调查表明，大约27%的邮件从未被用户打开，被完全阅读的邮件只有23%，其他50%的邮件只是部分阅读，或者简单浏览一下。阅读率的高低直接关系到 E-mail 营销的最终效果，因此，了解用户阅读习惯，提高 E-mail 的阅读率，对于 E-mail 营销具有重要意义。一般来说，邮件主题、发信人、收信人，以及邮件内容本身对于用户的阅读都有重要影响，尤其对于邮件主题和发信人。

1. 邮件主题

提供收件人感兴趣的信息。与一般电子邮件一样，Email 营销邮件的标题也非常重要，一个醒目并且具有价值的标题不仅能让用户将电子邮件与垃圾邮件区别看来，而且又有助于用户决定打开并阅读邮件内容。不同类型的邮件主题对于用户的阅读决策有不同的影响，而且用户的性别差异也比较明显。知名网络广告公司 Double Click 的研究表明，对于男性用户来说，对用户打开邮件最有帮助的是有吸引力的信息/新闻标题（占被调查者的69%），其次是提供折扣信息（50%）、新产品发布（37%），而对于女性用户来说，最能吸引他们打开邮件的是折扣信息（64%），然后是有吸引力的新闻（46%）、免费送货（43%）等。

2. 发信人

让读者产生信任。邮件主题和发件人两项因素对用户的阅读决策都很重要，如果是用户经常接收的电子邮件如自己订阅的邮件列表、购物网站的会员通讯等，发件人已经获得用户的认可，邮件主题的作用就成为主要的因素。对于第一次发送的邮件，或者发件人信息并不固定的情形，发件人信息的影响甚至会超过邮件主题。Double Click 的研究表明，60%的被调查者认为邮件的发件人对于是否打开邮件起决定作用，认为邮件主题发挥决定作用者占35%。

3. 内容预览

留住读者的最后机会。如果收件人看了邮件主题和发信人之后决定不打开邮件，无论多么有价值的邮件也与垃圾邮件无异，这封邮件很快将会从用户的电脑上消失，但是，还有最后一点希望可能使他回心转意，这就是邮件预览区中的内容。对于使用 MSN，Outlook，Exepress 之类邮件程序接收 Email 的用户，在程序默认情况下，有一个邮件内容的预览区（对于 webmail，通常没有这个机会了），虽然这个区域不大，但充分利用这一点营销资源，向用户推广你的信息、品牌、产品/服务。

预览区中的内容之所以重要，还有另一层意义，因为已经决定打开邮件的用户，也不一定都会认真看完邮件的全部内容，尤其邮件内容比较复杂时。这时候，预览区中的内容就显得更为重要，因为用户很可能已经从中获得了对他有价值的信息。因此，在邮件预览区中设计最重要的信息、最有可能引起用户关注的内容是非常必要的，如企业 LOGO、新产品信息、优惠措施、内容提要、收件人姓名等。

4. 收件人

让读者感觉邮件与自己有关。这往往是容易被忽视的内容，但正确显示收件人的信息，看起来像是一对一的个性化电子邮件，效果显然要比没有收件人名称，甚至没有收件人 E－mail 地址的邮件效果要好得多。如果在邮件预览区之内看到自己的名字，对读者进一步关注邮件内容必然有重要影响。有些资料认为，以用户姓名为抬头的邮件点击率可以高达 40%～50%，这虽然是未经证实的数据，但至少可以相信，有收件人称谓的电子邮件比没有邮件称谓的受关注的程度要高得多。

二、互联网广告的魅力

网络广告是网络营销的主要方法之一，其效果也获得了广泛的认可。从《Hot Wired》（http：//www. hotwired. com）杂志网络版于 1994 年 10 月 14 日在其站点上发布了第一个电子商务广告以来，世界范围内的电子商务广告发展非常快。互联网广告的费用低、发布快、定位准、传播广等特点，使互联网成为继传统四大媒体（电视、广播、报纸、杂志）之后的又一重要广告发布媒体。

（一）电子商务广告的分类

1. 文字广告

文字广告就是以文字形式出现的广告。这类广告，一般来讲首先以企业名称的形态出现，如果点击，则可接到广告主的主页上进行详细了解。这种文字链接形式的广告通常出现在分类栏目中，如企业集锦栏目的文字广告。

2. 图形广告

图形广告是指以图形形式出现的广告。这里的图形可以是一个可以链接到广告主主页上的一个图标广告（Button），也可以是在页面以静态或动态形式出现的长条形旗帜广告标题广告（Banner）。

（二）电子商务广告的优点

1. 极广的传播时空、信息空间大、廉价

借助于互联网进行传播的电子商务广告，不受时间与空间限制。首先，它表现在只要具备上网条件，任何人在任何地点都可以阅读。这是其他广告媒体形式难以比拟的。其次在电子商务广告中，则可以利用成本低廉与空间几乎是无限的特点，进行百科全书式的层层诉求。传统广告的广告空间是一种稀缺资源，价格

昂贵。而网络广告的空间几乎是无限的，而且成本低廉。公司可以花很少的钱提供尽量多的信息，而且还可以根据顾客的不同类型进行有针对性的裁剪或增加，以便更好地满足不同顾客的需求，只要顾客愿意接受而且需要这些信息，尽可以详细地说明产品的性能、结构、功用等等。

2. 即时互动，增加忠诚度

交互性强是互联网络媒体的最大优势，它不同于传统媒体的信息单向传播，而是信息互动传播，用户可以获取他们认为有用的信息，厂商也可以随时得到宝贵的用户反馈信息。电视给观众的一个突出印象是精彩节目中会穿插一些让人很不情愿看的广告，这种非常强势推销型广告（将有关信息或意象强制塞进受众的脑海中），使受众成为一个受人摆布的玩偶。与这些广告相比较，电子商务广告就是一种顺势拉进型的交互性广告，它只是等着目标受众的光临，然后再互动，这样它自然将信息送到它的目标市场，由于是顾客自己找上门来，向企业提出要求什么样的信息，所以这显然不是强势灌输，而是一种更能满足顾客需求的定制化服务。它使发送者和接受者在沟通中能实现及时的双向沟通。发送者可以及时地根据接受者需求的变化而调整发送的信息，使之能更好地满足受众的需求，随着互动的深层次展开，企业和顾客之间的双向沟通愈深入，相互的依赖性就越强，其他企业进入这个市场的壁垒就越高，最终会形成企业和顾客之间的一对一的营销关系。

3. 可测试

美国商人约翰·沃纳梅克曾说过一句关于广告投放的名言："我明明知道我做广告的钱有一半浪费掉了，但问题在于我不知道浪费掉的是哪一半。"利用传统媒体做广告，很难准确地知道有多少人接受到广告信息，而在 Internet 上可通过权威公正的访客流量统计系统精确统计出每个客户的广告被多少个用户看过，以及这些用户查阅的时间分布和地域分布，从而有助于客商正确评估广告效果，审定广告投放策略。比如，在报纸的某一版做广告，你可能根本不知道有多少人看到了这一版，但网站却可以精确计算了解有多少读者看到了每一个页面。因此，网上广告收费最科学的办法是按照有多少人看到你的广告来收费。按访问人次收费已经成为电子商务广告的惯例。

4. 强烈的感官性

电子商务广告的载体基本上是多媒体、超文本格式文件，受众可以对某感兴趣的产品了解更为详细的信息，使消费者能亲身体验产品、服务与品牌。这种以图、文、声、像的形式，传送多感官的信息，让顾客身临其境般感受商品或服务，并能在网上预订、交易与结算，将更大大增强电子商务广告的实效。

5. 实时、灵活、方便修改

在传统媒体上做广告发表后很难更改，即使可改动往往也须付出很大的经济代价。而在 Internet 上做广告能按照需要及时变更广告内容。这样，经营决策的变化也能及时实施和推广。

（三）电子商务广告主的业务策略

1. 界定广告受众

界定广告受众是指产品或企业形象广告希望让哪些人来看，确定他们是哪个群体、哪个阶层或哪个区域等。这是任何广告策划必须考虑的首要环节。在网络经济时代，消费者是一个非常具体的个性化对象。不仅要考虑年龄、性别、收入之类的一般因素，更要明了各种人的态度和使用产品的情况，即围绕某种产品的具体使用者的要求来加以考察。在互联网上，企业可以在适当的时间将适当的信息发送给适当的人。这就是网上广告的定向。一般来讲，企业发送的网上广告应当发送给最具潜在购买力的那些人。网上广告的定向可以使潜在的买主与信息之间构成一种最佳的匹配。这对企业的网上营销成绩有很大的作用。

2. 进行电子商务广告定位

广告定位不是广告之前所应考虑的，而是广告本身的目的。广告定位日益重要，并成为现代广告的基础理论、重要要点，是由市场上同质商品之间竞争越来越激烈、广告宣传员越来越高所决定的。

好的广告定位应进入潜在顾客心里，可从以下方面入手。

（1）分析消费者需要的关心点：消费者需要的关心点就是顾客对于日常生活用品及有关的劳务所关心的焦点或是关心的重点。它由顾客的需求、经验、兴趣、利害关系等因素所决定。并在消费活动中表现出来。当消费者形成某种关心点之后，他的知觉就有了一定的指向和集中，就会在商品群中进行扫描，选取与自己的关心点相吻合的商品。

（2）免惩策略：免惩策略的基本意思是告诉顾客存在问题的严重性以及喜剧化的解决办法。

（3）规范策略：每个人头脑中都储存着一些价值规范（比如社会义务感、责任感、信守诺言等），这些规范下意识地指导他应该怎么做。这时，如果有一种产品能帮他重拾良好感觉，它就提供了一个诱人的购买动机。

（4）习惯策略：假定消费者之所以喜欢某种产品，是因为他无意识地习惯使用这种产品。由此引发的广告定位策略是着眼于打破阻碍产品销售的旧的消费定势，引导消费者建立新的促进产品销售的消费习惯。

3. 选择网络广告的形式

网络广告形式多样化，可根据情况选择。

（1）主页式：建立自己的主页，对于企业来说，是一种必然的趋势。一个公司的主页地址也会像公司的地址名称、标志、电话、传真一样，是独有的，是公司的标识，将成为公司的无形资产。实际上，在 Internet 上做广告，归根到底要设立公司自己的主页。其他的网络广告形式，无论是黄页、工业名录、免费的 Internet 服务广告，还是网上报纸、新闻组，都是提供了一种快速链接至公司主页的形式，所以说，在 Internet 上做广告，建立公司的 Web 主页是最根本的。企业在主页上不但可以详尽的发布自己产品的有关信息，而且能够全面、深入地介绍企业、树立良好的企业形象，并可在此基础上进一步发展企业的电子商务系统。

（2）企业黄页式：这种方式相当于传统的电话号码簿内的企业黄页。在 Internet 上有一些专门的用以查询检索服务的广告服务商的站点如 Yahoo，由广告商将广告企业加以分类，将名称（也可带有简介及链接）放置于特定的位置，供用户检索，在这些页面上做广告的好处是针对性好，在查询的过程中都是以关键字区分的，所以广告的针对性较好。

（3）网页嵌入式

这种方式是在广告商的网页上插广告条，大体相当于传统的报栏广告或电视广告，但比前二者形式更为灵活，效果也远较前二者显著。做嵌入式广告重要的是选择好网页，这种方式特别适合于企业新产品的广告，往往会收到意想不到的广告效应。

4. 选择广告商

网络企业做广告，也应该像传统广告模式下选择具有广告代理资格的广告商。但在目前网上广告的情况是，广告主越过了传统广告方式中的广告代理，自己直接寻找广告发布的站点，站点成为广告代理与提供商。因此对广告商的选择，就成了具有对外承接广告业务站点的选择。选择最适合你的网站，首先，无论是本土化公司，还是跨国公司，那么，网站访问者的地域结构一定应与您的市场活动的宣传对象相吻合；另外从价格上看，即使价格一样，在人流量不同的网站做广告效果完全不同。高人流量的网站使你获得所需效果的时间大大缩短，从而为你赢得了时间。在具体选择时，必须考虑的一般因素是，承接广告业务站点的设备条件和技术力量配备；承接广告业务站点的背景和经营策略；承接广告业务站点的访问量与访问率；承接广告业务站点的定位群体；承接广告业务站点的广告收费。

三、其他网络营销策略

1. 网络新闻组营销

通过新闻组发布的广告新闻组人人都可以订阅它，成为新闻组的一员。成员可以在其上阅读大量的公告，也可以发表自己的公告，或者回复他人的公告。网络新闻组（Newsgroup）也是一种常见的 Internet 服务，它与公告牌相似，是一些有着共同爱好的互联网用户为了相互交换信息组成的用户交流网。新闻组是一种很好的讨论与分享信息的方式。对于一个公司来说，选择在与本公司产品相关的新闻组上发表自己的公告将是一种非常有效的、传播自己信息的渠道。随着Web 技术的发展，新闻组技术已经走过了它的全盛期。然而，至今仍有 20000 多个新闻组论坛，他们中的大多数至今仍非常活跃。遗憾的是，目前国内对新闻组的开发和利用还相当有限。

新闻组既可以用来传播市场营销信息，又可以从中得到别人怎样评论你的公司和你的竞争对手的信息。新闻组是监控别人怎样评论你的公司和你的竞争对手信息的极佳途径。网上监控对你的公司的评论是对公司网上营销的有益辅助手段。每个月都应该定时地检查有关新闻组的搜索引擎，看一看是否有评论你的公司和产品的新消息。

2. 网上论坛营销

网上论坛是新闻组的最重要的变种，网上论坛是以产生特定兴趣为专题的讨论。网上论坛主要运用于顾客服务营销，开拓网上服务市场。它的优点是明显的，可以集中网民的注意力，比如美国在线的有超过 1000 万的会员，他们通过参加网上论坛而聚集在一起，接受一种服务；这些经常的参与者是许多服务机构的最宝贵的财富，这些论坛的领袖在他们的领域里有很强的影响力。与网络新闻组相比，每个网上服务论坛瞄准更专门化的用户对象，挖掘更深的、更广的信息。作为一名网上论坛的用户，可以自由地选择加入论坛，与其他的用户进行交流；可以调阅系统上储存的消息，并对他们进行评论；还可以对它们进行检索，搜寻某个关键词或词组。

3. 网上公关营销

网上公关营销不是一种面对面的销售，更需要用知识件、趣味性、情感诉求等方式来维系自己的网上社区。如在网页上设置一些公益性栏目或服务性栏目，或者利用交互式表格。我们在很多网站上都会看到像"在线反馈"、"读者留言"这样的栏目，它们大都是通过交互式表格 Form 实现的。设计问题时要从读者的角度出发，简洁有效。不要罗列太多问题，这样容易引起读者的反感；不要提出模棱两可的问题，让读者难以回答；如果有比较复杂的问题，最好列出几个答案让读者选择。

4. 会员制营销

我国不少电子商务网站推出了会员制营销的形式。虽然看起来还很幼稚，带有太多拷贝国外网站的痕迹，这也不足为奇，会员制营销本来就来源于美国。在美国，这种网络营销手段被证明为有效的方式，为众多网上零售网站所采用。会员制营销在中国的前景如何，取决于多个方面的因素，如网站的技术水平和管理能力，会员网站的理解和努力程度，以及整个网上消费市场规模等。

参考文献

1. 弗雷德·R. 大卫著. 战略管理. 清华大学出版社, 2003
2. 周帆主编. 当代医药保健品营销图表大全. 广东经济出版社, 2003
3. 陈水芬等编著. 现代市场营销学. 浙江大学出版社, 2000
4. 周文负等著. 现代医院经营管理. 中国经济出版社, 2003
5. 张明立主编. 市场调查与预测. 哈尔滨工业大学出版社, 2003
6. 屈援著. 市场预测理论与应用. 暨南大学出版社, 2003
7. 菲利普·科特勒著. 市场营销管理. 中国人民大学出版社, 2000
8. 杨东龙主编. 最新市场营销精要词典. 中国经济出版社, 2003
9. 冯国忠主编. 医药市场营销学. 中国医药科技出版社, 2003
10. 蓝青山. OTC 药品营销实战技巧. 上海三联书店, 2001
11. 李强. 市场营销学教程. 东北财经出版社, 2002
12. 朱华, 窦坤芳主编. 市场营销案例精选精析. 经济管理出版社, 2001
13. 张大禄等主编. 药品经营策略与技巧. 中国医药科技出版社, 2003
14. 李弘, 董大海主编. 市场营销学. 大连理工大学出版社, 2001
15. 甘碧群. 市场营销学. 武汉大学出版社, 1999
16. 郭国庆. 市场营销学. 武汉大学出版社, 1996